T. Helfen

BASICS Notfall- und Rettungsmedizin

Tobias Helfen
unter Mitarbeit von Dr. Thomas Schlechtriemen

BASICS

Notfall- und Rettungsmedizin

ELSEVIER
URBAN & FISCHER

URBAN & FISCHER
München • Jena

Zuschriften und Kritik bitte an:
Elsevier GmbH, Urban & Fischer Verlag, Lektorat Medizinstudium, Karlstraße 45, 80333 München
medizinstudium@elsevier.de

Wichtiger Hinweis für den Benutzer
Die Erkenntnisse in der Medizin unterliegen laufendem Wandel durch Forschung und klinische Erfahrungen. Herausgeber und Autoren dieses Werkes haben große Sorgfalt darauf verwendet, dass die in diesem Werk gemachten therapeutischen Angaben (insbesondere hinsichtlich Indikation, Dosierung und unerwünschter Wirkungen) dem derzeitigen Wissensstand entsprechen. Das entbindet den Nutzer dieses Werkes aber nicht von der Verpflichtung, anhand der Beipackzettel zu verschreibender Präparate zu überprüfen, ob die dort gemachten Angaben von denen in diesem Buch abweichen, und seine Verordnung in eigener Verantwortung zu treffen.

Bibliografische Information der Deutschen Nationalbibliothek
Die Deutsche Nationalbibliothek verzeichnet diese Publikation in der Deutschen Nationalbibliografie; detaillierte bibliografische Daten sind im Internet unter http://dnb.ddb.de abrufbar.

05 06 07 08 09 5 4 3 2 1 0

Programmleitung: Dr. Dorothea Hennessen
Planung und Lektorat: Christina Nußbaum, Inga Dopatka
Redaktion und Register: Dr. Nikola Schmidt, Berlin
Herstellung: Christine Jehl, Rainald Schwarz
Satz: Kösel, Krugzell
Druck und Bindung: MKT-Print
Umschlaggestaltung: SpieszDesign, Neu-Ulm
Titelfotografie: © DigitalVision/GettyImages, München
Gedruckt auf 100 g Eurobulk 1,1 f. Vol.

Printed in Slovenia
ISBN 978-3-437-42366-6

Vorwort

Liebe Leserin, lieber Leser!

Seit langem schon beschäftigen sich die Menschen mit der Notfall- und Rettungsmedizin. In biblischen Textstellen wurden bereits 3000 v. Chr. Neugeborene beatmet, von so etwas wie einem Rettungsdienst mit modifizierten Streitwägen berichtet Homers Ilias von 750 v. Chr. In der heutigen Zeit sind wir weit weg von heißer Asche und siedenden Ölgüssen als notfallmedizinische Therapieversuche, hin zu flächendeckenden Rettungsdienststrukturen, Versorgungsstandards und einer Reihe von Diagnostik- und Therapieoptionen, mit denen wir uns auf den Weg zum Patienten machen.
Was ist das Besondere an der Notfall- und Rettungsmedizin?
Mehrere Faktoren unterscheiden die Notfall- und Rettungsmedizin von anderen Fachdisziplinen und machen sie so interessant:

- Eine Herausforderung ist das interdisziplinäre Krankheitsspektrum. Man ist mit Erkrankungen der verschiedensten Fachdisziplinen konfrontiert.
- Die nächste Besonderheit ist der Faktor Zeit. Eine Vorbereitungszeit ist bis auf die wenigen Minuten bis zur Ankunft am Patienten nicht vorhanden. Am Patienten angekommen, muss zügig diagnostiziert und therapiert werden.
- Um die Zeit optimal ausnutzen zu können, bestehen für viele Krankheitsbilder Algorithmen, die das zügige Zusammenarbeiten des gesamten Rettungsteams ermöglichen.
- Im Gegensatz zur Klinik stehen präklinisch nur eingeschränkt diagnostische und therapeutische Mittel zur Verfügung, was eine weitere Herausforderung darstellt.
- Präklinische Einsatzörtlichkeiten und Arbeitsbedingungen sind um einiges widriger als die klinischen. Klinisch kann bei moderaten Temperatur- und Lichtverhältnissen in sicherer und stabiler Umgebung gearbeitet werden, präklinisch ist man oft Witterung, Dunkelheit und Gefahrenpotentialen ausgesetzt.
- Präklinisch trifft man die Patienten meist in ihren privaten Lebenszusammenhängen und durch die plötzliche Angst und Ungewissheit über die eigene Gesundheit oder die der Angehörigen oft in Ausnahmesituationen an. Dies unterscheidet sich ebenfalls vom klinischen Patientenkontakt.

Dieses BASICS soll und wird die prüfungsrelevanten Themen des Faches Notfall- und Rettungsmedizin, aber auch die notfallmedizinischen Fragen der anderen Disziplinen abdecken, da es am GK orientiert ist. Mein Ziel darüber hinaus ist, dass es Ihnen Kenntnisse und Fertigkeiten für Notfallsituationen vermittelt, die zu einem guten Ausgang eines Notfalls beitragen können. Ich würde mich freuen, wenn Sie durch dieses BASICS einen Zugang zur Notfall- und Rettungsmedizin finden würden, der sich im weiteren Studienverlauf mehr und mehr ausbaut, und Sie letztendlich in der Lage sind, notfallmedizinisch versiert, fundiert zu handeln.
Mein Dank gilt den beteiligten Mitarbeitern von Elsevier Urban & Fischer, im Besonderen Inga Dopatka und Christina Nußbaum, die mir dieses Projekt ermöglicht und mich tatkräftig unterstützt haben, sowie Dr. med. Thomas Schlechtriemen für die geduldige fachliche Betreuung und Supervision. Dank der ADAC Luftrettung GmbH, insbesondere den Luftrettungszentren „Christoph 16“ in Saarbrücken und „Christoph Hansa“ in Hamburg, für eine erfahrungsintensive Zeit, die mit in dieses Projekt eingeflossen ist. Dank der Berufsfeuerwehr München sowie der DRK Lehrrettungswache Losheim am See für ihre Unterstützung. Valérie Grun für die studentische, konstruktive Kritik herzlichen Dank.
Für Anregungen und Verbesserungsvorschläge, die bitte dem Verlag zugestellt werden können, wäre ich sehr dankbar.

München, im Juli 2008
Tobias Helfen

Abkürzungsverzeichnis

°C	Grad Celsius
ACS	akutes Koronarsyndrom
ACVB	aortokoronarer Venen-Bypass
ADR	europäisches Übereinkommen über die Beförderung gefährlicher Güter über die Straße
AED	automatisierter externer Defibrillator
AF	Atemfrequenz
AHA	American Heart Association
ÄLRD	ärztlicher Leiter Rettungsdienst
ALS	Advanced Life Support
ALTE	Apparent Life Threatening Episode
AP	Angina pectoris
APGAR	Score zur Beurteilung Neugeborener
ARDS	Acute Respiratory Distress Syndrome
Art.	Arteria
ASS	Acetylsalicylsäure
AT III	Antithrombin III
ATLS®	Advanced Trauma Life Support
BAK	Blutalkoholgehalt
BAP	Bewusstsein, Atmung und Puls
BE	Base Excess
BGA	Blutgasanalyse
BGB	Bürgerliches Gesetzbuch
BLS	Basic Life Support
BOS	Behörden und Organisationen mit Sicherheitsaufgaben
BRD	Bundesrepublik Deutschland
BtMG	Betäubungsmittelgesetz
BURP	Backward Upward Rightward Pressure
BZ	Blutzucker
CBD	Cannabinol
cm H_2O	Centimeter Wassersäule
CO_2	Kohlenstoffdioxid
com.	communis
CPR	kardiopulmonale Reanimation
COPD	chronisch obstruktive Lungenerkrankung
CPU	Chest Pain Unit
CTG	Cardiotokogram
d	*lat.* die: Tag
dB	Dezibel
DGU	Deutsche Gesellschaft für Unfallchirurgie
DHB	Dehydrobenzperidol
diabet.	diabetisch
DIC	disseminierte intravasale Gerinnung
DIN	Deutsche Industrie-Norm
DIVI	Deutsche Interdisziplinäre Vereinigung für Intensiv- und Notfallmedizin
ECMO	extrakorporale Membranoxygenierung
EEG	Elektroenzephalogramm
EL-RD	Einsatzleitung Rettungsdienst
EMD	elektromechanische Entkopplung
EN	europäische Norm
ERC	European Resuscitation Council
ES	Extrasystolen
$etCO_2$	expiratorisches Kohlendioxyd
ext.	Externa
FFP	Frischplasma
FiO_2	inspiratorische Sauerstoffkonzentration
FME	Funkmeldeempfänger
FSME	Frühsommer-Meningoenzephalitis
GCS	Glasgow Coma Scale
GFR	glomeruläre Filtrationsrate
ggf.	gegebenenfalls
GRTW	Großraumrettungswagen
H^+	Wasserstoff
HAES	Hydroxyethylstärke
Hb	Hämoglobin
HCO_3^-	Bikarbonat
HEMS	Helicopter Emergency Medical Services
HF	Herzfrequenz
HPO_4^{2-}	Phosphat
HTCL	Head Tilt and Chin Lift
Hz	Herz
IE	internationale Einheiten
I/E	Verhältnis: Inspiration zu Expiration
ICP	Intracranial Pressure
ICR	Intercostalraum
ILCOR	International Liaison Comittee on Resuscitation
inspir.	inspiratorisch
int.	Interna
ITH	Intensivtransporthubschrauber
ITW	Intensivtransportwagen
J	Joule
KHK	koronare Herzkrankheit
KIT	Kriseninterventionsteam
KOF	Körperoberfläche
KTW	Krankentransportwagen
LNA	Leitender Notarzt
LRA	Lehrrettungsassistent
LSD	Lysergsäurediethylamid
MANV	Massenanfall von Verletzten
MAP	mittlerer arterieller Druck
MARS	Molecular Adsorbents Recirculating System
mbar	Millibar
MDMD	3,4-Methylendioxy-N-methylamphetamin
mech.	mechanisch
MEDEVAC	Medical Evacuation
mmHg	Millimeter Quecksilbersäule
MODS	Multiorgandysfunktionssyndrom
N.	Nervus
NA	Notarzt
NACA	National Advisory Committee for Aeronautics
NAW	Notarztwagen
NEF	Notarzteinsatzfahrzeug
NIBD	nicht-invasive Blutdruckmessung
NMDA	N-Methyl-D-Aspartat
NSAR	nicht-steroidale Antirheumatika
NSTEMI	Non-ST-Elevation Myocardial Infarction, Nicht-ST-Strecken-Hebungs-Infarkt
o. Ä.	oder Ähnliches
o. p. B.	ohne pathologischen Befund
OrgL	Organisatorischer Leiter Rettungsdienst

p.i.	per inhalationem
$paCO_2$	arterieller Kohlenstoffdioxidpartialdruck
PAD	Public Access Defibrillation
PaO_2	arterieller Sauerstoffpartialdruck
paralyt.	paralytisch
PAVK	periphere arterielle Verschlusskrankheit
PCI	Percutanious Coronar Intervention
PCWP	Pulmocapillary Wedge Pressure
PEA	pulslose elektrische Aktivität
PEEP	Positive Endexpiratory Pressure
PGCS	Pediatric Glasgow Coma Scale
pH	pH-Wert
PKW	Personenkraftwagen
PLS	Paediatric Life Support
pVT	pulslose ventrikuläre Tachykardie
RA	Rettungsassistent
RAAS	Renin-Angiotensin-Aldosteron-System
RCA	rechte Koronararterie
RCX	Ramus circumflexus
RDG	Rettungsdienstgesetz
RettAssG	Rettungsassistentengesetz
RH	Rettungshelfer
RIVA	Ramus interventricularis anterior
RR	Riva-Rocci
RS	Rettungssanitäter
RTH	Rettungshubschrauber
RTW	Rettungswagen
s.o.	siehe oben
SanEL	Sanitätseinsatzleitung
SHT	Schädel-Hirn-Trauma
SIDS	Sudden Infant Death Syndrome
SIH	schwangerschaftsinduzierte Hypertonie
SIRS	Systemic Inflammatory Response Syndrome
sog.	so genannt
SpO_2	arterielle Sauerstoffsättigung
SSW	Schwangerschaftswoche
STEMI	ST-Elevation Myocardial Infarction, ST-Strecken-Hebungs-Infarkt
StGB	Strafgesetzbuch
Supp.	Suppositorium
THC	Δ-9-Tetrahydrocannabinol
TIA	transitorische ischämische Attacke
TIVA	totale intravenöse Anästhesie
TUIS	Transport-Unfall-Informations- und Hilfeleistungssystem
u.a.	unter anderem
u.U.	unter Umständen
V	Volt
V.a.	Verdacht auf
VES	ventrikuläre Extrasystole
VT	Tidalvolumen
vT	ventrikuläre Tachykardie
WPW	Wolff-Parkinson-White
ZAS	zentral anticholinerges Syndrom
ZVD	zentralvenöser Druck

Inhalt

Präklinische Notfallmedizin

Klinische Notfallmedizin

A Grundlagen der Notfallmedizin

Organisation und Kommunikation

Organisation

Notfallrettung und Krankentransport

Der Rettungsdienst in Deutschland hat die Aufgaben **Notfallrettung** und **Krankentransport.** Zur Notfallrettung gehören die Durchführung lebensrettender Maßnahmen, das Herstellen der Transportfähigkeit des Patienten sowie dessen fachgerechter Transfer in eine geeignete Klinik. Im Krankentransport wird die Beförderung kranker Patienten, die jedoch keine Notfallpatienten sind, unter fachgerechter Betreuung durchgeführt.

> Deutschlandweit werden jährlich etwa 8 500 000 Notfalleinsätze und Krankentransporte von Rettungsdiensten durchgeführt.

Rettungsdienstgesetz

Als öffentliche Aufgabe wird der Rettungsdienst in Deutschland mit einigen Ausnahmen, wie auf See oder im Luftverkehr, durch bundesländerspezifische Rettungsdienstgesetze (RDG) geregelt. In den RDG werden Träger im öffentlichen Rettungsdienst, Hilfsfristen, Anforderungen an Rettungsleitstellen, Rettungswachen, -mittel und -personal sowie die Finanzierung festgelegt.

Strukturen

Rettungsleitstelle

Das Kommunikationszentrum eines jeden Rettungsdienstbereichs ist dessen Rettungsleitstelle. Bei ihr laufen alle Informationen zusammen. Sie übernimmt den koordinativen sowie informativen Teil im Rettungsdienst und ist darüber hinaus die Schnittstelle zwischen Hilfesuchendem und Rettungsdienst.

Die Rettungsleitstelle entscheidet je nach Meldebild über Art und Anzahl der zu alarmierenden Rettungsmittel, alarmiert ggf. weitere Kräfte nach und hat einen ständigen Überblick über die aktuelle Bettenbelegung der Kliniken.
Es besteht eine enge Kooperation mit Behörden, Kliniken, ärztl. Notfalldiensten, Polizei, Feuerwehren und dem Katastrophenschutz.
Ausgestattet sind die Rettungsleitstellen mit modernster, EDV-gestützter Kommunikationstechnologie. Die Mitarbeiter sind rettungsdiensterfahren und in der Regel Rettungsassistenten. Dadurch sind sie in der Lage, die Abläufe im Rettungsdienstbereich nachzuvollziehen, Notrufe einzuschätzen und telefonische Sofortmaßnahmen (z. B. Telefonreanimation) zu initiieren.

Rettungswachen

In Deutschland gibt es etwa 2200 Rettungswachen, die in einer 24-h-Bereitschaft mit für den jeweiligen Rettungsdienstbereich notwendigen Rettungsmitteln und Personal ausgestattet sind. Ausschlaggebend für die Standortwahl der Rettungswachen ist die im jeweiligen Landesrettungsdienstgesetz festgelegte Hilfsfrist, binnen deren ein Rettungsmittel am Einsatzort sein muss.

Verwaltungsorgane

Im Bereich der Verwaltung ist eine Vielzahl weiterer Institutionen zu nennen, die administrative Aufgaben übernehmen. So existieren: Landesverbände, Kreisverbände, Rettungszweckverbände etc.

Organisation an der Einsatzstelle

Jedes Rettungsmittel ist eine eigenständig agierende Einheit mit jeweils einer verantwortlichen Führungsperson. Beim Rettungswagen (▮ Abb. 2, Seite 6) übernimmt der (erste) Rettungsassistent, bei arztbesetzten Rettungsmitteln der Notarzt, bei Feuerwehrfahrzeugen der Trupp- oder Gruppenführer diese Funktion.
Arbeiten mehrere Rettungsmittel zusammen, übernimmt bis zum Eintreffen offiziell ausgewiesener Führungskräfte wie Leitender Notarzt (LNA) und Organisatorischer Leiter Rettungsdienst (OrgL) der ersteintreffende Notarzt bzw. Rettungsassistent diese Führungsfunktion.

Kommunikation

Kommunikationspartner

Bei Notfalleinsätzen ist ein hoher kommunikativer Aufwand notwendig, um diese richtig koordinieren und ohne Zeitverzögerung abarbeiten zu können.
Kommunikation muss stattfinden zwischen:

- Hilfesuchendem und Rettungsleitstelle (▮ Abb. 2)
- Rettungsleitstelle und Rettungsmitteln
- mehreren Rettungsmitteln untereinander
- zwischen Rettungsmitteln und Zielkliniken.

Alarmierung der Rettungskräfte

Der Notruf gelangt auf unterschiedliche Arten zur Rettungsleitstelle. Überwiegend wird er über (Mobil-)Telefon, aber auch über Notrufsäulen an Straßen oder Notrufmelder in öffentlichen Gebäuden abgesetzt.
Nach Annahme des Notrufs wird der Alarm an die Rettungskräfte weitergeleitet. Es gibt mehrere Alarmierungsmöglichkeiten, die auch in Kombination genutzt werden.

- **Funkmeldeempfänger.** Der Funkmeldeempfänger (FME) ist die Standardalarmierungsart des Rettungsdienstes. Jedes Mitglied der Fahrzeugbesatzung trägt einen FME, wodurch es ungebunden ist. Es lassen sich

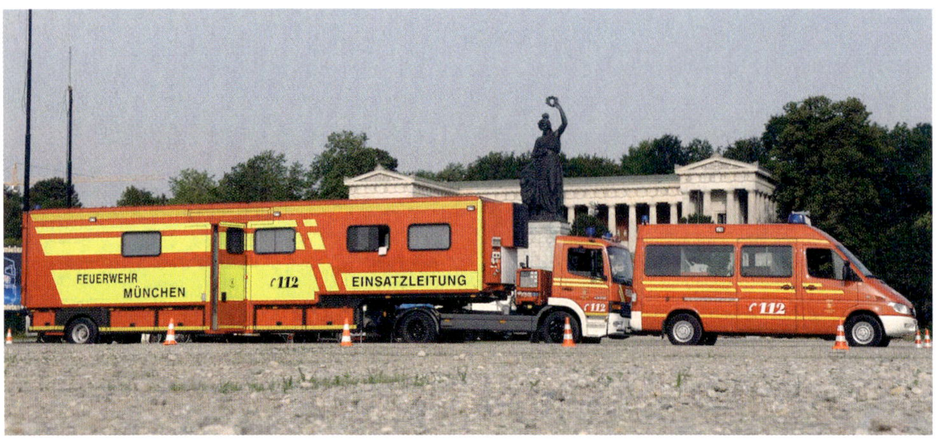

▮ Abb. 1: Einsatzleitwagen der Berufsfeuerwehr München. [1]

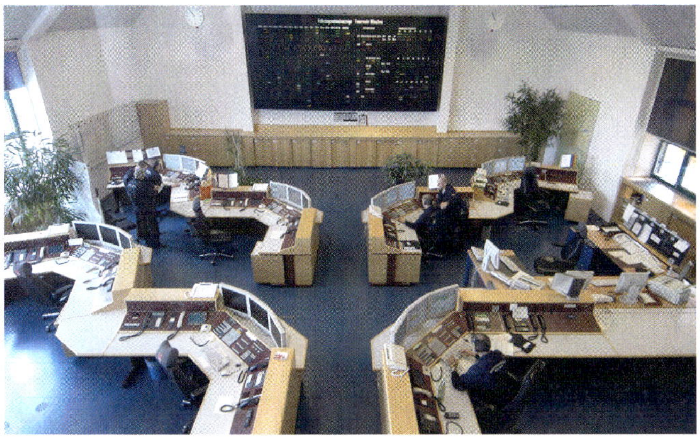

Abb. 2: Integrierte Leitstelle der Feuerwehr München. [1]

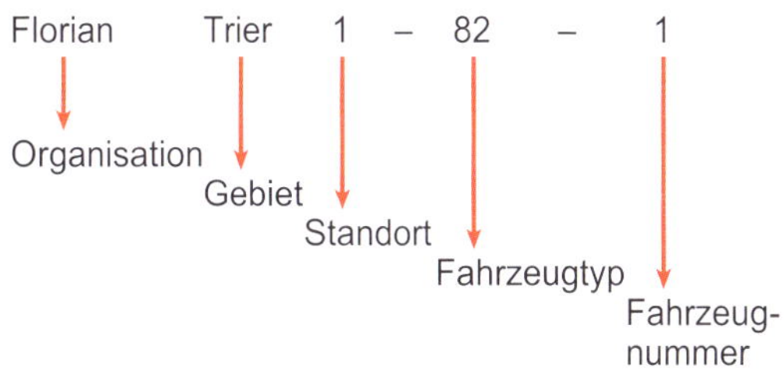

Abb. 3: Funkrufschema.

sowohl einzelne Personen als auch Fahrzeugbesatzungen getrennt voneinander alarmieren.

- **Alarmgong und Sirene.** Alarmierung der Feuerwehr. Bei Alarm ertönt auf dem gesamten Wachengelände ein Gong mit anschließender Durchsage. Die Sirene hat in der regulären Alarmierung nur noch untergeordneten Stellenwert. Sie wird lediglich in ländlichen Regionen mit geringem Einsatzaufkommen zur Alarmierung verwendet.

Kommunikationssysteme im Einsatz

Funk im BOS-Bereich

BOS = Behörden und Organisationen mit Sicherheitsaufgaben. Der Funk ist das meistgenutzte Kommunikationsmittel im Einsatz. Funkgeräte sind zum einen fest in Fahrzeugen installiert, zum anderen als mobile Funkgeräte tragbar und somit flexibel einsetzbar. Ein weiterer Vorteil ist die Möglichkeit, Funkkanäle zuzuteilen. Hierdurch können einzelne Gruppen oder Abschnitte eines Einsatzes auf verschiedenen Kanälen separat kommunizieren, was den Funkverkehr entlastet und zu weniger verständigungsbedingten Fehlern führt.

Mobiltelefone

Neben den zu führenden Telefonaten sind auch SMS mit den genauen Einsatzdaten möglich.

Fax

Hierüber besteht die Möglichkeit, Einsatzaufträge an die Rettungswachen oder Rettungsmittel zu senden.

GPS

Das Global Position System ermöglicht die Ermittlung des optimalen Anfahrtswegs.

Datenübertragung

Via Datenübertragung können Informationen wie EKG-Bilder und aufgezeichnete Vitalparameter von der Einsatzstelle an die Zielklinik gesendet werden.

Funksystematik

Den einzelnen Organisationen sind Funkrufnamen zugeordnet (z. B. Feuerwehr = Florian, Rotes Kreuz = Rotkreuz). Darüber hinaus wird an diesen ersten Namen ein Zahlencode angehängt, der durch seine Systematik genau erkennen lässt, um welches Fahrzeug es sich handelt. So ist das Fahrzeug „Florian Trier 1-82-1" das erste Notarzteinsatzfahrzeug der Feuerwache 1 der Feuerwehr Trier (Abb. 3). Der „Florian Trier 1-83-2" der zweite Rettungswagen der Feuerwache 1 der Feuerwehr Trier.

Kommunikationsprobleme

- **Funkschatten.** Unter anderem geländebedingt ist kein Funkkontakt möglich.
- **Funküberlastung.** Gerade bei größeren Einsätzen ist der Funkverkehr häufig überlastet.
- **Funkdisziplin.** Es sollten nur notwendige, kurze und prägnante, deutliche Nachrichten übermittelt werden.

Zusammenfassung

- Die Aufgaben des Rettungsdienstes sind die Notfallrettung und der Krankentransport.
- Rettungsdienst ist in von den Bundesländern verabschiedeten Rettungsdienstgesetzen geregelt.
- Zentrales Organ der Kommunikation ist die Rettungsleitstelle.
- Rettungskräfte unterliegen einem Führungsschema, das die Koordination und Übersicht auch bei größeren Schadenslagen sicherstellt.
- Rettungskräfte werden nach abgesetztem Notruf über Funkmeldeempfänger, Alarmgong oder Sirene alarmiert.
- Kommunikation im Einsatz findet über Funk, SMS, Telefone, Datenübertragung und Fax statt.
- Funk ist durch seine Vorteile Mobilität und Kanalaufteilung das etablierteste Kommunikationsmittel.
- Hinter einem Funkrufnamen steckt ein systematisches Zuordnungsschema.
- Funkprobleme entstehen durch: Funkschatten, Funküberlastung und mangelnde Funkdisziplin.

Ausrüstung des Rettungsdiensts

Jedes Rettungsmittel unterliegt mit seiner Ausrüstung der DIN EN 1789 oder im Fall des NEF der DIN 75 079. So wird erreicht, dass alle Rettungsmittel einer Art das gleiche Material als Mindestausstattung enthalten.
Im Folgenden wird die DIN-Ausstattung eines Rettungswagens (RTW) als Basisrettungsmittel dargestellt.
Über die DIN-Norm hinaus wird die Ausrüstung nach dem aktuellen Stand der Medizin vielerorts erweitert.

Technische Ausrüstung

Zur technischen Beladung zählen z. B. Schutzhelme, Feuerlöscher, Beleuchtungsmittel und Anfahrtspläne.

Medizinische Ausrüstung

Zur mobilen Patientenversorgung wird die medizinische Ausrüstung in Koffer- oder Rucksacksystemen bereitgehalten (▮ Abb. 1). Zur Ausrüstung eines RTW gehören: **Notfallkoffer, Kindernotfallkoffer** und ein **chirurgischer Koffer** mit u. a. Amputations- und Abnabelungsbesteck. Die meisten in den Koffern vorhandenen Gegenstände sind noch einmal in den fahrzeuginternen Schranksystemen verladen.

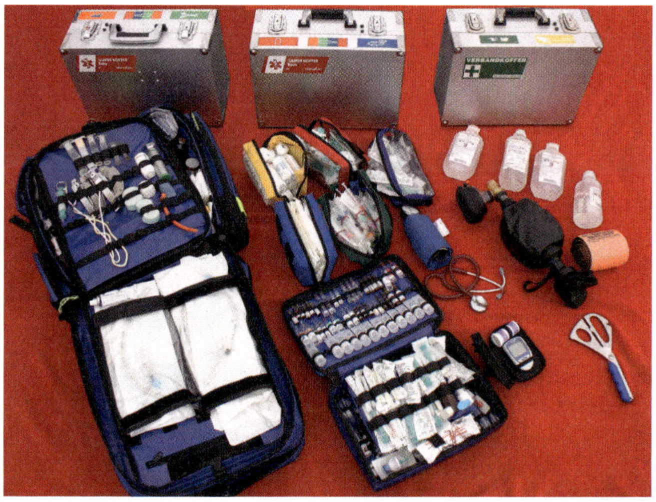

▮ Abb. 1: Koffer-/Rucksacksysteme eines RTW. [2]

Immobilisation/Lagerung/Transport

Zum Patiententransport steht eine Fahrtrage zur Verfügung, die im Fahrzeug auf dem sog. Tragetisch fixiert ist. Er bietet die Möglichkeiten der Schocklage oder der Oberkörperhochlagerung sowie der Federung bei Wirbelsäulenverletzungen. Zur Immobilisation und zum schonenden Transport sind eine **Vakuummatratze, Vakuum-/Luftkammerschienen** für Extremitäten, **Zervikalstützen**, eine **Schaufeltrage** und ein **Rettungskorsett** vorhanden (▮ Abb. 2).

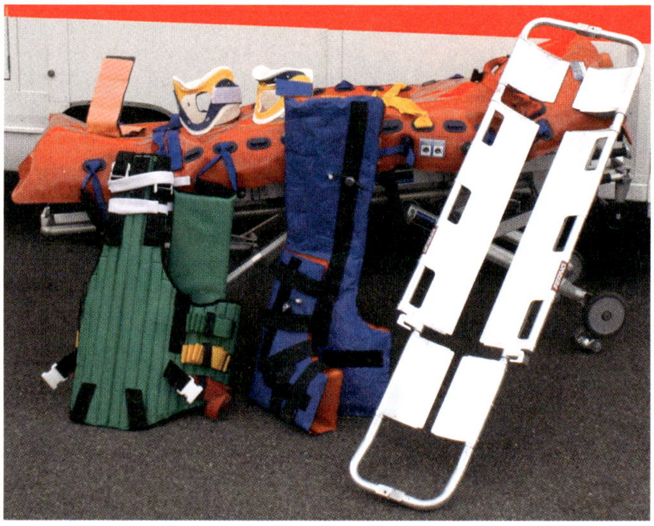

▮ Abb. 2: Vakuummatratze, Vakuumschienen, Stiffneck®, Schaufeltrage und KED®-System. [2]

EKG/Defibrillator

Die Ableitung eines 12-Kanal-EKG, das Pacing, also die Anwendung eines Schrittmachers, sowie die Kardioversion und die Defibrillation sind mit einem einzigen Gerät möglich (▮ Abb. 3). Man unterscheidet beim Defibrillator zwei Arten. Am **biphasischen** Defibrillator fließt ein Wechselstrom, am **monophasischen** Defibrillator ein Gleichstrom. Monophasische Defibrillatoren werden nur noch selten verwendet (s. S. 26).

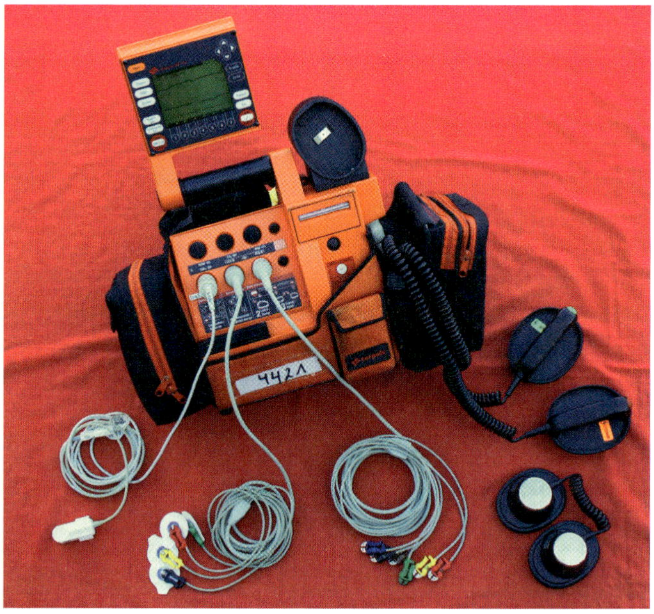

▮ Abb. 3: Corpuls 08/16® mit EKG-Kabel und Defibrillationspaddles. [2]

Monitoring/Diagnostik

Zu Monitoring und Diagnostik wird folgendes Equipment vorgehalten: **EKG, Blutdruckmessung, BZ-Messung, Pulsoxymetrie, Kapnometrie** und **Temperaturmessung** (▮ Abb. 4). Zunehmend etabliert sich die präklinische **Sonographie,** die v. a. zur Verifizierung freier Flüssigkeit im Abdomen nach Traumen dient.

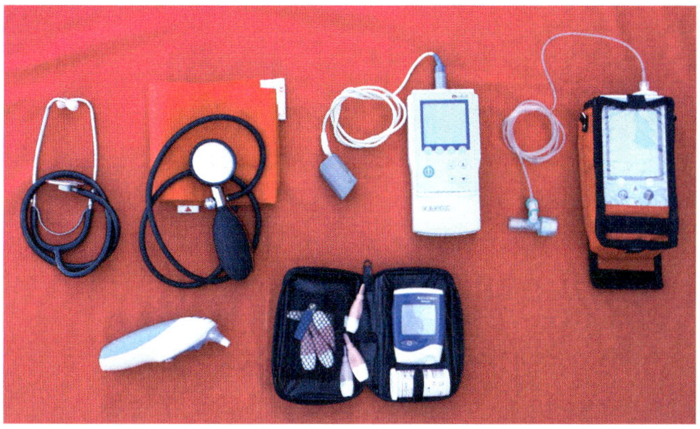

Abb. 4: Blutdruckmessgerät, BZ-Messgerät, Pulsoxymeter, Kapnometer und Thermometer. [2]

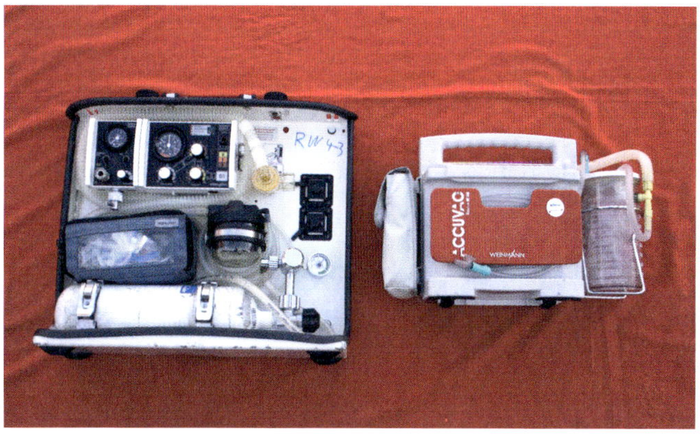

Abb. 5: Beatmungsgerät Medumat® und Absaugeinheit ACCUVAC®. [2]

Beatmung/Intubation/Absaugung

Es wird eine mobile **Beatmungseinheit** (Abb. 5) mitgeführt, über die der Patient sowohl an der Einsatzstelle als auch auf dem Transport beatmet werden kann. Schlauchsysteme und Sauerstoffflaschen sind als Zubehör vorhanden. Sauerstoff wird in der Regel als 2-l-Flasche an der Beatmungseinheit selbst und als 10–11-l-Flasche im Fahrzeug installiert vorgehalten.
Alle zur **Intubation** von Erwachsenen und Kindern notwendigen Materialien sind sowohl in den Koffersystemen als auch im Fahrzeug vorhanden (Abb. 6).
Eine mobile sowie eine stationäre **Absaugeinheit** gehören ebenfalls zur Normausstattung.

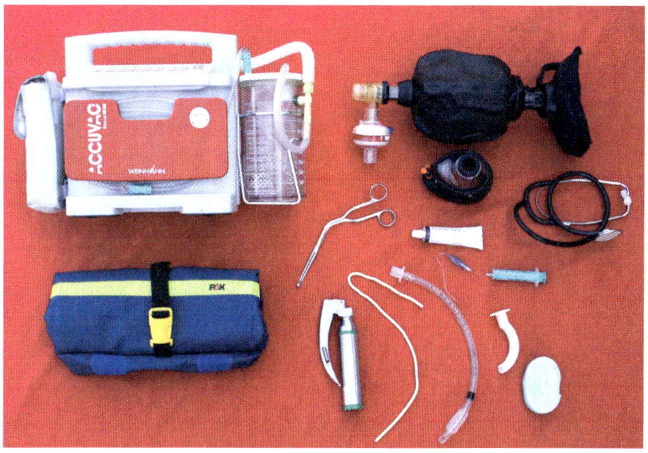

Abb. 6: Intubationsausrüstung. [2]

Injektion/Infusion

Alle Materialien, die zum Legen **periphervenöser** (99,9% der Fälle), **zentralvenöser** (0,1% der Fälle) oder **intraossärer Zugänge** benötigt werden, sowie **Druckinfusionsbeutel** werden mitgeführt. Darüber hinaus ist ein **Perfusor** mit Zubehör vorhanden.

Wundversorgung/Verbandstoffe

Für die Wundversorgung sind die gängigen **Verbandmaterialien, Kältekompressen** und **Amputatbeutel** vorhanden.

Medikamente

Die **Medikamente** werden auf den Seiten 34 bis 37 abgehandelt (Abb. 7).

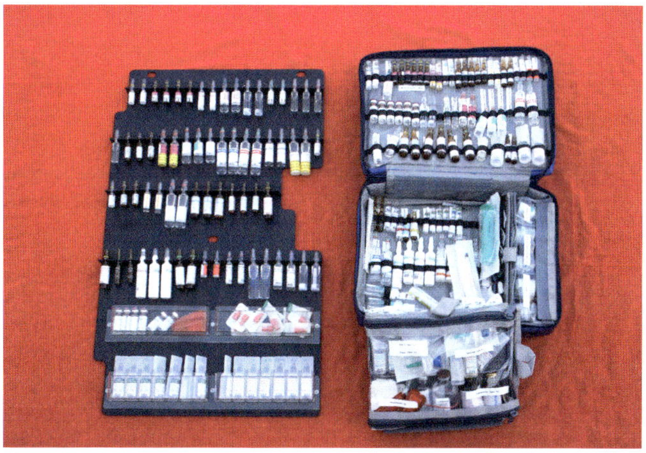

Abb. 7: Fahrzeuginternes Ampullarium und mobiles Ampullarium. [2]

Zusammenfassung

- Zur Standardisierung ist das Material der einzelnen Rettungsmittel durch DIN-EN-Normen genormt.
- Die meisten Ausrüstungskomponenten sind doppelt, sowohl im Fahrzeug als auch in Koffersystemen vorhanden.

Rettungsmittel

Bodengebundene Rettungsmittel

Rettungsmittel sind Fahr-, Wasser- oder Luftfahrzeuge, die gemäß einer DIN- oder EN-Norm Material zur Rettung und Versorgung eines Patienten vorhalten. Fast alle Rettungsmittel sind in der Lage, Patienten zu transportieren. Im Folgenden sind die gängigsten Rettungsmittel aufgeführt.

Krankentransportwagen (KTW)

Ein KTW kommt bei liegenden oder betreuungsbedürftigen Patienten, die transportiert werden müssen, zum Einsatz. Er ist zwar für den Notfall ausgerüstet, nimmt jedoch regulär nicht an der Notfallrettung teil (▮ Abb. 1). Ausgestattet ist ein KTW gemäß DIN EN 1789, die 2 Ausführungen enthält: Typ A_1 und A_2.

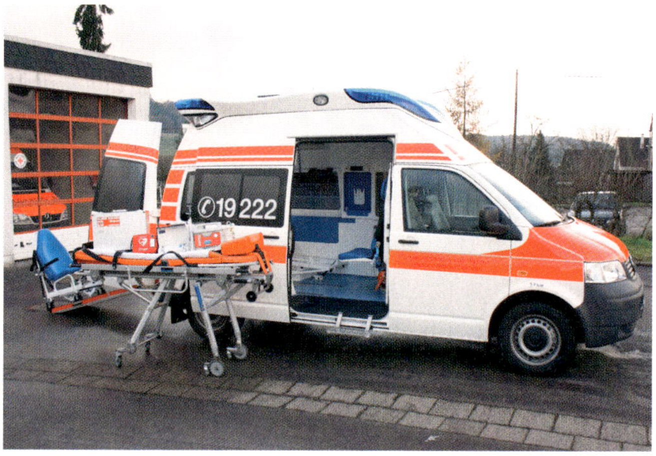

▮ Abb. 1: Krankentransportwagen mit Ausrüstung. [2]

Rettungswagen (RTW)

Ein RTW ist ein Fahrzeug der Notfallrettung (▮ Abb. 2). Er kommt bei allen Notfällen zum Einsatz, um medizinisches Personal und Ausrüstung zur Einsatzstelle zu bringen. Primär wird der Transport von der Einsatzstelle zur Klinik durchgeführt, in einigen Fällen werden aber auch Verlegungen und überwachungspflichtige Transporte mit einem RTW abgewickelt. Ein RTW entspricht der DIN EN 1789 Typ C.

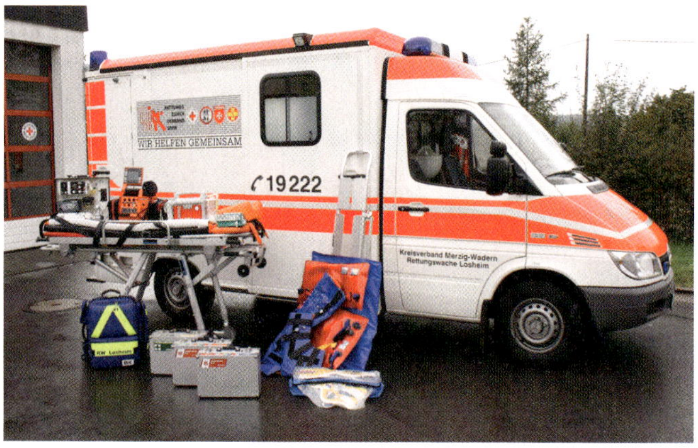

▮ Abb. 2: Rettungswagen mit Ausrüstung. [2]

Notarzteinsatzfahrzeug (NEF)

Das NEF hat die Aufgabe, den Notarzt (NA) zur Einsatzstelle zu befördern. Es ist zwar das komplette präklinische Equipment vorhanden, jedoch besteht keine Möglichkeit zum Patiententransport (▮ Abb. 3). Wie auf allen arztbesetzten Rettungsmitteln sind Betäubungsmittel an Bord. Es entspricht der DIN 75 079.

Rendezvous-System

Das NEF ist Teil des Rendezvous-Systems. Hierbei wird es parallel zum RTW oder nachträglich alarmiert. So ist der NA nicht an einen RTW gebunden und kann nach Patientenstabilisierung oder im Falle einer nicht notwendigen Arztbegleitung zum nächsten Rettungsmittel aufbrechen, das momentan einen NA dringlicher benötigt. Der Vorteil des Systems ist die hohe Flexibilität, von Nachteil sind die höheren Kosten, da zwei Fahrzeuge vorgehalten werden müssen.

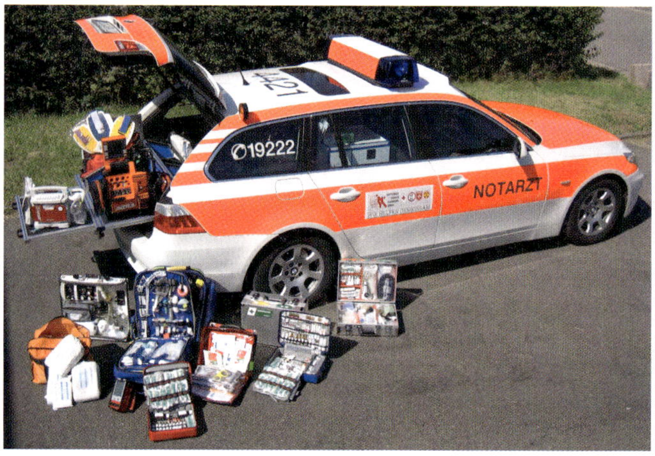

▮ Abb. 3: Notarzteinsatzfahrzeug mit Ausrüstung. [2]

Notarztwagen (NAW)

Mit einem NAW sind sowohl die Transportmöglichkeit des Patienten als auch die fahrzeuggebundene ärztliche Betreuung gegeben. Im Vergleich zum RTW sind u. a. weitere Medikamente und Betäubungsmittel an Bord. Formalrechtlich wird ein RTW zum NAW, sobald der NA im Fahrzeug ist. Notarztwägen werden im Vergleich zu Notarzteinsatzfahrzeugen immer seltener eingesetzt.

99% der rettungsdienstlichen Aufgaben werden mit den Fahrzeugen KTW, RTW und NEF/NAW durchgeführt.

Spezialfahrzeuge

Neben den Fahrzeugen der regulären Notfallrettung stehen eine Reihe von Spezialfahrzeugen zur Verfügung. Einige sind im Folgenden beschrieben.

Intensivtransportwagen (ITW)

Der ITW stellt eine „rollende Intensivstation" zur Verlegung von Intensivpatienten dar (▮ Abb. 4). Zum Patiententransport kommt in etwa 90% der Fälle eine Spezialtrage, in 10% der Fälle ein Spezialbett zum Einsatz. Es sind viele Geräte zur Intensivtherapie vorhanden, hierzu zählen intensivmedizinische Beatmungsgeräte, Monitoring (z. B. art. Druckmessung, $etCO_2$-Messung usw.), mehrere Perfusoren, Druckluft- und Gasflaschen, erweitertes Bordstromnetz sowie differenzierte Gerätehalterungen.

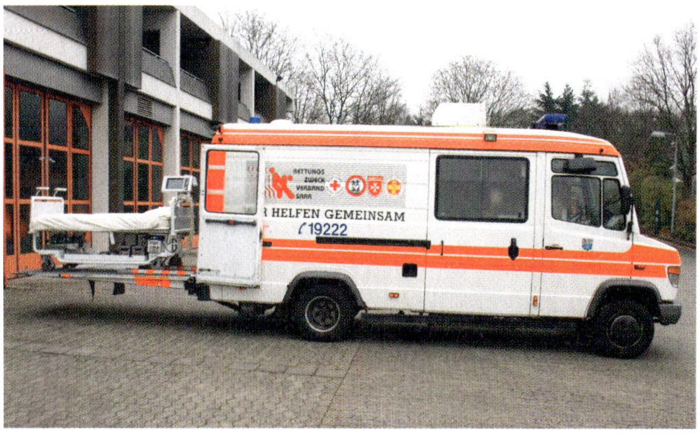

▮ Abb. 4: Intensivtransportwagen. [2]

Kindernotarzteinsatzfahrzeug (Kinder-NEF)

Als Ergänzung zur „Erwachsenenrettung" wird in einigen Städten und Regionen ein Kindernotarztdienst gestellt. In einer Stadt wie München rückt der Kindernotarztdienst im Schnitt fünfmal täglich aus.

Großraumrettungswagen (GRTW)

Ein Großraumrettungswagen (GRTW) ist ein Fahrzeug zur Behandlung und Betreuung von mehreren Patienten. Alle Materialien eines RTW sind in vielfacher Ausführung vorhanden. Es besteht die Möglichkeit des Monitorings und der Beatmung.
Da es in der Notfallmedizin nicht immer Standardsituationen gibt, obliegen die oben beschriebenen Systeme einer gewissen Modulation. So wird bei Bedarf zusätzlich ein Neugeborenennotarzt- oder Kindernotarztdienst mit alarmiert. Es besteht die Möglichkeit, Fahrtragen gegen Inkubatoren auszutauschen oder ergänzend Fachpersonal wie Kinderkrankenschwestern, Hebammen, Bergretter mitfahren oder mitfliegen zu lassen.

Luftgestützte Rettungsmittel

Rettungshubschrauber (RTH)

Der RTH kommt als Notarztzubringer zum Einsatz, wenn kein bodengebundener Notarzt verfügbar ist (▮ Abb. 5). Er wird auch eingesetzt wenn der Lufttransport die schonendere Alternative darstellt oder der Patient in eine entfernte Zielklinik gebracht werden muss. Die Ausstattung ist der eines NAW in etwa identisch. Sie ist durch die DIN 13 230 festgelegt (s. S. 9).

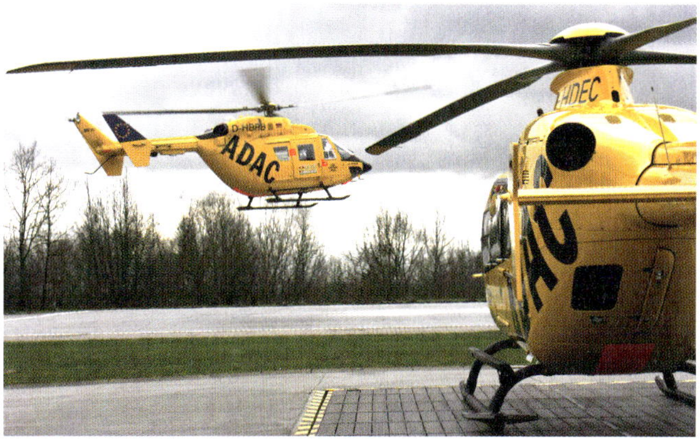

▮ Abb. 5: Rettungshubschrauber Christoph Hansa (Hamburg) und Christoph 6 (Bremen). [2]

Intensivtransporthubschrauber (ITH)

Der Schwerpunkt des ITH liegt in der Verlegung von Intensivpatienten. Er stellt das luftgestützte Pendant zum ITW dar (s. S. 9).

Zusammenfassung

- Es existieren verschiedene nach DIN- oder EN-Normen ausgestattete Rettungsmittel, die mit unterschiedlich qualifiziertem Personal besetzt sind.
- Das Rendezvous-System bietet Flexibilität, weil der Notarzt nicht an einen Rettungswagen und somit an einen Patienten gebunden ist.
- Eine Reihe von Spezialfahrzeugen kommt ergänzend zu den Fahrzeugen des regulären Rettungsdienstes hinzu.

Rettungsdienstpersonal

Das im Rettungsdienst tätige Personal hat durch seine unterschiedlichen Ausbildungsgrade eine Kompetenzfolge, deren Kenntnis zu einem geordneten Einsatzablauf beiträgt (▮ Abb. 1). Die an einem Rettungseinsatz beteiligten Personen sollen z. B. durch Funktionsrückenschilder gekennzeichnet sein.

Rettungshelfer (RH)

Die Ausbildung zum Rettungshelfer besteht aus einer 320-stündigen theoretischen Ausbildung.

Rettungssanitäter (RS)

Der Rettungssanitäter durchläuft eine 520-stündige Ausbildung in Rettungsdienstschule, Rettungswache und Klinik. Es wird eine staatliche Abschlussprüfung absolviert.

Rettungsassistent (RA)

Rettungsassistent ist ein gesetzlich geregelter Ausbildungsberuf. Man absolviert eine zweijährige theoretisch-praktische Ausbildung nach dem Rettungsassistentengesetz (RettAssG). Sie beinhaltet die Gebiete Anatomie und Physiologie, naturwissenschaftliche Grundlagen, Krankheitslehre, Pharmakologie, Hygiene, allgemeine und spezielle Notfallmedizin, Organisation und Einsatztaktik, Berufs-, Gesetzes- und Staatsbürgerkunde sowie eine Einführung in die theoretische und praktische Krankenhausausbildung. Die Ausbildung wird mit dem Staatsexamen abgeschlossen.

Notkompetenz

Notkompetenz ist ein von der Bundesärztekammer begründeter Begriff, der den Rettungsassistenten in speziellen Situationen dazu berechtigt, ärztliche Maßnahmen durchzuführen. Die Basis ist der „rechtfertigende Notstand" nach § 34 StGB. Die Maßnahmen dürfen durchgeführt werden, wenn weniger invasive Maßnahmen gescheitert sind, ein Arzt alarmiert ist, aber nicht rechtzeitig eintrifft und der Rettungsassistent die Maßnahme erlernt hat und beherrscht. Zu den Maßnahmen gehören:

- Intubation ohne Relaxierung
- Legen periphervenöser Zugänge
- Defibrillation mit halbautomatischen Defibrillatoren
- Applikation kristalloider Infusionslösungen sowie einiger Medikamente.

Lehrrettungsassistent (LRA)

Der Lehrrettungsassistent besitzt die gleiche Ausbildung wie der Rettungsassistent, jedoch mit einer Zusatzausbildung in den Bereichen Didaktik und Theorie der Notfallmedizin.

Organisatorischer Leiter Rettungsdienst (OrgL)

Der Organisatorische Leiter Rettungsdienst ist bei größeren Patientenzahlen oder größeren Schadensereignissen der Einsatzleiter für alle nichtärztlichen Kräfte des Rettungsdienstes. Er bildet zusammen mit dem LNA die Einsatzleitung Rettungsdienst (EL-RD).

Helicopter Emergency Medical Services (HEMS)-Crew Member

Die in der Luftrettung tätigen Rettungsassistenten werden durch eine zusätzliche flugbetriebliche Ausbildung, die u. a. Navigation, Luftrecht und Hubschraubertechnik beinhaltet, zu HEMS-Crew Members. Sie unterstützen sowohl den Piloten als auch den Notarzt.

Notarzt (NA)

Die Ausbildung zum Notarzt ist durch die Musterweiterbildungsordnung der Bundesärztekammer als „Zusatzbezeichnung Notfallmedizin" geregelt. Voraussetzung ist eine 24-monatige klinische Tätigkeit, hiervon müssen 6 Monate in Intensivmedizin, Anästhesiologie oder Notfallaufnahme absolviert worden sein. Darüber hinaus werden die Teilnahme an einem 80-stündigen Weiterbildungskurs sowie 50 Einsätze im Notarztsystem verlangt. Die Ausbildung schließt mit einer mündlichen Prüfung vor der zuständigen Ärztekammer ab.

Leitender Notarzt (LNA)

Der Leitende Notarzt ist ein Notarzt, der bei größeren Patientenzahlen oder größeren Schadensereignissen zum Einsatz kommt. Seine Aufgaben bestehen nicht in der Behandlung von Patienten, sondern ausschließlich in Führungsmaßnahmen. Der LNA muss zusätzliche Fortbildungen, eine Gebietsanerkennung und sehr gute regionale Kenntnisse besitzen. Er bildet zusammen mit dem OrgL die Einsatzleitung Rettungsdienst (EL-RD).

Ärztlicher Leiter Notarztstützpunkt

Der ärztliche Leiter Notarztstützpunkt ist verantwortlich für Organisation und Qualitätsmanagement an einem Krankenhaus oder einer Rettungswache, die mit einem notarztbesetzten Fahrzeug ausgestattet ist. Somit ist er federführend für alle Notärzte, die an diesem Standort eingesetzt werden.

Ärztlicher Leiter Rettungsdienst (ÄLRD)

Der ÄLRD ist in Organisation und Aufsicht zuständig für einen Rettungsdienstbereich. Dieser stellt zum Teil eine Region dar, aber auch wie im Saarland oder in Hamburg das gesamte Bundesland. Neben der Qualifikation LNA, die einen Kurs nach Vorgabe der Bundesärztekammer und die Facharztausbildung in einem notfall- oder intensivmedizinischen Bereich voraussetzt, sind Fortbildungen, langjährige präklinische und intensivmedizinische Tätigkeiten sowie Kenntnisse in Infrastruktur und Gesundheitswesen notwendig.

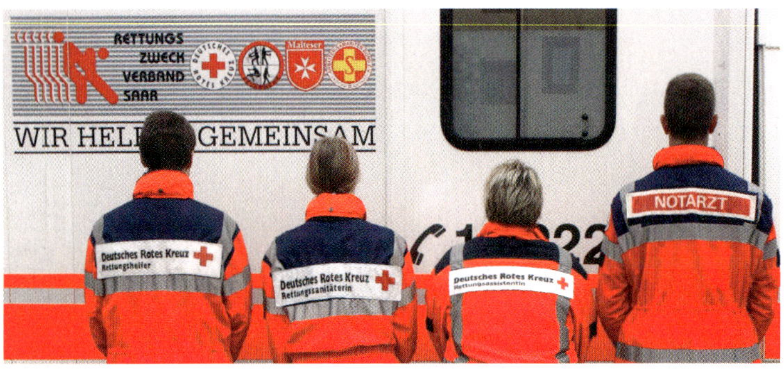

▮ Abb. 1: Funktionsrückenschilder. [2]

Gesetzliche Grundlage

Die Luftrettung ist zumeist Aufgabe der Bundesländer. Die zuständigen Landesministerien sind in den meisten Fällen auch Träger der Luftrettung, in einigen Fällen sind die Träger Körperschaften (z. B. Rettungszweckverbände).
Zentrale Verantwortung für den Flugbetrieb hat das Luftfahrtbundesamt. In den europaweit geltenden Vorgaben (JAR-OPS 3) sind neben der zusätzlichen Qualifikation der HEMS-Crew Members auch die Vorgaben für bauliche Vorraussetzungen der Hubschrauberlandeplätze festgelegt.

Organisation

In Deutschland gibt es 81 Rettungshubschrauber (RTH) und Intensivtransporthubschrauber (ITH). Sie werden von folgenden Organisationen betrieben:

- **ADAC Luftrettung:** 32 Hubschrauber
- **Deutsche Rettungsflugwacht (DRF):** 20 Hubschrauber (inkl. Partner Team DRF)
- **Bundesinnenministerium:** 12 Hubschrauber
- **sonstige:** 17 Hubschrauber.

Technik

Folgende Hubschraubermuster werden überwiegend eingesetzt:

- BK 117
- EC 135
- EC 145
- MD 900.

Die EC 135-P2 hat z. B. eine Höchstgeschwindigkeit von 287 km/h. Somit kann in 15 Minuten eine Strecke von ca. 70 km zurückgelegt werden, womit ein schneller Anflug und so das rasche Herbeibringen eines Notarztes möglich ist.

Besatzung

Die Besatzung eines RTH besteht in der Regel aus Pilot, Notarzt und Rettungsassistent.
Auf einigen Hubschraubermustern fliegt zur Windenrettung zusätzlich ein Bordmechaniker, bei routinemäßigen Nachteinsätzen im Intensivtransportbereich zusätzlich ein zweiter Pilot mit.

Notarzt

Die Basisqualifikation entspricht der des bodengebundenen Notarztes. Darüber hinaus legen die Luftrettungsorganisationen zusätzliche Mindestqualifikationen fest. So verlangt die ADAC Luftrettung zusätzlich ein Facharztniveau. Die überwiegenden Disziplinen sind: Anästhesie, Chirurgie und Innere Medizin. Im Intensivtransportbereich verlangen ADAC und DRF die Teilnahme an einem „Intensivtransportkurs“ nach DIVI-Empfehlung.

Rettungsassistent

Bei ADAC, DRF und dem Bundesinnenministerium werden ausschließlich Rettungsassistenten auf den Hubschraubern eingesetzt. Darüber hinaus wird die Ausbildung zum HEMS-Crew Member gefordert.

Medizinische Ausstattung

Die DIN 13230 beschreibt die Mindestausstattung eines RTH und Intensivtransporthubschraubers (ITH), die in der Regel von den Luftrettungsorganisationen überschritten wird. Die Ausstattung variiert je nach Patientenschwerpunkt (hoher Anteil an Traumapatienten, Verbrennungspatienten, beatmungspflichtigen Patienten etc.).

Einsatztaktik

Primäreinsatz

Der RTH hat in erster Linie die Aufgabe, den Notarzt zum Patienten zu bringen, er ist „schneller Arztzubringer“.
Ihm kommt somit eine „Jokerfunktion“ zu. Er ersetzt ein bodengebundenes notarztbesetztes Rettungsmittel, das sich momentan im Einsatz befindet. So ist z. B. der RTH „Christoph 16“ im Saarland Ersatz und zweitschnellstes notarztbesetztes Rettungsmittel für 14 NEF.
Bei Notfallsituationen mit mehreren Betroffenen besteht die Möglichkeit, schnell einen zweiten Notarzt zur Einsatzstelle zu bringen sowie Patienten in Spezialkliniken zu transportieren (Kliniken der Maximalversorgung, Verbrennungszentren etc.).
In schwierigem Gelände (dünn besiedelte Gebiete, Küstengebiete etc.) hat der RTH eindeutig zeitliche Vorteile. Darüber hinaus kann der RTH Einsatzstellen in unbekannten Gebieten (Wald, Gebirge) schneller lokalisieren.
Bei einigen Verletzungsmustern (z. B. Wirbelsäulentrauma) stellt der RTH-Transport die schonendere Alternative dar.
Die größten einsatztaktischen Nachteile des RTH sind Wetter- und Tageslichtabhängigkeit. Die Gefahr bei schlechter Sicht und Dunkelheit ist das Übersehen von Bodenhindernissen. Allerdings ist der RTH-Einsatz bei widrigen bodengebundenen Wetterlagen wie Glatteis oder Überschwemmung wiederum von Vorteil.

> Der RTH dient in erster Linie als Notarztzubringer.

Sekundäreinsatz

Die Aufgabe bei Sekundäreinsätzen ist das Verlegen von Patienten aus einer Klinik in eine Klinik mit Spezialabteilungen z. B. Lungenzentrum, Verbrennungszentrum.
Wegen der schlechten Sicht in Dunkelheit und der hohen Kosten des Nachtflugbetriebes fliegen nur einige ITH im Nachtbereich, obwohl die eingesetzten Hubschraubermuster prinzipiell nachtflugtauglich sind.

Regeln im Umgang mit RTH

- Lose Gegenstände am Landeplatz vor der Landung entfernen!
- Annäherung an den RTH erst nach Freigabe durch die Besatzung!
- Annäherung an den RTH nur von vorne, in gebückter Haltung, stets Blickkontakt zum Piloten halten (rechter Sitz)!
- Wegen der in Rotation nahezu nicht erkennbaren Heckrotoren einiger RTH-Muster niemals von hinten herantreten!
- Bei Seitenwechsel nur vor dem Hubschrauber herumgehen!
- In schrägem Gelände auf unterschiedlichen Abstand zwischen Boden und Hauptrotor achten, immer von der Talseite nähern!
- Mit Rettungsmitteln nicht bis an den RTH heranfahren!
- Das Heckleitwerk begrenzt bei laufendem Rotor den Arbeitsbereich beim Be- und Entladen!

Zusammenfassung

- Rettungshubschrauber sind schnelle Arztzubringer mit großem Einsatzradius.
- Sie sind unabhängig von Verkehrsverhältnissen und Gelände.
- Nachteile sind die Witterungsabhängigkeit und die Abhängigkeit vom Tageslicht.

Klinische Notfallmedizin

Notaufnahme

Die innerklinische Anlaufstelle für eine Akuttherapie ist die **Notaufnahme,** auch Rettungsstelle, Nothilfe oder Notfallambulanz genannt. In der Notaufnahme werden auch die Weichen für die weitere Therapie des Patienten gestellt. Aus diesem Grunde schließen sich viele Funktionsbereiche an eine Notaufnahme an. Optimal ist eine interdisziplinäre Notaufnahme, in der alle Fachrichtungen vertreten sind.

Notfallteam

Für innerklinische Notfälle gibt es ein **Notfallteam,** auch Reanimations- bzw. Herzalarmteam genannt. Erreichbar sind die Notfallteams über **klinikinterne Notrufnummern,** deren Kenntnis essentiell ist. Nach dem Notruf macht sich meist ein Intensivmediziner mit Intensivpflegepersonal, Notfallausrüstung und einer Patiententransportmöglichkeit auf den Weg.

> Zur Alarmierung des innerklinischen Notfallteams existieren eigene Notrufnummern!

Räumlichkeiten

Schockraum, Schockraumteam und Schockraummanagement

Schockraum

Der Schockraum, auch Reanimationsraum genannt, dient der Erstversorgung sich in Lebensgefahr befindlicher und schwerverletzter Patienten. Ziele der Schockraumtherapie sind die Stabilisierung der Vitalfunktionen, lebensrettende Operationen (z. B. Thorakotomie) und die Erstdiagnostik. Ein Schockraum sollte nahe der Liegendeinfahrt und dem Landeplatz liegen, gleichzeitig jedoch auch nah an OP und CT. Er sollte genügend Platz sowie die Möglichkeit der Komplettdiagnostik bieten. Ausreichende Monitoringmöglichkeiten und Materialvorhaltung sind notwendig.

Schockraumteam

Das Schockraumteam besteht aus Anästhesisten, Chirurgen und Radiologen mit den jeweiligen Pflegekräften. Einschließlich der Beteiligten in der Peripherie wie Blutbankmitarbeiter, Springer und Telefonisten kommt das am Schockraum beteiligte Team auf etwa 15 Mitglieder.

Schockraummanagement

Zum Schockraummanagement (▮ Abb. 1) gehören die räumlichen Rahmenbedingungen, Alarmierungs- und Kommunikationspläne sowie standardisierte Prozessabläufe.

> Ein Schockraumpatient muss so früh wie möglich angemeldet werden, damit er bei Ankunft nahtlos weiterbehandelt werden kann.

Chest Pain Unit (CPU) und Herzkatheterlabor

Chest Pain Unit (CPU)

Patienten mit akutem Koronarsyndrom oder anderen kardialen Notfällen werden optimal in einer CPU versorgt. Hier können sie unter kardiologischer Betreuung überwacht und therapiert werden. Ausgestattet ist eine CPU mit Echokardiographie und kontinuierlicher ST-Strecken-Registrierung. Die CPU steht in engem räumlichem und funktionellem Verhältnis zur kardiologischen Intensivstation und zum Herzkatheterlabor.

Herzkatheterlabor

Im Herzkatheterlabor wird die perkutane koronare Intervention (*engl.* percutaneous coronar intervention, PCI) durchgeführt. PCI-Indikationen sind u. a. die instabile Angina pectoris sowie der NSTEMI und STEMI (s. S. 58). Die Herzkatheterlabore sollten bundesweit in 60–90 min nach Einsetzen der Symptomatik erreicht sein. Ist dies nicht möglich, ist beim STEMI die präklinische Lysetherapie indiziert, die eine anschließende PCI nicht ausschließt.

Stroke Unit

Die adäquate Versorgungseinheit für Apoplexpatienten ist die Stroke Unit. Sie steht unter neurologischer Führung und bietet optimale Diagnostik- und Therapiemöglichkeiten. Es findet eine enge Zusammenarbeit mit Internisten, Neurochirurgen und Radiologen statt.

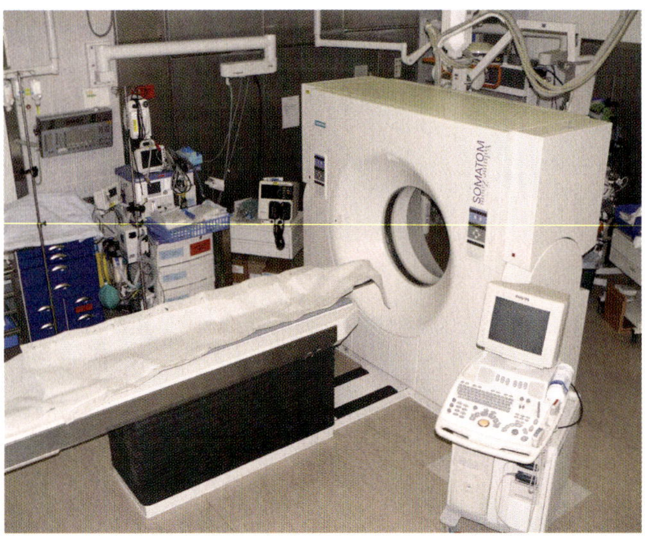

▮ Abb. 1: Schockraum der Chirurgischen Universitätsklinik München, Standort Innenstadt. [3]

Es laufen bereits einige telemedizinische Projekte, bei denen kleinere Krankenhäuser multimedial mit Stroke Units verbunden sind. So können von der Stroke Unit aus die richtigen Weichen wie Lysetherapie oder Verlegungsindikationen früh gestellt werden.

Netzwerkkonzepte

Für die Krankheitsbilder Trauma (www.dgu-online.de), akutes Koronarsyndrom und Apoplexie wurden Netzwerkkonzepte entwickelt, deren Ziel eine definierte Patientenversorgung vom Einsatzort bis zur klinischen Basisversorgung ist. Die räumlichen Elemente dieser Konzepte sind der Schockraum, die Chest Pain Unit und die Stroke Unit. Neben diesen flächendeckend einheitlichen räumlichen Voraussetzungen gehören weitere Bestandteile wie die organisatorische und personelle Standardisierung und die einheitliche Aus- und Weiterbildung zu den Konzepten. Darüber hinaus besteht in den Netzwerken die Möglichkeit, Befunde der Zielklinik via Datenübertragung zu übermitteln.

Klinikkrisenpläne

Um auf außergewöhnliche inner- und außerklinische Ereignisse gut vorbereitet zu sein, entwickeln Kliniken – oft durch Landesgesetzgeber verpflichtet – Klinikkrisenpläne. Somit wird auch bei größeren Schadenslagen eine weitgehende Individualversorgung der Patienten ermöglicht. Folgende Unterteilung wird vorgenommen:

Interne Schadenslagen

Innerklinische Brände, Explosionen oder Bombendrohungen zählen u. a. zu den internen Schadenslagen. Eine Klinik muss für diese Fälle präventive Maßnahmen getroffen haben (▮ Abb. 2). Hierzu zählen der vorbeugende Brandschutz (Rauchmelder, Notausgänge, feuerfeste Materialien), Evakuierungs- und Alarmierungspläne sowie die Schulung der Mitarbeiter.

Externe Schadenslagen

Bei einem Massenanfall von Verletzten müssen von der Einsatzleitung die Logistik des Patientenabtransports und die Zuteilung der Zielkliniken frühzeitig geplant werden. Hierbei sind Kenntnisse über die jeweiligen Kapazitäten und die rechtzeitige Kommunikation mit den Kliniken wichtig. Somit haben die Kliniken Zeit, ihre Alarmpläne aufzurufen, Räumlichkeiten und Personal zu mobilisieren sowie Registrierungsstellen und Angehörigen- oder Pressestellen einzurichten.

Essentiell bei internen Schadenslagen ist die Kenntnis über Alarm- und Evakuierungspläne. Essentiell bei externen Schadenslagen ist die frühzeitige Alarmierung der Zielkliniken.

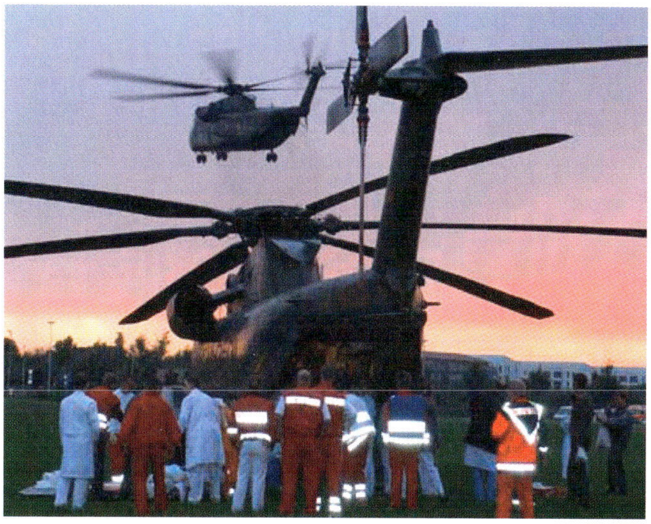

▮ Abb. 2: Evakuierung Dresdner Kliniken mit Unterstützung der Bundeswehr beim Elbe-Hochwasser 2002. [4]

Zusammenfassung

- Zentrales Organ der klinischen Notfallmedizin ist die interdisziplinäre Notaufnahme.
- Innerklinische Notfälle werden von Notfallteams behandelt, die eine eigene Notrufnummer besitzen.
- Im Schockraum werden lebensgefährliche Zustände und schwere Verletzungen erstversorgt. Es existiert ein Schockraumteam, dessen frühzeitige Alarmierung entscheidend ist.
- Patienten mit akutem Koronarsyndrom sind einer Chest Pain Unit mit angegliedertem Herzkatheterlabor zuzuführen.
- Die optimale Apoplextherapie findet in einer Stroke Unit statt.
- Interne Schadenslagen betreffen die Klinik selbst. Es müssen bauliche Vorschriften eingehalten, Alarmierungs- und Evakuierungspläne ausgearbeitet und bekannt sein.
- Bei externen Schadenslagen ist mit der Ankunft einer größeren Patientenzahl zu rechnen. Zur optimalen Versorgung muss deren Ankunft rechtzeitig bekannt gegeben und müssen Vorbereitungen getroffen werden.

B Allgemeine Notfallmedizin

Erstversorgung des Patienten

Auffinden des Patienten

Beim Auffinden eines Notfallpatienten ist zunächst auf die Eigensicherheit und den Schutz vor direkten Lebensgefahren für sich selbst und den Patienten zu achten. So ist z. B. das zügige Entfernen aus einem Gefahrenbereich für Helfer und Patient essentiell.
Die Vitalparameter müssen unmittelbar entsprechend dem Bewusstsein-Atmung-Puls-Schema (BAP) geprüft werden.

Bewusstsein-Atmung-Puls-Schema (BAP)

Bewusstsein

Die Bewusstseinslage des Patienten kann von Bewusstseinsklarheit über Somnolenz bis hin zum Koma reichen. Zur ersten Kontaktaufnahme wird der Patient angesprochen. Reagiert er nicht, wird er unter weiterem, lautem Ansprechen an der Schulter gerüttelt. Ist dies ebenfalls frustran, wird ein Schmerzreiz, z. B. durch Druck auf den Fingernagelfalz oder durch festes Reiben auf dem Sternum, gesetzt.

Atmung

Zur Überprüfung der Atmung und zur Bahnung der oberen Atemwege muss der Kopf des Patienten rekliniert werden. Vor der Reklination ist der Mund-Rachen-Raum auf Fremdkörper hin zu inspizieren. Wären Fremdkörper, Erbrochenes oder Flüssigkeit im Mund-Rachen-Raum, käme es nach Reklination des Kopfes und den damit frei werdenden Atemwegen mit dem ersten Atemzug zur Aspiration. Nach der Reklination beugt sich der Helfer mit einem Ohr und Blickrichtung nach kaudal, über Mund und Nase des Patienten. Eine Hand wird auf den Thorax gelegt. Somit ist es möglich, durch **Sehen** der Thoraxexkursion, **Hören** von Atemgeräuschen und **Spüren** der Atembewegungen die Atmung zu überprüfen.

Puls

Die gängigen, der Pulsmessung gut zugänglichen Taststellen sind: Art. radialis, Art. carotis und die Art. femoralis. Ist der Puls z. B. durch Stenosen auf einer Seite nicht tastbar, muss zur Kontrolle die gegenüberliegende Seite palpiert werden. Außer bei ausgeprägter Bradykardie sollte die Messung nicht länger als 10 s in Anspruch nehmen. Zusätzlich zur Pulsqualität (vorhanden, kräftig, schwach) können Frequenz (Normo-, Brady-, Tachykardie) und Rhythmik (Regelmäßigkeit, Extrasystolen) festgestellt werden. Bei einem reaktionslosen Patienten mit fehlender oder nicht normaler Atmung wird laut European Resuscitation Council (ERC) aus Zeitgründen auf die Pulstastung verzichtet und sofort mit den Reanimationsmaßnahmen begonnen (s. S. 48–53).
Beim Säugling wird wegen der Gefahr eines Carotis-Sinus-Reflexes nicht an der Art. carotis, sondern alternativ an der Art. brachialis gemessen.

> **Priorität hat das zügige Erkennen akut lebensbedrohlicher Zustände, was mit der unmittelbare Prüfung der Vitalparameter Bewusstsein, Atmung und Puls beginnt.**

Rettungskette

Die Rettungskette beinhaltet alle durchzuführenden Maßnahmen, um Leben zu retten und bedrohende Gefahren oder Gesundheitsstörungen abzuwenden oder zu mildern.
Die Abfolge entspricht der ▮ Abbildung 1.

Sofortmaßnahmen

Zu den Sofortmaßnahmen zählen die unmittelbar zum Lebenserhalt des Patienten dienenden Maßnahmen: Retten des Patienten aus Gefahrenbereichen, stabile Seitenlage, Herzdruckmassage, Beatmung, (Früh-)Defibrillation, Blutstillung und Schockbekämpfung.

Notruf

Die angestrebte europaweite Notrufnummer ist die **112.** In Deutschland existieren mehrere Notrufnummern:

- **112:** je nach Region Feuerwehrleitstellen oder sog. integrierte Leitstellen, die Feuerwehren und Rettungsdienste koordinieren
- **110:** Polizeinotruf
- **19222:** je nach Region Rettungsleitstellen mit entsprechender **Ortsvorwahl** bei Mobiltelefonen.

112 und **110** sind von jedem Mobiltelefon aus kostenfrei, **19222** ist kostenpflichtig und mit Vorwahl zu erreichen.

> Folgende „5 Ws" müssen beim Absetzen des Notrufes beachtet werden:
>
> Wer meldet?
> Was ist passiert?
> Wo ist es passiert?
> Wie viele Verletzte?
> Warten auf Rückfrage!
>
> Der Notruf wird immer vom Leitstellendisponenten beendet!

Erste Hilfe

Im Rahmen der Ersten Hilfe muss die durchführende Person den Patienten mit der ihr zu Verfügung stehenden Ausrüstung und Kenntnissen versorgen.

Notarzt/Rettungsdienst

Das erste ausschließlich professionelle Glied der Rettungskette ist der Rettungsdienst. Der Ersthelfer kann dem Fachpersonal sehr hilfreiche Angaben über Hergang und bisher durchgeführte Maßnahmen machen.

Klinik

Der Klinik stehen im Vergleich zum Rettungsdienst mehr diagnostische und therapeutische Möglichkeiten zur Verfügung. Auch hier sind ein lückenloser Informationsfluss und eine nahtlose Übernahme des Patienten erforderlich.

Anamnese des Patienten

Sofern möglich, sollte immer eine Eigenanamnese des Patienten erhoben werden. Darüber hinaus gibt die Fremdanamnese z. B. bei Vigilanzstörungen oder Trauma Hinweise auf das Notfallgeschehen.
Wie bei der normalen Anamnese in der Klinik geht es hier um das Herausfinden von Hauptsymptomen, Vorerkrankungen, aktueller Medikation und Allergien. Zu beachten ist, dass man sich nicht auf eine offensichtlich nahe liegende Verdachtsdiagnose festlegt, sondern stets eine ausreichend ausführliche Anamnese und körperliche Untersuchung durchführt. Da der Faktor Zeit bei Notfällen immer eine wichtige Rolle spielt, sollte man sich auf die relevanten Dinge beschränken.

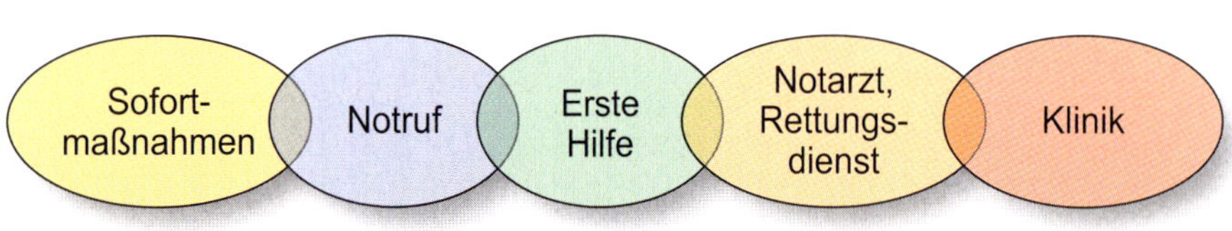

▮ Abb. 1: Rettungskette.

Manche Gegebenheiten an der Einsatzstelle können sehr hilfreich und richtungweisend für die Diagnosestellung sein. So lassen z. B. Tablettenpackungen bei einem Suizidversuch auf Art und Menge der eingenommenen Substanzen schließen, ein geschilderter Unfallhergang auf das Verletzungsmuster des Patienten.

Standardmaßnahmen des Rettungspersonals

Besteht eine Erkrankung oder ist mit dem mittelbaren oder unmittelbaren Ausbruch einer Erkrankung zu rechnen, werden diagnostische und therapeutische Standardmaßnahmen durchgeführt (▮ Abb. 2). Mit diesen ist der Patient ausreichend überwacht, Zustandsveränderungen werden zeitnah registriert und können somit schnell therapiert werden.

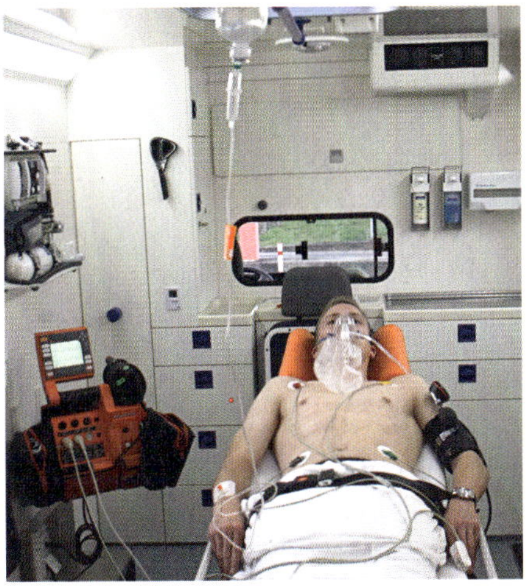

▮ Abb. 2: Standardmaßnahmen an einem Notfallpatienten. [2]

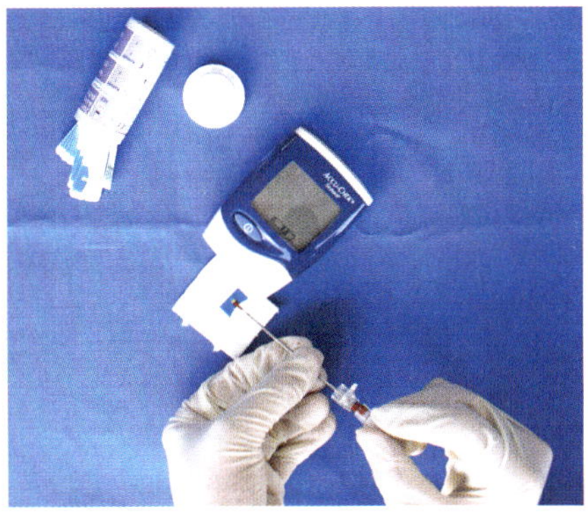

▮ Abb. 3: Blutstropfengewinnung für die Blutzuckermessung. [2]

Diagnostische Standardmaßnahmen

- **Pulsmessung:** zur Beurteilung von Qualität, Frequenz und Rhythmik des Herzschlags als Kreislaufparameter
- **Blutdruckmessung:** zur Beurteilung des Blutdrucks als Kreislaufparameter
- **EKG:** zur kontinuierlichen Beurteilung der Herzaktion als Kreislaufparameter
- **Pulsoxymetrie:** zur Beurteilung der Sauerstoffsättigung des arteriellen Blutes und der Herzfrequenz
- **Blutzuckermessung:** Das Blut zur Blutzuckermessung lässt sich aus der Stahlmandrin des periphervenösen Zugangs, der dem Patienten gelegt wird, entnehmen, sodass der Patient kein zweites Mal gestochen werden muss (▮ Abb. 3).

Therapeutische Standardmaßnahmen

- **Sauerstoffinhalation:** Sauerstoff, 4–15 l/min über Inhalationsmaske, zur Verbesserung der Oxygenierung
- **peripherer Zugang:** Mit Etablierung eines periphervenösen Zugangs ist man in der Lage, Medikamente zeitnah i. v. zu applizieren. Wird ein Zugang bei guten Kreislaufverhältnissen gelegt, umgeht man die erschwerten Punktionsbedingungen bei Kreislaufinsuffizienz und kann zügig Medikamente verabreichen. Lässt die Zeit es zu und kennt man das Blutabnahmesystem der Zielklinik, kann man vor dem Anschließen der Infusion an den Zugang eine Blutentnahme über diesen durchführen.

Im Diagnostik- und Therapieverlauf werden je nach Krankheitsbild erweiterte Maßnahmen eingeleitet. So bekommt der Patient im Volumendefizit mindestens zwei Zugänge, der ateminsuffiziente Patient muss beatmet und ggf. intubiert werden.

Die Standardmaßnahmen werden im Folgenden vorausgesetzt, weitere Diagnostik und Therapie baut auf diesen auf.

Zusammenfassung

- Die Rettungskette besteht aus: Sofortmaßnahmen, Notruf, erste Hilfe, Rettungsdienst- und Klinikversorgung.
- Als Mediziner kann man prinzipiell in jedes Glied der Rettungskette involviert werden und sollte sich darin auskennen.
- Essentiell ist ein nahtloses Ineinanderübergreifen der einzelnen Glieder.
- Die optimale Anamnese ist die Eigenanamnese, eine Fremdanamnese kann ebenfalls sehr hilfreich sein.
- Gegebenheiten an der Einsatzstelle geben häufig Hinweise auf das Geschehene und die Diagnose.
- Zur Überwachung und schnellen Intervention werden an jedem Notfallpatienten diagnostische und therapeutischen Standardmaßnahmen durchgeführt, auf denen die weitere Diagnostik und Therapie aufbauen.
- diagnostische Standardmaßnahmen: Pulsmessung, Blutdruckmessung, EKG, Pulsoxymetrie und Blutzuckermessung.
- therapeutische Standardmaßnahmen: Sauerstoffinhalation und ein peripherer Zugang.

Körperliche Untersuchung

Bei der körperlichen Untersuchung muss trotz der Kürze der Zeit ein ganzheitlicher Überblick über den Patienten entstehen.

Inspektion

Bei der Inspektion sind folgende Faktoren wichtig:

- **äußere Verletzungen:** Gefahr der Hypovolämie, Hinweis auf Verletzungsmuster
- **Zustand der Haut:** Erkennen von Schockzeichen, z. B. Blässe oder Kaltschweißigkeit
- **Thoraxexkursion:** Überprüfung von Atemmechanik und Atemfrequenz
- **Körperhaltung:** Schonhaltung bei akutem Abdomen oder Oberkörperhochlagerung bei Atemnot
- **Motorik:** Tonus, Klonus oder Paresen bei einem Apoplex
- **Ausscheidungen:** Erbrochenes bei Intoxikation oder Einnässen bei zerebralem Geschehen
- **Geruch:** Foetor alcoholis bei Alkoholintoxikation
- **Umgebung:** Medikamente oder Entlassungsbriefe als Diagnosehinweise.

Auskultation

Die notfallmedizinische Auskultation beschränkt sich auf Lunge, Herz und Abdomen. Ein Problem stellt u. U. der Umgebungslärm an der Einsatzstelle dar (▮ Abb. 1).

Lunge

Hier können vor allem seitendifferente Atemgeräusche (z. B. bei Ergüssen und Pneumothoraces) sowie Stridor oder Ödeme auskultiert werden.

Herz

Der auskultatorische Schwerpunkt liegt hier in der Feststellung der Herzfrequenz und Stärke der Herztöne. Gegebenenfalls ist bei Klappenvitien ein Systolikum oder Diastolikum, bei einer Herzbeuteltamponade ein abgeschwächtes Herzgeräusch hörbar.

Abdomen

Notfallmedizinisch steht die Auskultation der Peristaltik bei V. a. Ileus oder die Auskultation bei Bauchaortenaneurysmen im Vordergrund.

Palpation

Pulse

Im Rahmen des BAP-Schemas bei Auffinden des Patienten werden Pulsqualität, -frequenz und -rhythmik untersucht. Darüber hinaus spielt die Pulspalpation der Extremitäten bei Gefäßverschlüssen eine Rolle.

Abdomen

Das Abdomen wird auf Abwehrspannung hin untersucht; ein hartes Abdomen lässt auf Entzündung oder intraabdominelle Blutungen schließen.

Perkussion

Die Perkussion hat eine notfallmedizinisch untergeordnete Rolle. Sie wird zur Diagnostik von Thorax und Abdomen ergänzend angewendet.

Neurologie

Von neurologischem Interesse sind:

- Vigilanz
- Seitenzeichen
- Querschnittszeichen.

Ziel ist ein grober neurologischer Überblick. Das Untersuchungsausmaß soll kritisch gegen die vorhandene Zeit abgewogen werden.

Vigilanz

Über die Vigilanz gibt nach der groben Orientierung des BAP-Schemas die Glasgow Coma Scale (GCS) Aufschluss (s. S. 18).

Seitenzeichen

Seitenzeichen treten seitendifferent auf.

- Hemiplegie: einseitige Lähmung der Gesichtsmuskulatur oder von Extremitäten.

Querschnittszeichen

Querschnittszeichen treten beidseits ab einem bestimmten Rückenmarksniveau auf:

- Paresen, Plegien, Reflexausfälle, Sensibilitätsstörungen und unkontrollierter Urin- und Stuhlabgang.

Untersuchung der Seiten- und Querschnittszeichen

Pupillenreaktion

Mithilfe der Pupillenuntersuchung (▮ Abb. 2) können Pupillensymmetrie (z. B. Asymmetrie bei intrakraniellen Raumforderungen), Pupillengröße (z. B. Miosis nach BtM-Konsum) und die direkte sowie die indirekte Lichtreaktion (Aussagen über efferente und afferente Sehbahnen) geprüft werden.

Motorik/Koordination

Es wird auf Muskeltonus, unwillkürliche Bewegungen und Kraft geachtet. Die Kraft wird in Stufen eingeteilt, die von fünf (volle Kraft) bis null (Paralyse) reichen. Zur Überprüfung der Koordination dienen Tests wie der Finger-Nase-Versuch, Einbeinstand, Romberg- und Unterberger-Tretversuch oder der Knie-Hacke-Versuch.

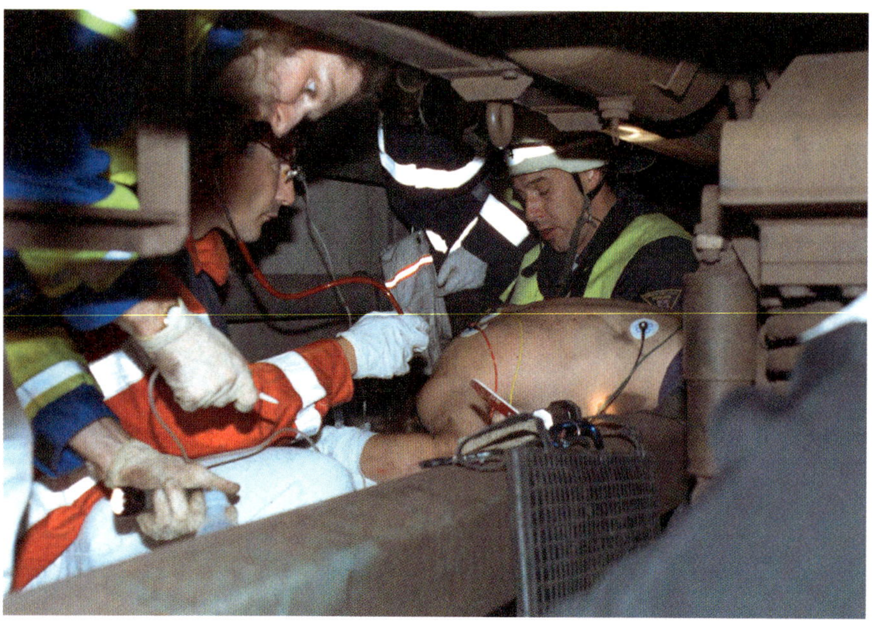

▮ Abb. 1: Auskultation unter erschwerten Bedingungen, Person unter U-Bahn. [1]

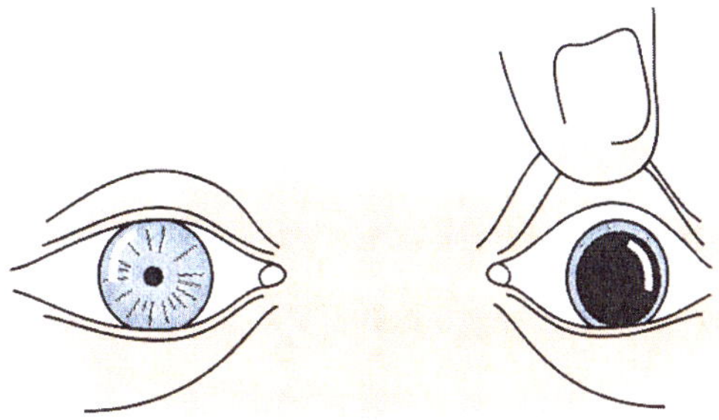

Abb. 2: Anisokorie bei Schädel-Hirn-Trauma. [5]

Sensibilität
Durch Schmerzinduktion kann die spinothalamische Sensibilität geprüft werden. Des Weiteren können die Dermatome grob untersucht werden: Schulter C 4, Daumen C 6, Unterseite Hand C 8, Brustwarzen Th 4, Nabel Th 10, Oberschenkelvorderseite L 2, Großer Zeh L 5. N. radialis dorsal zwischen Daumen und Zeigefinger, N. medianus Mittelfingerspitze, N ulnaris Kleinfingerspitze.

> Werden Traumapatienten bereits präklinisch vom Notarzt narkotisiert, ist dieser der Letzte, der Informationen über Sensibilität, Querschnittszeichen usw. des Patienten vor Narkose geben kann. Daher muss unbedingt eine neurologische Untersuchung vor Narkoseeinleitung erfolgen.

Bodycheck

Der Bodycheck ist eine schematisierte Ganzkörperuntersuchung des traumatologischen Patienten. Es werden alle Körperteile und alle Körperöffnungen untersucht. Der Patient ist vollständig zu entkleiden. Beim Untersuchungsschema kann individuell vorgegangen werden, empfehlenswert ist eine strukturierte Untersuchung „von Kopf bis Fuß“. Der Bodycheck ist ein Bestandteil des Advanced Trauma Life Support (ATLS®) (s. S. 33).

> Beim Bodycheck gilt: keine Diagnose durch die Hose!

Kopf
Der Kopf wird auf Knochenvorsprünge, Instabilitäten des knöchernen Schädels und offene Verletzungen untersucht. Es werden Mund, Nase, Ohren und Augen auf austretende Flüssigkeiten wie Blut oder Liquor geprüft. Die Diagnose Schädel-Hirn-Trauma (SHT) beeinflusst entscheidend die weitere Versorgung.

Halswirbelsäule und Schulter
Die HWS wird unter größter Vorsicht und ohne Bewegung auf Frakturen hin abgetastet, Druck von kranial, lateral und nach dorsal auf den Schultergürtel dient der Frakturensuche in diesem Bereich.

Thorax, Brust- und Lendenwirbelsäule
Das Abtasten sowie Druck auf das Sternum und die Rippen geben Auskunft über vorhandene Rippenfrakturen, BWS und LWS werden ebenfalls unter Vorsicht auf Frakturen untersucht.

Abdomen
Das Abdomen wird palpiert. Wird ein hartes Abdomen festgestellt, besteht der Verdacht einer Abdominalblutung, deren einzig kausale Therapie die schnellstmögliche chirurgische Intervention ist.

Becken
Das Becken wird ähnlich dem Schultergürtel durch Druck nach dorsal und von lateral auf Aufklappbarkeit hin untersucht. Ist das Becken aufklappbar, besteht eine Fraktur, die bei einem möglichen Einblutungsvolumen von bis zu 5000 ml lebensbedrohlich sein kann.

Extremitäten
Die Arme und Beine werden nahtlos palpiert, die Gelenke werden durchbewegt. Optimalerweise kann der Patient auf Aufforderung die Extremitäten selbst bewegen, was größere Verletzung eher ausschließt. Er sollte nicht hierzu gezwungen werden.

Zusammenfassung

- Zur körperlichen Untersuchung gehören Inspektion, Auskultation, Palpation, Perkussion und Neurologie.
- Neurologisch relevant sind Vigilanz, Seiten- und Querschnittszeichen.
- Bei traumatologischen Patienten muss ein Bodycheck durchgeführt werden.
- Der Bodycheck beinhaltet die Untersuchung von Kopf, HWS, Schultergürtel, Thorax, BWS, LWS, Abdomen, Becken und der Extremitäten.

Monitoring, Scoring und Dokumentation

Monitoring

Das Monitoring lässt einen kontinuierlichen Überblick über den Patientenzustand zu. Neben der apparativen Patientenüberwachung gehört die Patientenbeobachtung.

Bewusstsein, Atmung und Puls

Bewusstsein, Atmung und Puls müssen kontinuierlich reevaluiert werden.

Blutdruckmessung

Das gängige manuelle oder nicht invasive Blutdruckmessverfahren (NIBD) ist die Messung nach Riva-Rocci (RR). Der Normwert des Erwachsenen beträgt 120/80 mmHg. Da es gerade während des Transports häufig nicht möglich ist, den Puls auskultatorisch festzustellen, stellt die palpatorische Messung eine akzeptable Alternative dar. Die Manschette wird aufgepumpt, bis der Puls nicht mehr spürbar ist. Nun wird die Luft abgelassen; der Wert, an dem der Puls wieder spürbar wird, ist der systolische Blutdruckwert. Der diastolische Blutdruckwert ist hiermit nicht zu ermitteln. Die komfortablere Variante stellen die automatischen Blutdruckmessgeräte dar, die nach dem oszillatorischen Prinzip arbeiten.

Bis zu einem systolischen Wert von 80 mmHg ist der Puls noch radial zu spüren.

Elektrokardiographie (EKG)

Das EKG gibt Informationen über die elektrische Aktivität des Herzens. Weitere Informationen sind: **Qualität** (Kammerflimmern, ST-Strecken, AV-Blöcke), **Frequenz** (Tachykardie, Bradykardie) und **Regelmäßigkeit** (Arrhythmie).
Für eine Standardüberwachung reichen die Extremitätenableitungen (Einthoven I, II, III und Goldberger aVR, aVL, aVF) aus, bei V. a. kardiale Erkrankungen müssen zusätzlich Brustwandableitungen (Wilson V_1–V_6) erfolgen (▮ S. 59, Abb. 1). In der rettungsdienstlichen Alltagspraxis werden die Extremitätenableitungen meist auf den Thorax geklebt. Besonders bei kardialen Erkrankungen sollten sie für eine verbesserte Qualität der EKG-Ableitung möglichst peripher, auf die Extremitäten, geklebt werden.
Über die Paddles des integrierten Defibrillators ist eine EKG-Schnellableitung (Sternum/Apex cordis) möglich, sie ist jedoch kein Ersatz für die Elektrodenableitung.

Pulsoxymetrie

Die Pulsoxymetrie misst die O_2-Sättigung des arteriellen Hämoglobins. Der Normwert beträgt $SpO_2 \geq 96\%$. Zusätzlich wird plethysmographisch die Pulsfrequenz ermittelt. Es kann jedoch nicht zwischen Oxyhämoglobin (HbO_2) und Dyshämoglobin (CO-Hb, Met-Hb) unterschieden werden. Daher ist die Messung an Patienten mit Verbrennungen, CO-, Nitrit- und Nitrointoxikation kritisch zu betrachten. Mittlerweile sind Pulsoxymeter, die bis zu zehn Wellenlängen detektieren können, erhältlich, womit verschiedene Dyshämoglobine erkannt werden können. Sie sind jedoch noch nicht flächendeckend verfügbar.
Die Sättigung des Patienten im Volumenmangel kann gleich der des Gesunden sein. Da der Patient im Volumenmangel jedoch einen Verlust von Hämoglobin hat, ist dessen Sauerstofftransportkapazität trotz guter Sättigung erniedrigt!

Kapnometrie

Die Kapnometrie misst den endexspiratorischen CO_2-Gehalt der Ausatemluft ($etCO_2$). Ein Rückschluss von $etCO_2$-Werten auf $paCO_2$-Werte ist mit einer gewissen Ungenauigkeit prinzipiell möglich. Bei einigen Krankheitsbildern (z. B. Lungenembolie) ist jedoch der $etCO_2$ ↓↓, der $paCO_2$ ↑↑. Die Aufzeichnung der CO_2-Kurve wird als Kapnographie bezeichnet. Die Differenz zwischen arteriellem $paCO_2$ und endexspiratorischem $etCO_2$ beträgt etwa 0–5 mmHg.

- Hypoventilation: $etCO_2 \geq 45$ mmHg
- Normoventilation: $etCO_2 \approx 35–40$ mmHg
- Hyperventilation: $etCO_2 \approx 30–35$ mmHg.

Blutzuckerbestimmung (BZ)

Der Blutzucker (BZ) ist der einzige präklinisch bestimmbare Laborwert (Normalwert Erw.: 60–90 mg/dl bzw. 4,4–6,6 mmol/l). Er wird standardmäßig bei jedem Notfallpatienten bestimmt, um z. B. Vigilanzstörungen durch Hypoglykämie zu erkennen.

Temperatur

Die Körperkerntemperatur beträgt 36,5–37 °C. Das Überwachen der Körpertemperatur wird meist mittels elektrischer Infrarotthermometer am Trommelfell durchgeführt. Abweichungen von bis zu 1,5 °C sind möglich. Anwendung findet die Temperaturmessung v. a. bei Brandverletzten, Ertrinkungspatienten, Unterkühlten und Schockpatienten.

Scoring

Die primäre Aufgabe von Scoringsystemen ist die Klassifizierung von Krankheitsbildern und Verletzungsmustern.
Scoringwerte sind Therapiemarken. So ist z. B. ein Patient ab einem Glasgow-Coma-Scale (GCS) Score ≤ 8 Punkten zur Sicherung der Atemwege intubationspflichtig, ein Neugeborenes mit einem Apgar-Score ≤ 3 Punkten zu reanimieren.
Die weiteren Vorteile des Scorings sind statistischer Natur. Durch die mittels Scoring vollzogene Registrierung des Patientenzustands können die Daten zu Studien- und Dokumentationszwecken verwandt werden.

Glasgow Coma Scale (GCS)

Die Glasgow Coma Scale (GCS) wird bei jedem Notfallpatienten erhoben. Ermittelt wird der Bewusstseinszustand. Man verteilt für die Qualitäten **Augenöffnen, verbale Reaktion** und **motorische Reaktionen** Punkte, die addiert werden (▮ Tab. 1). Der maximal erreichbare Wert sind 15 Punkte bei einem gesunden Patienten, das Minimum liegt bei 3 Punkten. In der Pädiatrie und Neonatologie wurde die GCS im Bereich „verbale Reaktion" zu einer „Pediatric Glasgow Coma Scale" (PGCS) modifiziert. Anwendungsgrenze ist ein Alter von etwa 36 Monaten.

Schockindex

Der Schockindex setzt sich aus dem Quotienten von Pulsfrequenz und $RR_{syst.}$ zusammen (▮ Tab. 2). Er gibt Aufschluss, ob und in welchem Ausmaß ein Schock vorliegt.

National Advisory Committee for Aeronautics (NACA) Score

Der NACA-Score dient der Einteilung der Erkrankungs- und Verletzungsschwere. Er wurde ursprünglich in der Flug- und Militärmedizin angewandt. Er beinhaltet sieben Kategorien (▮ Tab. 3).

Apgar-Score

Der Apgar-Score (▮ Tab. 4) – nach Virginia Apgar benannt – beurteilt mit einem Punkteadditionssystem die Vitalität eines Neugeborenen. Die Erhebung der Werte wird im zeitlichen Verlauf, 1 – 5 – 10 Minuten nach der Geburt durchgeführt. Die jeweiligen Werte werden zu jedem der drei Zeitpunkte addiert.

- Apgar 8–10: gesundes Kind
- Apgar 4–7: intensive Untersuchung, Sauerstoffgabe, Atemwegssicherung
- Apgar 0–3: Kind ist reanimationspflichtig.

	GCS		PGCS
Augenöffnen			
Spontan	4		4
Auf Aufforderung	3		3
Auf Schmerzreiz	2		2
Keines	1		1
Verbale Reaktion			
Orientiert	5	Plappern, Brabbeln	5
Desorientiert	4	Schreien, tröstbar	4
Inadäquat	3	Schreien, untröstbar	3
Unverständlich	2	Stöhnen, Laute	2
Keine	1	Keine	1
Motorische Reaktion			
Gezielt auf Aufforderung	6		6
Gezielt auf Schmerzreiz	5		5
Ungezielt auf Schmerzreiz	4		4
Beugesynergismen	3		3
Strecksynergismen	2		2
Keine	1		1
Summe	**15**		**15**

▌Tab. 1: Berechnung von GCS und PGCS.

Zustand	Pulsfrequenz	Systolischer Blutdruck	Schockindex
Normal	60	120	0,5
Leichter Schock	100	100	1
Schwerer Schock	120	80	1,5

▌Tab. 2: Berechnung des Schockindex.

Triage

Das Triage- oder Sichtungssystem (▌Tab. 5) kommt bei Schadenslagen zum Einsatz, in denen eine Individualversorgung durch die situativ beschränkten Rettungsdienstkapazitäten nicht möglich ist. Die Aufgabe des ersteintreffenden Notarztes liegt primär nicht in der Behandlung, sondern in der Feststellung der Behandlungsdringlichkeit der Patienten.

Dokumentation

Einsatzprotokolle

Bei jedem Rettungsdiensteinsatz wird ein Protokoll zu folgenden Zwecken angefertigt:
- Information über den Einsatzablauf einschließlich der Therapie für den Weiterbehandelnden
- Dokumentation als Absicherung vor eventuell folgenden juristischen Fragen
- Qualitätssicherung sowie Datenerhebung für Studien.

Durch die Deutsche Interdisziplinäre Vereinigung für Intensiv- und Notfallmedizin (DIVI) wurden ein Notarzteinsatzprotokoll und ein Intensivtransportprotokoll als bundeseinheitliche Standards festgelegt.
Dokumentiert werden:
- rettungstechnische Daten
- Notfallgeschehen/Anamnese/Erstbefund
- Befunde: Neurologie/Messwerte
- Erstdiagnose: Erkrankung/Verletzungen
- Verlauf
- Maßnahmen: Herz-Kreislauf/Atmung/Medikamente/Monitoring
- Patientenübergabe: Zustand/EKG/Atmung
- Ergebnis: Beschreibung/Ersthelfer/Notfallkategorie/NACA.

Todesbescheinigung

Eine weitere Aufgabe des Notarztes ist das Ausfüllen einer Todesbescheinigung.
Je nach Landesbestattungsgesetz ist eine vorläufige oder endgültige Todesbescheinigung auszustellen, der eine äußere Leichenschau vorangehen muss.

NACA I	Geringfügige Störung, keine ärztliche Behandlung nötig
NACA II	Leicht bis mäßig schwere Störung, ambulante Behandlung reicht aus
NACA III	Mäßig bis schwere Störung, jedoch keine Lebensgefahr; stat. Behandlung
NACA IV	Schwere Störung, potentielle Lebensgefahr; notärztl. Intervention indiziert
NACA V	Akute Lebensgefahr
NACA VI	Atem- und/oder Kreislaufstillstand – erfolgreiche Reanimation
NACA VII	Tod – erfolglose Reanimation

▌Tab. 3: Einteilung der Erkrankungsschwere nach NACA.

Punkte	Aussehen	Puls	Grimassieren bei Absaugung	Aktivität	Respiration
0	Blau/blass	Kein	Keines	Keine	Keine
1	Stamm rosig Extremitäten blau	< 100	Verzieht Gesicht	Geringe Extremitätenbeugung	Unregelmäßig, langsam
2	Rosig	> 100	Husten	Aktive Bewegung	Kräftiges Schreien

▌Tab. 4: Punktesystem des Apgar-Scores.

	Kategorie 1	Unmittelbare vitale Bedrohung, Sofortbehandlung
	Kategorie 2	Schwere Verletzung, dringliche Behandlung
	Kategorie 3	Leichte Verletzung, verzögerte Behandlung, Überwachung
	Kategorie 4	Abwartende Behandlung
		Verstorbene

▌Tab. 5: Kategorien des Sichtungssystems.

Zusammenfassung

- Die palpatorische Blutdruckmessung ist im Rettungsdienst eine akzeptable Alternative.
- Das Pulsoxymeter zeigt arterielle Hämoglobinsauerstoffsättigung und Pulsfrequenz an, wobei die Hämoglobinsättigung in bestimmten Situationen kritisch betrachtet werden muss.
- Die Kapnometrie misst den endexspiratorischen CO_2-Gehalt der Ausatemluft ($etCO_2$).
- Der Blutzucker (BZ) wird bei jedem Notfallpatienten bestimmt.
- Die Temperaturmessung ist bei Patientengruppen wie Brandverletzten, Ertrinkungspatienten, Unterkühlten und Schockpatienten erforderlich.
- Für Kinder, Neugeborene und größere Schadenslagen existieren spezielle Scoring-Systeme.

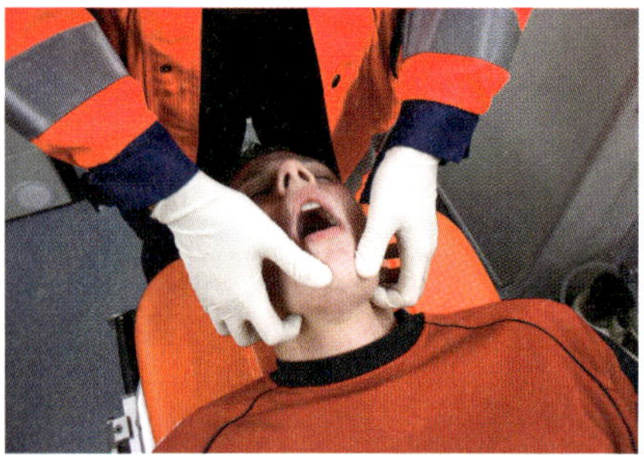

Abb. 1: Esmarch-Handgriff. [2]

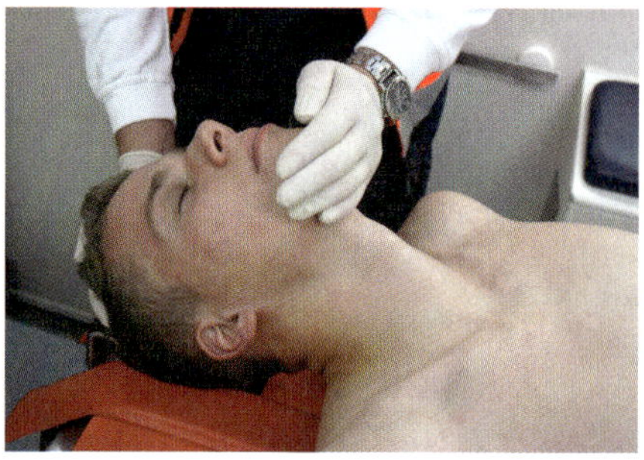

Abb. 2: HTLC-Manöver. [2]

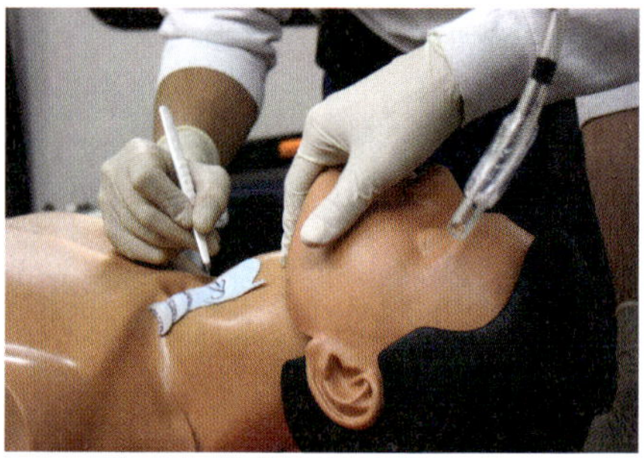

Abb. 3: Koniotomie. [2]

Freimachen und Sicherung der Atemwege

Esmarch-Handgriff

Der Esmarch-Handgriff (*engl.* jaw thrust) dient der Bahnung der Luftwege. Beide Daumen fassen den Unterkiefer am Kinn, die Zeigefinger die Kieferwinkel (▮ Abb. 1). Es folgt ein Dreifachhandgriff: Der Kopf wird rekliniert, der Mund geöffnet und der Unterkiefer vorgezogen. Bei V. a. HWS-Verletzungen ist der Esmarch-Handgriff dem HTCL-Manöver vorzuziehen.

HTCL-Manöver

Beim HTCL-Manöver (Head Tilt and Chin Lift, ▮ Abb. 2) werden Kinn und Stirn des Patienten vom Helfer gefasst, das Kinn wird angehoben und die Stirn nach unten gedrückt. Somit wird die Zunge angehoben und liegt nicht mehr an der Rachenhinterwand an. Die Atemwege sind frei.

Heimlich-Manöver

Erwachsene

Das Heimlich-Manöver ist nach ERC-Empfehlungen mittlerweile fast obsolet. Es soll bei Fremdkörperaspiration dann angewandt werden, wenn fünf Schläge zwischen die Schulterblätter insuffizient waren. Es wird ein forcierter intraabdomineller und zugleich intrathorakaler Druck erzeugt, der den Bolus nach kranial befördern soll. Beim stehenden Patienten umfasst der Helfer den Patienten von hinten, die Hände werden über der Magengrube verschränkt und bis zu fünf Kompressionen ausgeübt.

Am liegenden Patienten drückt der Helfer mit beiden Händen über der Magengrube Richtung Diaphragma.

Kinder

Bei der Fremdkörperaspiration des Säuglings ist das Heimlich-Manöver kontraindiziert. Hier werden stattdessen nach fünf frustranen Schlägen auf die Mitte des Rückens Thoraxkompressionen, langsamer und fester als die der Herzdruckmassage, durchgeführt.

Koniotomie

Die Koniotomie stellt die Ultima Ratio des Airway-Managements dar, wenn die endotracheale Intubation und die Anlage alternativer Verfahren (Larynxmaske, Larynxtubus usw.) nicht möglich ist. Mit einem senkrechten Schnitt wird das Ligamentum conicum zwischen Schild- und Ringknorpel eröffnet und der Endotrachealtubus eingeführt (▮ Abb. 3).

Rettung und Immobilisation

Rautek-Rettungsgriff

Um Patienten aus akuten Gefahrensituationen, z. B. aus einem brennenden Fahrzeug, zu retten, wird der Rautek-Rettungsgriff angewandt (▮ Abb. 4). Da die Gefahr, bereits vorhandene Verletzungen zu verschlimmern oder neue Verletzungen herbeizuführen, relativ groß ist, ist der Rautek-Griff die letzte Option des Patiententransports. Im klinischen Bereich wird er jedoch regelmäßig zum Umlagern angewandt.

Helmabnahme

Die Helmabnahme ist im Rettungsdienst stets indiziert. Im Laienbereich muss der Helm bei nicht bewusstseinsklaren, ateminsuffizienten und schwerverletzten Patienten ebenfalls abgenommen werden. Optimalerweise sind zwei Helfer vor Ort. Das Visier wird aufgeklappt und der Helmverschluss geöffnet. Der erste Helfer fasst mit beiden Händen in den Helm und fixiert schalenartig, achsengerecht den Kopf. Der zweite Helfer bewegt den Helm durch kleine Kippbewegungen nach hinten (▮ Abb. 5). Danach muss unmittelbar eine HWS-Immobilisation entweder durch eine Halskrause oder durch einen Helfer stattfinden.

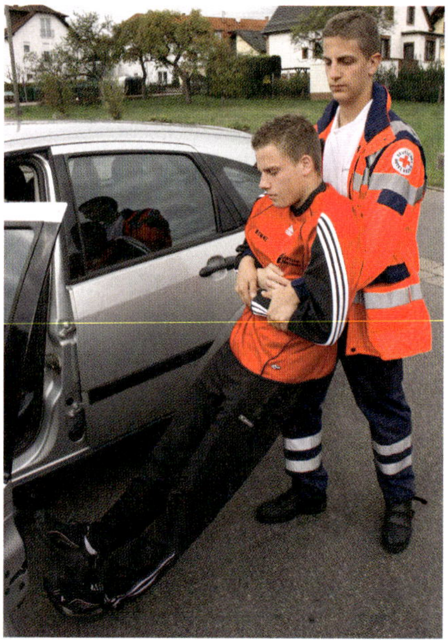

Abb. 4: Rautek-Rettungsgriff. [2]

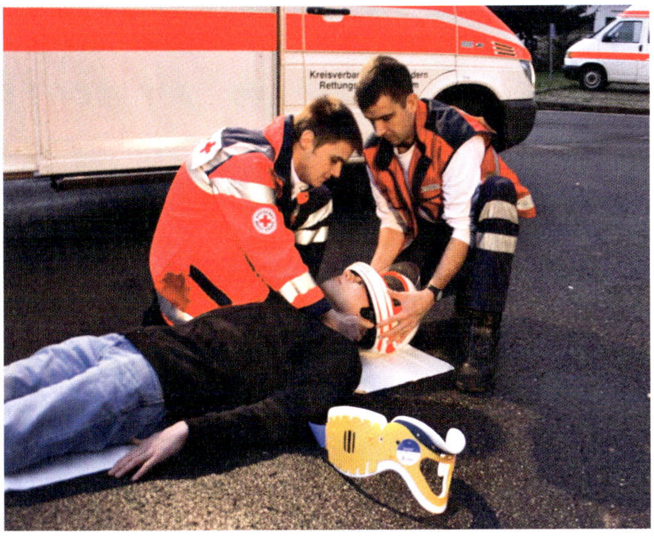

Abb. 5: Helmabnahme. [2]

Spezielle invasive Skills

Thoraxdrainage

Die Thoraxdrainage (Abb. 7) ist die kausale Therapie bei ausgedehntem Pneumo-, Spannungspneumo- und Hämatothorax. Die Zugangsmöglichkeiten sind: 2.–3. ICR, medioklavikulär (nach Monaldi), und 4.–5. ICR, medioaxillär (nach Bülau). Nach Hautdesinfektion wird die Haut zur Schonung des unter der Rippe verlaufenden Gefäß-/Nervenbündels am Oberrand der Rippe inzidiert. Der Pleuraraum wird stumpf sondiert, eine Drainage eingelegt und angenäht.

Perikardpunktion

Besteht während einer Reanimation der Verdacht einer Herzbeuteltamponade, gilt die Perikardpunktion als Ultima Ratio. Sie wird äußerst selten durchgeführt. Mit einer Spritze wird unter ständiger Aspiration am Rippen-Sternum-Winkel in Richtung linke Scapulamitte punktiert.

HWS-Immobilisation

Bei Patienten mit V. a. HWS-Verletzungen darf es niemals zur Inklination (Kinn auf Brust) des Kopfes kommen.

Ziel der HWS-Immobilisation ist die sog. In-Line-Immobilisation in leichter Reklinationsstellung des Kopfes (Abb. 6). Zur suffizienten Immobilisation der HWS muss eine Halskrause in passender Größe angelegt werden. Die Wahl der Größe erfolgt durch Abmessung des Abstands Kinn (Kopf in Neutralposition) und Schulter. Gemessen wird mit der Anzahl der Finger des Anwenders. Während der Anlage wird der Kopf von einem Helfer leicht in Richtung Longitudinalachse auf Zug gehalten, indes der zweite Helfer die Halskrause um den Hals anlegt und diese verschließt.

Bei Patienten mit Kopfverletzungen muss, bis zu ihrem definitiven Ausschluss in der Klinik, von einer HWS-Verletzung ausgegangen werden. Eine HWS-Immobilisation muss erfolgen.

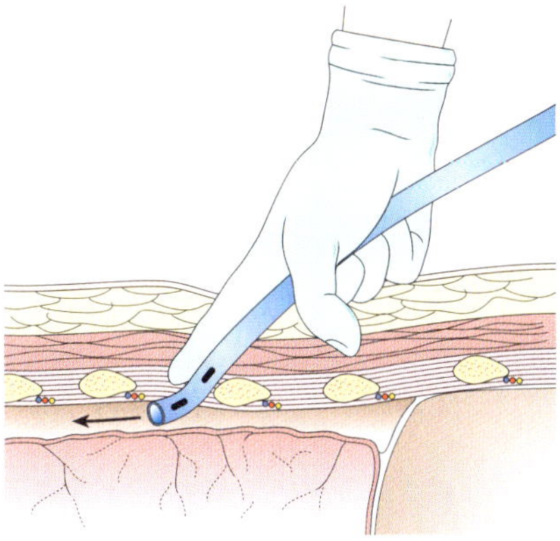

Abb. 7: Anlage einer Thoraxdrainage.

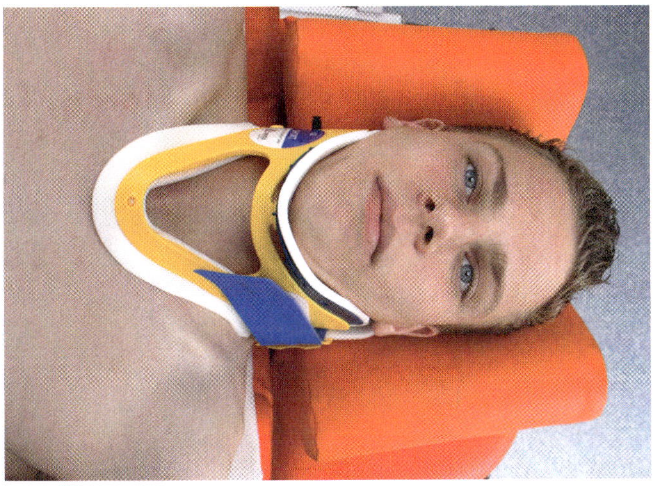

Abb. 6: HWS-Immobilisation. [2]

Zusammenfassung

- Esmarch-Handgriff und Head Tilt and Chin Lift dienen der Bahnung der Luftwege. Bei HWS-Verletzungen ist der Esmarch-Handgriff zu bevorzugen.
- Das Heimlich-Manöver ist bei Säuglingen kontraindiziert.
- Bei der kindlichen Aspiration werden bis zu fünf Schläge in die Rückenmitte ausgeübt. Sind diese frustran, wird zur Thoraxkompression übergegangen.
- Der Rautek-Rettungsgriff ist nur in Akutsituationen anzuwenden.
- Der Helm muss bei eingeschränkten Schutzreflexen zur Sicherung der Atemwege entfernt werden.
- Zugangsmöglichkeiten der Thoraxdrainage sind: 2.–3. ICR, medioklavikulär (nach Monaldi), und 4.–5. ICR, medioaxillär (nach Bülau).

Zugänge und Volumentherapie

Zugänge

Die notfallmedizinischen Indikationen für einen Zugang sind **Medikamentenapplikation, Volumensubstitution** und **evtl. Blutentnahme.**

Periphervenöser Zugang

Der periphervenöse Zugang gilt als Standardpunktionstechnik (99,9%). Nach dem Stauen (unterhalb des systolischen Blutdruckwertes) proximal der Punktionsstelle wird die Vene palpiert und die Haut darüber desinfiziert. Nach Punktion mit der Venenverweilkanüle wird deren Stahlmandrin entfernt, sodass lediglich die Plastikkanüle im Gefäß verbleibt. Durch Volumeninfusion wird die korrekte Lage geprüft und die Venenverweilkanüle fixiert.
Es gibt verschiedene Kanülengrößen mit unterschiedlichen Durchflussraten (▌Abb. 1, hier für Kristalloide).

Farbkodierung von Verweilkanülen							
Größenangabe [Gauge]	24 G	22 G	20 G	18 G	17 G	16 G	14 G
Farbe	Gelb	Blau	Rosa	Grün	Weiß	Grau	Orangebraun
Außendurchmesser [mm]	0,7	0,9	1,1	1,3	1,5	1,7	2,1
Innendurchmesser [mm]	0,4	0,6	0,8	1,0	1,1	1,3	1,7
Durchfluss [ml/min]	22	35	60	95	125	195	330
Strichlänge [mm]	19	25	33	33/45	45	50	50
Verwendung	Kinder						
		Erwachsene					
		Dünne Venen		Infusionen, Transfusion		Notfälle, Schnellinfusionen	

▌Abb. 1: Größen und Durchflussraten von Venenverweilkanülen. [7]

Besonderheiten

- **V. jugularis ext.:** Sie ist besonders bei Herzstillständen prall gefüllt und wird daher in Reanimationssituationen häufig punktiert.
- **Venen der Ellenbeuge:** Hier sind Punktionen wegen der Nähe zu Arterien und Nerven problematisch.
- **arterielle Punktion:** Die versehentliche arterielle Punktion kann besonders bei Schockpatienten übersehen werden, da die Hinweise der art. Punktion (spritzendes, hellrotes Blut) fehlen können.

> Bei einem Polytrauma reichen 2–3 orangebraune Zugänge aus. Hierdurch sind zwischen 660 und 990 ml Volumen/min infundierbar. Reicht diese Menge nicht aus, ist der Patient nicht zu halten.

Zentralvenöser Zugang

Zentralvenöse Zugangswege sind: V. subclavia, V. jugularis interna, V. femoralis und die V. basilica. Präklinisch wird der zentralvenöse Zugang sehr selten gelegt (0,1%). Man benötigt neben Material zur sterilen Punktion ein Lokalanästhetikum, Nahtmaterial sowie ein Set mit zentralem Venenkatheter (ZVK). Sowohl der Zeit- und Lagerungsaufwand als auch die Komplikationen, z. B. Hämatome, ein Pneumothorax und Herzklappenverletzungen sind höher als bei der periphervenösen Punktion.

Intraossärer Zugang

Der intraossäre Zugangsweg wird bei pädiatrischen Notfällen relativ häufig gewählt (▌Abb. 2). Bei pädiatrischen Reanimationen gilt er als Goldstandard. In der Notfallmedizin des Erwachsenen hält er zunehmend Einzug. Es gibt verschiedene Modelle zum Einbohren oder Einschießen in den Knochen. Über die Kanüle, die im Markraum zu liegen kommt, können alle in der Notfallmedizin verwandten Medikamente 1:1 (im Gegensatz zur i. v. Applikation) gegeben werden. Je nach Kanülengröße kann ein Volumen von ca. 300 ml/min infundiert werden.
Mögliche Punktionsstellen sind: mediale Seite der proximalen Tibia, der proximale Humerus, der distale Radius.
Bei Kanülen zum manuellen Einbohren punktiert man senkrecht zur Hautoberfläche, bis der Widerstand nachlässt. Nun ist die Spitze der Kanüle im Markraum. Wichtig ist die Spülung der Kanüle mit 10 ml unmittelbar im Anschluss.

Volumentherapie

Lösungen zur Volumentherapie

Kristalloide

- **kristalloide Infusionslösungen:** Ringer-Lösung, NaCl-Lösung, Vollelektrolytlösung

Indikation
Verlust extrazellulärer Flüssigkeit, Plasmaverlust (Verbrennungen), Basissubstitution im hämorrhagischen Schock (Verhältnis 3:1 mit Kolloiden), Standardträgerlösung

Kenndaten
Lösungen sind plasmaisoton, initialer Volumeneffekt: 25–30%, Volumenwirkung ca. 30–40 min, fehlendes Dosislimit

Wirkung
Normalisierung extrazellulärer Wasser- und Elektrolytverluste. Durch den kurzen Volumeneffekt muss ständig nachsubstituiert werden.

Kolloide

- **kolloide Infusionslösungen:** synthetische Kolloide (HAES, Gelatine, Dextrane), natürliche Kolloiden (Humanalbumin).

Hydroxyaethylstärke (HAES)

Indikation
Mittel- und langfristiger Volumenersatz

Kenndaten
Konzentration 6–10%, Molekulargewicht 200 000–450 000 u, initialer Volumeneffekt 100–145%, Wirkdauer 3–8 h, Dosislimit 1,2 g/kg KG

Besonderheiten
HAES verbessert die Mikrozirkulation, beeinflusst die Gerinnung (Faktor-VIII-Aktivität ↓, Thrombozyten-Coating) und das retikuloendotheliale System, Anaphylaxie ist selten, aber schwer (Grad III und IV).

Gelatinelösungen

Indikation
Kurz- und mittelfristiger Volumenersatz

Kenndaten
Konzentration 3–5,5%, Molekulargewicht 30 000–50 000 u, initialer Volumeneffekt 80–100%, Wirkdauer 3 h, kein Dosislimit

Besonderheiten
Keine Gerinnungsbeeinflussung, Steigerung der Diurese, kurzfristige Verbesserung der Mikrozirkulation, Anaphylaxie ist häufig (Grad I und II).

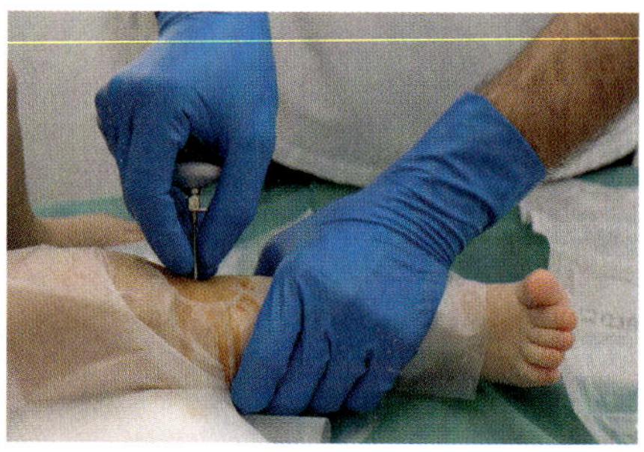

▌Abb. 2: Legen eines intraossären Zugangs. [8]

Dextranlösungen

Indikation

Kurz- und mittelfristiger Volumenersatz, seltene Verwendung

Kenndaten

Konzentration 6%, Molekulargewicht 60000 u, initialer Volumeneffekt 130%, Wirkdauer 4–6 h, Dosislimit 1,5 g/kg KG

Besonderheiten

Dextrane beeinflussen die Gerinnung (Faktor-VIII-Aktivität ↓, Thrombozyten-Coating), das retikulo-endotheliale System, stören die Blutgruppenbestimmung, selten kommt es zu schweren IgG-vermittelten Immunreaktionen, die durch Vorgabe eines niedermolekularen Dextrans abgefangen werden können.

Humanalbumin

Indikation

Mittel- und langfristiger Volumenersatz

Kenndaten

Konzentration 5%, Molekulargewicht 69000 u, initialer Volumeneffekt 100%, Wirkdauer Tage, kein Dosislimit

Besonderheiten

Präklinisch wegen der langen Wirkdauer nicht verwandt.

Blutkomponenten

Präklinisch nicht verfügbar. Klinisch stehen zur Verfügung:
- Erythrozytenkonzentrate: Die Blutgruppe 0 Rh neg kann als Universalblutgruppe gegeben werden.
- Fresh-frozen-Plasma
- Thrombozytenkonzentrate.

> Die Transfusion eines Erythrozytenkonzentrats führt zu einem Hb-Anstieg um 1 - 1,5 g/dl sowie zu einem Hkt-Anstieg um ca. 3 - 4%.

Small Volume Resuscitation

Die Small Volume Resuscitation ist ein optimiertes Volumenmanagement. Ziele sind die Wiederauffüllung des Intravasal- und interstitiellen Raumes, eine verbesserte Organperfusion, ein verbessertes Sauerstoffangebot, eine verbesserte Rheologie und die Minimierung von Spätschäden.

HyperHAES®

Indikation

Primärtherapie des hämorrhagischen Schocks mit anschließender Volumenzufuhr nach üblichem Schema

Kenndaten

250 ml 7,2%iges NaCl (hyperton) und 6%iges HAES 200/0,5 (isoonkotisch), Osmolarität 2464 mosmol/l, Volumeneffekt 400%, Wirkdauer 30–60 min

Wirkung

Durch eine schlagartige Erhöhung der Plasmaosmolarität resultiert ein hoher osmotischer Gradient. Es folgen osmotische Flüssigkeitsverschiebungen aus dem Interzellularraum und Interstitium in den Intravasalraum.

Dosierung

4 ml/kg KG über 2–5 min i. v.

Physiologie

Zirkulierendes Volumen

Durch die Volumensubstitution kommt es zu einer Erhöhung des zirkulierenden Blutvolumens und des Herzzeitvolumens. Abgesehen von der Gabe von Blutkonserven kommt es jedoch auch zu einer Verdünnung (Hämodilution) des Blutes.

Hämoglobingehalt

Der Hämoglobingehalt kann außer durch eine Erythrozytensubstitution nicht gesteigert werden, somit können trotz adäquater Volumentherapie Hypoxien entstehen.

Viskosität

Durch den verdünnenden und volumenerhöhenden Effekt der Volumentherapie bleibt eine Mikro- und Makrozirkulation länger aufrechterhalten.

Monitoring

- **präklinisch:** Puls, Blutdruck, Schockindex, Bewusstsein, kapilläre Reperfusion und SpO_2 dienen als präklinische Marker für den Volumenbedarf.
- **klinisch:** ZVD, Bilanzierung, Herzzeitvolumen, PCWP, Hb, pH, BE und Laktat sind genauere Messverfahren, die jedoch nur in der Klinik zur Verfügung stehen.

Dosierung

Mäßiger Volumenmangel

500–1000 ml Kristalloide i. v.

Schwerer Volumenmangel

1000–4000 ml Kristalloide i. v. (Steigerung bei Bedarf) und 500–1500 ml Kolloide i. v.; eine 3 : 1-Kombination aus Kristalloiden und Kolloiden ist anzustreben.

Brandverletzte

Brandverletzten muss eine besonders gut kalkulierte Volumentherapie zukommen. Studien ergaben, dass es häufig zu Über- und Unterinfusion kommt (s. S. 116–120).

Herzinsuffizienz

Da das Herz des herzinsuffizienten Patienten bereits nicht mehr das eigene Blutvolumen adäquat pumpen kann, darf es nicht zu einer zusätzlichen Volumenbelastung kommen.

Kinder

Bei Kindern besteht ebenfalls die Gefahr der Volumenüberladung. Es dürfen Kristalloide und Kolloide gegeben werden, allerdings muss die Volumensubstitution dem Volumenverlust bestmöglich angepasst werden. Substituiert werden: Kristalloide: 20 ml/kg KG, Kolloide: 10 ml/kg KG. Eine Small Volume Resuscitation wird bei kleineren Kindern nicht empfohlen.

> Bei Kindern führt erst ein Blutverlust von 25% zu einem systolischen Blutdruckabfall, wodurch Kinder spät und plötzlich dekompensieren.

Zusammenfassung

- Zugänge dienen der Medikamentenapplikation, Volumensubstitution und der Blutentnahme.
- Der periphere Venenzugang ist der Standardzugangsweg, über den je nach Lumen bis zu 330 ml/min kristalloides Volumen infundiert werden können.
- Der zentralvenöse Zugang wird wegen des höheren Zeitaufwands und der höheren Komplikationsrate sehr selten gewählt.
- Der intraossäre Zugang gilt als Notfallzugang in der Pädiatrie, wird aber zunehmend auch bei Erwachsenen eingesetzt.
- Brandverletzte, Herzinsuffiziente und Kinder benötigen eine besondere Volumentherapie.

Verbände, Lagerungen und Immobilisation

Verbände

Ebenso vielfältig wie das Angebot an Verbandmaterialien sind ihre Anwendungsmöglichkeiten. Die Ziele aller Verbände sind jedoch die gleichen:

- **Okklusion:** zur Vermeidung weiterer Keimbesiedlung der Wunde
- **Kompression:** zur Blutstillung
- **Fixation:** Verbände können eine immobilisierende Komponente haben. Fremdkörper, die in der Wunde belassen werden sollen, können mittels Verband abgepolstert und fixiert werden.

Die im Rettungsdienst angelegten Verbände sind keine langfristigen Verbände, da sie in der Klinik wieder entfernt werden.

Druckverband

Die sicherlich wichtigste Verbandtechnik ist der Druckverband. Er kommt bei stark blutenden Wunden oder Amputationsverletzungen zum Einsatz. Bei Blutungen im venösen Stromgebiet, z. B. bei Varizenblutungen, kann die Hochlagerung der Extremität bereits zum Nachlassen der Blutung führen. Vor Anlage sollte das blutende Gefäß proximal der Blutung manuell komprimiert werden.
Die Wunde wird steril abgedeckt und ein verpacktes Verbandpäckchen oder eine verpackte Mullbinde darübergelegt. Diese wird mit einer Binde fest zirkulär gewickelt (▮ Abb. 1).
Eine Durchblutung des Verletzungsgebietes muss noch gewährleistet sein. Angelegte Druckverbände werden erst in der Klinik wieder entfernt. Auf einen durchblutenden Druckverband wird ein zweiter darüber angelegt. Sollte aufgrund der Verletzungslokalisation die Anlage nicht möglich sein, muss bis zum Erreichen der Klinik manuell komprimiert werden. Soweit möglich: Hochlagerung des Blutungsgebiets.

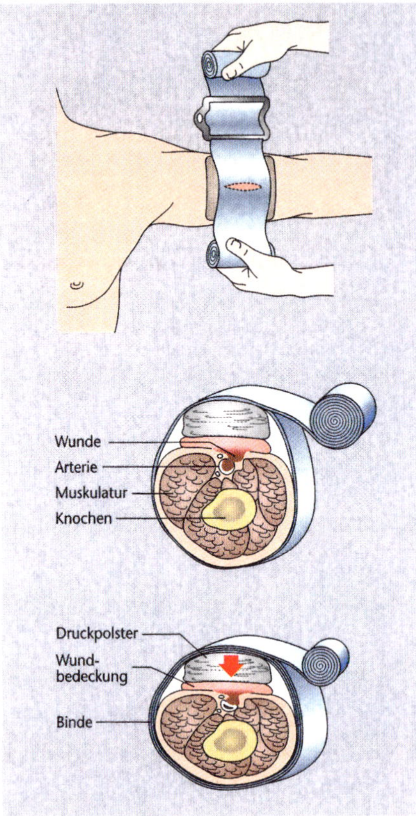

▮ Abb. 1: Druckverband. [5]

Lagerungen

Stabile Seitenlage

Der bewusstlose Patient mit suffizienter Atmung und stabilem Kreislauf wird zum Schutz vor Aspiration in die stabile Seitenlage verbracht. Tritt bei kontinuierlicher Überwachung der Vitalparameter im weiteren Verlauf z. B. ein Herz-Kreislauf-Stillstand ein, muss der Patient zur Reanimation in die Rückenlage verbracht werden.
Im professionellen Bereich ist bei einem bewusstlosen Patienten mit V. a. Wirbelsäulentrauma die stabile Seitenlage nicht durchzuführen, wenn eine zeitnahe Sicherung der Atemwege durch Intubation möglich ist. Hierdurch wird sekundären Schädigungen durch die Rotationsbewegung während der stabilen Seitenlage vorgebeugt.
Nach Feststellen der Bewusstlosigkeit, Freimachen der Atemwege, Atem- und Pulskontrolle wird wie folgt vorgegangen (▮ Abb. 2):

- Der zugewandte Arm wird im doppelten 90°-Winkel abgelegt.
- Der gegenüberliegende Arm kommt auf die Brust.
- Das gegenüberliegende Bein wird angewinkelt.
- Die gegenüberliegende Schulter und das angewinkelte Knie werden gefasst.
- Der Patient wird zu sich herübergezogen.
- Der Kopf wird überstreckt.
- Der Mund wird geöffnet.

Somit kann im Falle des Erbrechens das Erbrochene aus dem Mund als tiefstem Punkt des Kopfes ausfließen.

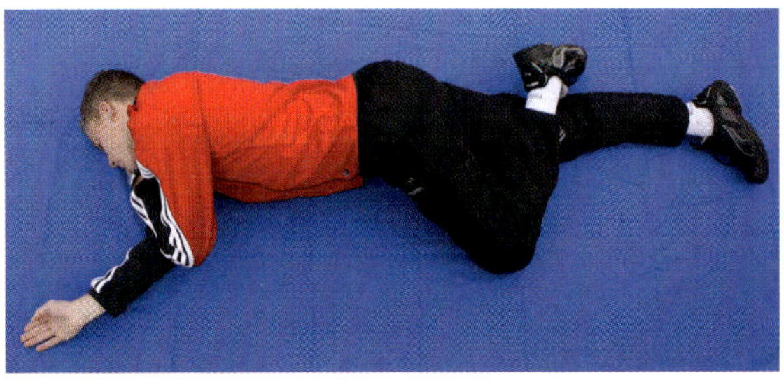

▮ Abb. 2: Stabile Seitenlage. [2]

Schocklage

Hypotensive Patienten und Patienten mit Volumenmangel werden in die Schocklage verbracht. Hierbei sind die Beine etwa 70° hochgelagert, der Kopf 15° tiefgelagert. Ziel der Schocklage ist eine Volumenverschiebung von bis zu 1000 ml aus den unteren Extremitäten, die dann zur Versorgung der wichtigeren Organe beitragen kann.

> Relative Kontraindikationen für die Schocklage sind die 5 B: Verletzungen an Birne, Brust, Bauch, Becken, Beine.

Weitere Lagerungsarten

- **Oberkörperhochlagerung:** bei Atemnot, Herzinsuffizienz, Lungenödem und Hypertonie
- **Oberkörperhochlagerung mit angezogenen Beinen:** bei Abdominalerkrankungen
- **Oberkörperhochlagerung, Linksseitenlage:** bei (Prä-)Eklampsie
- **Linksseitenlage:** bei aortokavalem Kompressionssyndrom (Vena-cava-Kompressionssyndrom)
- **Beintieflagerung:** bei arteriellem Gefäßverschluss
- **Beinhochlagerung:** bei venösem Gefäßverschluss.

Immobilisation

Frakturen und Luxationen stellen die Indikation zur Immobilisation. Ziele sind Vermeiden weiterer Schäden an Gefäßen, Nerven und Gewebe sowie die Schmerzreduktion.

Alu-Polsterschiene

Kern der Schiene ist ein Aluminiumblech, das mit Schaumstoff umgeben ist. Sie ist modellierbar und kann mit einer Binde fixiert werden.

Schaufeltrage

Die Schaufeltrage ist eine der Länge nach teilbare Trage (▮ Abb. 4). Patienten mit V. a. Wirbelsäulenverletzungen können achsengerecht „aufgeschaufelt" werden. Sie ist nicht für den längeren Transport gedacht, sondern lediglich für das Verlegen vom Boden auf eine Vakuummatratze.

Rettungsbrett

Das Rettungsbrett oder auch Spineboard genannt ist ein Holz- oder Hartplastikbrett. Es dient der achsengerechten Rettung eines Patienten mit V. a. Wirbelsäulenverletzungen. Der Transport wird wegen der Dekubitusgefahr nicht empfohlen. Der Patient kann einschließlich des Kopfs durch Gurte auf dem Brett fixiert und muss nicht mehr zwingend in eine Vakuummatratze umgelagert werden. Das Rettungsbrett wird meist von der Feuerwehr mitgeführt.

Rettungskorsett

Das Rettungskorsett immobilisiert die Wirbelsäule und ermöglicht die schonende Rettung aus schwer zugänglichen Lagen, z. B. aus einem Fahrzeug nach Verkehrsunfall. Das Korsett reicht vom Kopf bis zum Becken (▮ Abb. 3). Nutzung nur, wenn ausreichend Zeit zur Verfügung steht (stay and play).

Vakuumimmobilisation

Vakuumimmobilisationsmaterialien sind mit Luft und Kunststoffkügelchen gefüllte Hüllen. Über ein Ventil kann Luft abgesaugt werden. Luftgefüllt, ist das Material anmodellierbar. Nach dem Anmodellieren wird die Luft abgesaugt, die Kügelchen somit fest aneinandergepresst, wodurch es zur Immobilisation kommt. Alle Materialien sind röntgendurchlässig.

Vakuummatratze

Die Vakuummatratze gilt als Standard der Ganzkörperimmobilisation (▮ Abb. 4) z. B. bei einem Polytrauma. Alle stammnahen Frakturen sollen in der Vakuummatratze immobilisiert werden. Zur Drehung auf dem Bauch liegender Patienten können Schaufeltrage und Vakuummatratze in der sog. „Sandwich"-Kombination genutzt werden.

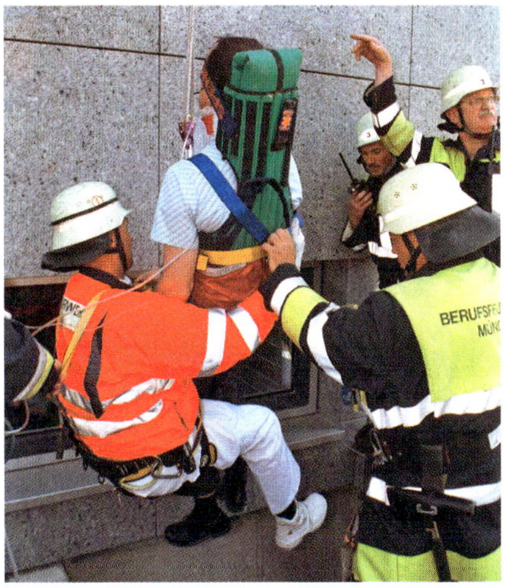

▮ Abb. 3: Rettungskorsett am Patienten. [1]

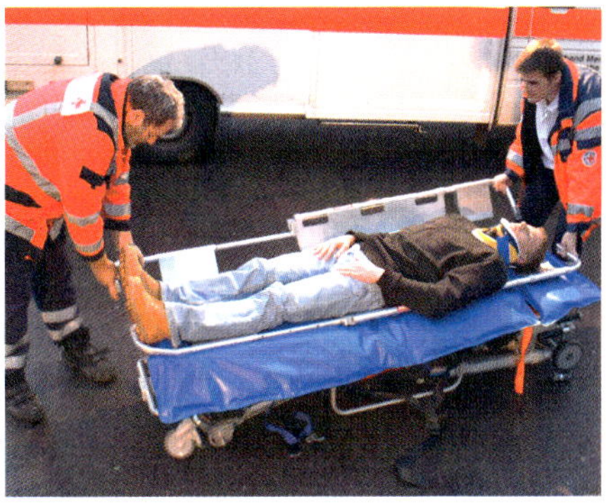

▮ Abb. 4: Umlagerung von der Schaufeltrage auf die Vakuummatratze. [2]

Vakuumschienen

Vakuumschienen können an den Extremitäten distal des Ellenbogen-/Kniegelenks angelegt werden. Problembehaftet ist die Schienung mit den zirkulär sitzenden Schienen bei offenen Frakturen. Es kann zu Druck auf das herausragende Frakturfragment kommen.

Luftkammerimmobilisation

Eine Luftkammerimmobilisation ist an den distalen oberen und unteren Extremitäten möglich. Das Prinzip ist hier eine aufblasbare Hülle (▮ Abb. 5). Bei offenen Frakturen ist die Anlage von Luftkammerschienen ebenfalls problematisch.

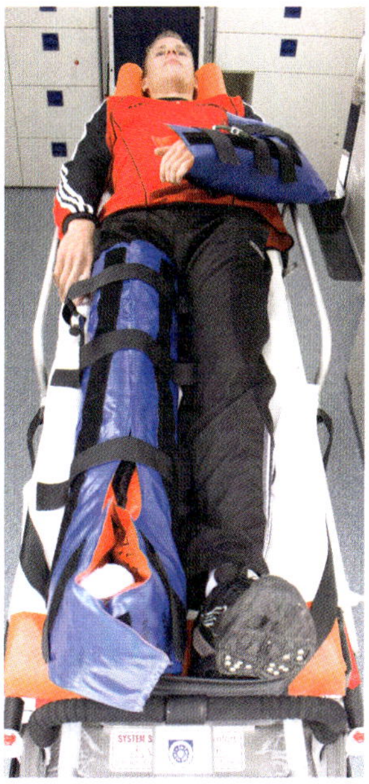

▮ Abb. 5: Immobilisation mit Vakuumschienen. [2]

Zusammenfassung

- Verbände dienen der Okklusion, Kompression und Fixation.
- Der Druckverband ist essentiell bei stark blutenden Verletzungen.
- Die adäquate Lagerung des Patienten trägt zur optimalen Versorgung bei.
- Bewusstlose Patienten werden in die stabile Seitenlage verbracht. Die Vitalparameter werden permanent reevaluiert, bei Zustandsverschlechterung, z. B. Herz-Kreislauf-Stillstand, kommt der Patient zur Reanimation in Rückenlage.
- Bei Hypotension und Volumenmangel wird die Schocklage durch 70°-Hochlagerung der unteren Extremitäten sowie 15°-Kopftieflagerung angewandt.
- Alu-Polsterschienen sind eine einfache Möglichkeit der Immobilisation.
- Das Rettungskorsett dient der schonenden Rettung aus schwer zugänglichen Lagen.
- Die Schaufeltrage dient der schonenden, achsengerechten Umlagerung des Patienten.
- Zur Immobilisation stehen röntgendurchlässige Vakuum- und Luftkammerschienungsmaterialien zur Verfügung.

Frühdefibrillation, manuelle Defibrillation, Kardioversion

Frühdefibrillation

Durch die Defibrillation können die Herzrhythmusstörungen **Kammerflattern, Kammerflimmern** und die **pulslose ventrikuläre Tachykardie** mit Stromstößen limitiert werden. Prinzip der Defibrillation ist die gleichzeitige Depolarisation der Herzmuskelzellen, wodurch es zu einer kurzen Asystolie kommt, aus der heraus das Erregungsleitungssystem wieder geordnet stimulieren kann. Hypotherme Herzen sprechen äußerst schlecht auf eine Defibrillation an, sodass der Patient erst wieder erwärmt werden muss. Extrem dilatierte Herzen sprechen ebenfalls schlecht auf die Defibrillation an, daher soll bei > 5 min zurückliegendem Herz-Kreislauf-Stillstand zunächst 2 min CPR durchgeführt werden.
Studien zum Herz-Kreislauf-Stillstand haben gezeigt, dass die frühestmögliche Defibrillation die wichtigste Therapie des Kammerflimmerns ist. Aus dieser Erkenntnis heraus sind sog. automatisierte externe Defibrillatoren (AED) und deren öffentliche Zugänglichkeit, die Public Access Defibrillation (PAD), entstanden. Da etwa 80% der Herz-Kreislauf-Stillstände des Erwachsenen initial defibrillationspflichtig sind und eine Defibrillation in den ersten 3–5 Minuten zu Überlebensraten von 50–75% führt, stellt die Frühdefibrillation ein Meilenstein im Kampf gegen den Herztod dar. Laut ERC macht die PAD nur Sinn, wenn die Basisreanimation alle zwei Jahre trainiert wird.

Anwendung

Die AED sind in öffentlichen Gebäuden, Bahnhöfen, Flughäfen usw. vorhanden (▌Abb. 1) und so konzipiert, dass sie von jedem Laien durch optische und akustische Anweisungen benutzt werden können. Die AED leiten über die aufzuklebenden Elektroden ein EKG ab, erkennen den Rhythmus und geben nur im Falle eines defibrillationspflichtigen Rhythmus einen Schock ab. Somit ist die Gefahr der nicht indizierten Defibrillation gebannt. Die AED werden je nach Modell als halb- oder vollautomatische Defibrillatoren bezeichnet, da sie das EKG-Bild selbst auswerten und selbst einen Stromstoß abgeben bzw. dazu auffordern.
Die Geräte führen durch beleuchtete Tasten und Sprachanweisungen durch den Reanimationsablauf. Oftmals wird mit Herausnehmen aus der Halterung ein Notruf abgesetzt bzw. ist das Absetzen des Notrufs mit der Zugänglichkeit des AED gekoppelt.
AED sind für Kinder < 1 Jahr nicht empfohlen, Kinder vom 1. bis 8. Lebensjahr können mit energiereduzierenden Kinderelektroden oder in einem Kindermodus defibrilliert werden.

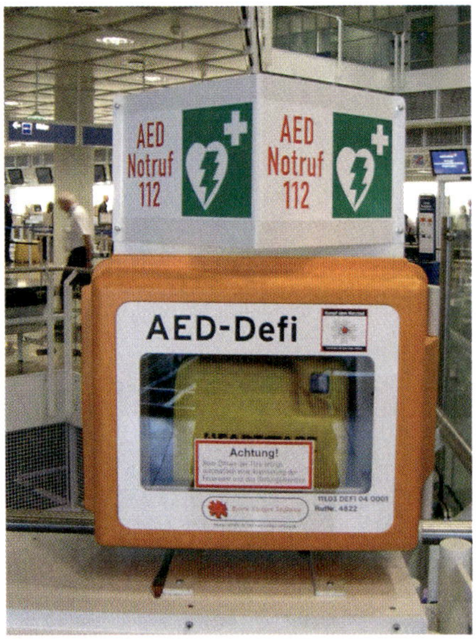

▌Abb. 1: AED-Standort am Flughafen München. [2]

Manuelle Defibrillation

Bei der professionellen Defibrillation kommen sog. manuelle Defibrillatoren zum Einsatz. Hier muss der Arzt das EKG-Bild selbst auswerten und über eine Defibrillation entscheiden, womit diese Defibrillationsform dem Arzt vorbehalten ist. Die fehlindizierte Defibrillation kann in etwa 5% der Fälle ein Kammerflimmern auslösen. Im Rettungsdienst werden auf RTW halbautomatische, auf NEF/NAW manuelle Defibrillatoren eingesetzt.

Anwendung

Zur Rhythmusanalyse wird ein EKG-Bild benötigt. Dies kann entweder über die Paddles und Klebeelektroden des Defibrillators (▌Abb. 2) oder über die herkömmlichen EKG-Elektroden abgeleitet werden. Bei der Defibrillation gilt folgendes Vorgehen:

- Den Oberkörper entkleiden.
- Elektrodengel zur Reduktion der Hautimpedanz und Vermeidung von Verbrennungen auf die Paddles auftragen.
- Anpressen der Paddles mit etwa 5 kg Druck oder Aufkleben der Klebeelektroden, sodass möglichst viel Myokard von Strom durchflossen werden kann. Standard sind die Paddlepositionen: rechts subklavikulär und links herzspitzennah.
- Laden des Defibrillators. Biphasisch: 120–150 J, (monophasisch: 360 J), unbekannt: 200 J.
- Anweisung: „Weg vom Patienten!“ Hierbei auf eventuell leitenden Untergrund wie z. B. Pfützen achten!
- Schockabgabe.

Zur Kinderdefibrillation stehen flächenreduzierte Kinderpaddles zur Verfügung, die Defibrillation erfolgt hier mit 4 J/kg KG.

Kardioversion

Ziel der Kardioversion ist das Wiederherstellen eines Sinusrhythmus. Die Indikationen sind Vorhofflimmern, Vorhofflattern, ventrikuläre und supraventrikuläre Tachykardien. Die Kardioversion wird mit einem Defibrillator durchgeführt, der mit einem Kardioversionsmodus ausgestattet ist. Im Gegensatz zur Defibrillation sind bei kardiovertierbaren Rhythmen R-Zacken erkennbar. Der Energie-

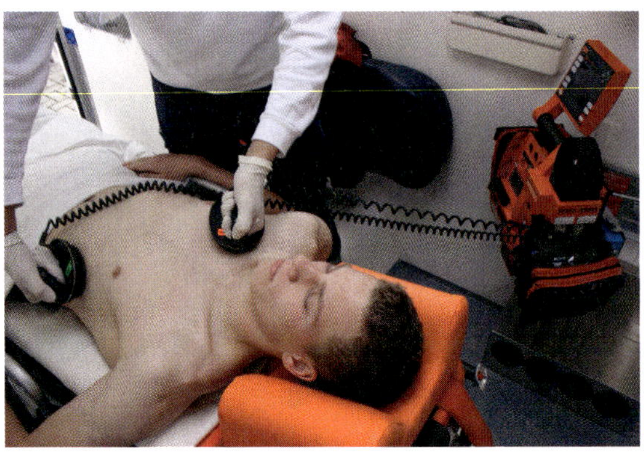

▌Abb. 2: Paddleposition am Patienten. [2]

stoß der Kardioversion wird R-Zacken-synchron etwa 20 ms nach einer R-Zacke abgegeben, um das Kammerflimmerrisiko zu minimieren (▌Abb. 3). Darüber hinaus sind die Energiestufen mit 50–100 J geringer als bei der Defibrillation.
Das Vorgehen entspricht dem der Defibrillation. Dem Patienten muss jedoch eine Analgosedierung, z. B. mit 3–5 mg Morphin und 2–5 mg Midazolam i. v., zukommen.
Eine Alternative zur elektrischen ist die medikamentöse Kardioversion durch Antiarrhythmika. Der Patient benötigt hierbei zwar keine Kurznarkose, jedoch ist die Erfolgsquote geringer und der Wirkungseintritt verzögerter.

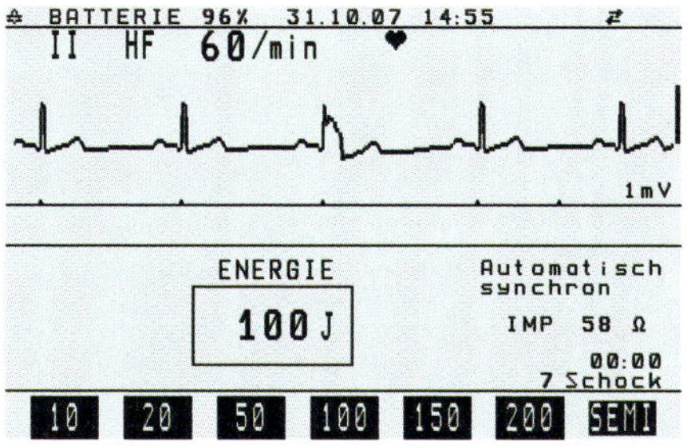

▌Abb. 3: Menu der R-Zacken-synchronen Defibrillation. [9]

Schrittmachertherapie

Kreislaufrelevante Bradykardien sowie der Ausfall eines implantierten Schrittmachers sind Indikationen für eine temporäre externe Schrittmachertherapie, auch Pacing genannt. Ziel der Schrittmachertherapie ist das Auslösen von Ventrikelkontraktionen.
In der Notfallmedizin wird die nichtinvasive thorakale Stimulation angewandt. Weitere klinische Möglichkeiten sind die transösophageale oder die intravenöse Elektrodenpositionierung. Die Elektroden werden anterior, auf der linken Brust, und posterior, unter der linken Skapula, angebracht. Meist ist das Schrittmacheraggregat als Erweiterung des EKG-Geräts oder des Defibrillators in diesem installiert.
Es sind drei notfallmedizinisch relevante Stimulationsmodi möglich:

FIX-Modus
Die Stimulation erfolgt unabhängig von der Eigenfrequenz und kommt z. B. beim AV-Block III zur Anwendung.

Demand-Modus
Die Stimulation erfolgt nur bei Bedarf (▌Abb. 4). Fällt die Herzfrequenz unter den eingestellten Schwellenwert, wird ein Stimulus freigegeben.

Overdrive-Modus
Durch gezielte Überstimulation können tachykarde Rhythmusstörungen durchbrochen werden. Initial wird eine Stimulationsfrequenz knapp unter der Patientenfrequenz gewählt. Durch langsame Frequenzsteigerung um bis zu 60/min mit anschließender Unterbrechung der Stimulation kann die Rhythmusstörung limitiert werden. Man spricht vom antitachykarden Pacing.
Neben der Frequenz ist auch die Energieintensität stufenweise wählbar. Sie sollte so weit gesteigert werden, bis der Impuls im EKG-Bild sichtbar wird.

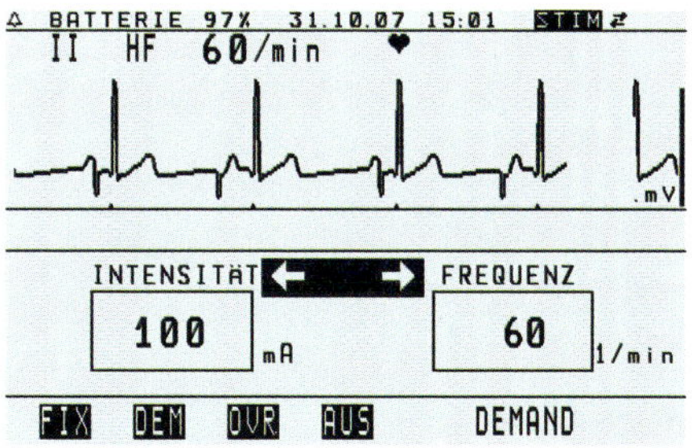

▌Abb. 4: Schrittmachermenü im Demand-Modus, Energieintensität: 100 mA, Frequenz: 60/min. [9]

Zusammenfassung

- Defibrillierbare Rhythmusstörungen sind Kammerflattern, Kammerflimmern und die pulslose ventrikuläre Tachykardie.
- AED kommen im Rahmen der Frühdefibrillation zum Einsatz.
- AED lösen nur bei defibrillationspflichtigen Rhythmen einen Stromimpuls aus.
- Bei der manuellen Defibrillation muss die Rhythmusanalyse vom Anwender durchgeführt werden, sie ist daher dem Arzt vorbehalten.
- Die Kardioversion dient der Wiederherstellung eines Sinusrhythmus.
- Der Energiestoß wird synchron, etwa 20 ms nach der R-Zacke, abgegeben.
- Eine Analgosedierung des Patienten ist notwendig.
- Die nichtinvasive thorakale Schrittmachertherapie kommt bei bradykarden Rhythmusstörungen zum Einsatz.
- Die Stimulationsmodi sind: FIX, Demand und Overdrive.

Atemwegsmanagement

Sauerstoffinhalation

Für den spontan atmenden Patienten stehen verschiedene, unterschiedlich effektive Möglichkeiten der Sauerstoffinhalation zur Verfügung.

- **Sauerstoffnasenbrille:** max. inspir. O_2-Konzentration 40%
- **Inhalationsmaske:** max. inspir. O_2-Konzentration 60%
- **Inhalationsmaske mit Reservoir:** max. inspir. O_2-Konzentration 95% (▮ Abb. 1).

An der Sauerstoffquelle muss die Durchflussrate regulierbar sein (max. 15 l/min).

Beatmung

Beatmungsformen

Assistierte Beatmung

Ist ein Patient ateminsuffizient, benötigt er zusätzlich zu seiner nicht ausreichenden Spontanatmung eine Atemunterstützung. Diese wird als assistierte Beatmung bezeichnet. Der Patient wird hierbei entweder während seines eigenen Atemzuges unterstützt oder zwischen zwei eigenen Atemzügen beatmet. Klinisch und im Intensivtransportbereich ist die maschinell assistierte Beatmung möglich. Die meisten Beatmungsgeräte im Rettungsdienst sind hierzu nicht in der Lage.

Kontrollierte Beatmung

Der Patient mit Apnoe muss kontrolliert beatmet werden. Es findet keine selbständige In- und Exspiration mehr statt. Dies muss von außen erfolgen.

Mund-zu-Mund/-Nase-Beatmung

Die einfachste Form der Beatmung ohne Hilfsmittel ist die Mund-zu-Mund- bzw. Mund-zu-Nase-Beatmung (▮ Abb. 2). Der Helfer kniet seitlich neben dem Kopf des Patienten und rekliniert diesen. Bei der Mund-zu-Mund-Beatmung dichtet der Helfer mit seinem Mund den Mund des Patienten ab, die Nase wird mit Daumen und Zeigefinger verschlossen. Es folgt die Atemspende. Die Mund-zu-Nase-Beatmung erfolgt dementsprechend.
Als Volumenmaß gilt die sichtbare Thoraxexkursion (ca. 500 ml ≙ normalem Atemhub in Ruhe).
Beim Säugling wird die gesamte Mund-Nasen-Partie vom Spender umschlossen. Hier gilt als Maß die Faustregel „einen Mund voll Luft“. Der Kopf wird nicht rekliniert, sondern in die sog. Neutralposition bzw. Schnüffelposition verbracht.

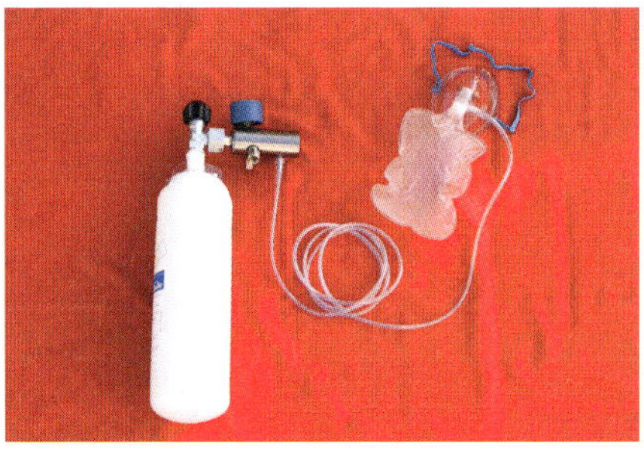

▮ Abb. 1: Maskeninhalation. [2]

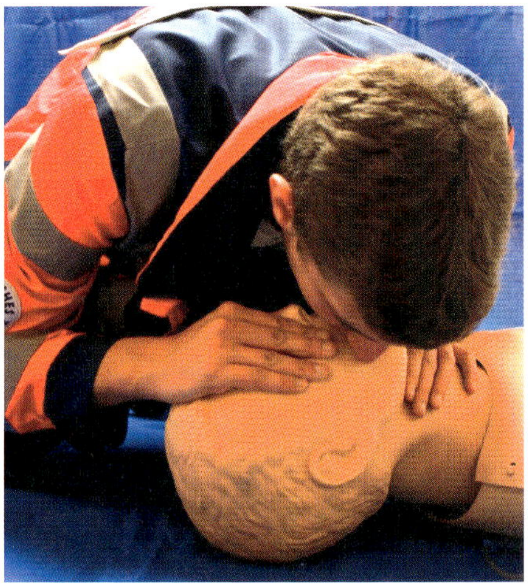

▮ Abb. 2: Mund-zu-Mund-Beatmung. [2]

Beatmungshilfen

Im Laienbereich sind Beatmungshilfen in Form von Beatmungsmasken oder Beatmungsfolien zu finden (▮ Abb. 3). Sie sind mit einem Ventil versehen, sodass nur die Atemluft des Spenders in Richtung Empfänger gelangt. Sie dienen lediglich als hygienische Barriere.

Beatmungsbeutel

Im professionellen Bereich steht das Masken-Beatmungsbeutel-System zur Verfügung (▮ Abb. 4).

Die Masken sind in den Größen 00 für Neugeborene bis 5 für Erwachsene vorhanden. Ebenso existieren verschiedene Beutelgrößen für Erwachsene und Kinder. Aus hygienischen Gründen sollte stets ein Filter zwischen Maske und Beutel angebracht werden.
Zur verbesserten Oxygenierung besteht die Möglichkeit, den Beutel über einen Schlauch mit einer Sauerstoffquelle zu verbinden, wodurch die max. inspir. O_2-Konzentration von 21% unter reiner Umgebungsluft auf 60% unter Sauerstoffzufuhr steigt. Wird zusätzlich ein Reservoir zwischen Beutel und Sauerstoffschlauch geschaltet, steigt die max. inspir. O_2-Konzentration auf 90%. Mit einem Oxydemand-Ventil wird der Beutel mit Sauerstoffüberdruck befüllt, somit erhöht sich die inspir. O_2-Konzentration noch einmal, auf 100%.

Anwendung

Die Beatmungsmaske wird von der Nase des Patienten her kommend unter leichtem Aufdehnen der unteren Partie über Nase und Mund anmodelliert. Nun wird sie mittels „C-Griff“ fixiert. Hierbei fassen Daumen und Zeigefinger den Maskenkonus C-förmig, die restlichen Finger greifen den knöchernen Unterkiefer und heben ihn an, um ein Zurückfallen der Zunge an die Rachenhinterwand zu verhindern (▮ Abb. 5).

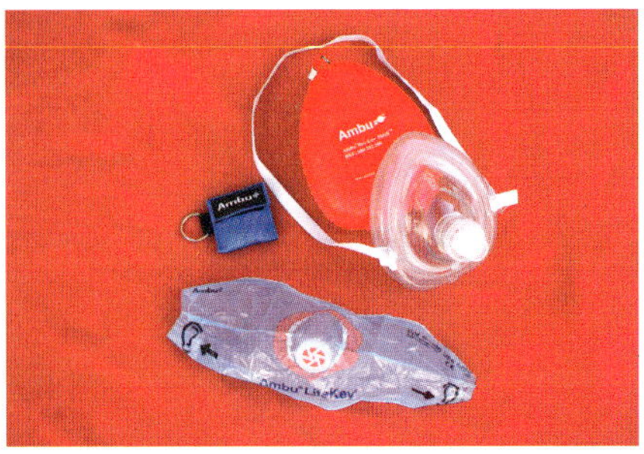

▮ Abb. 3: Life-Key und Taschenmaske. [2]

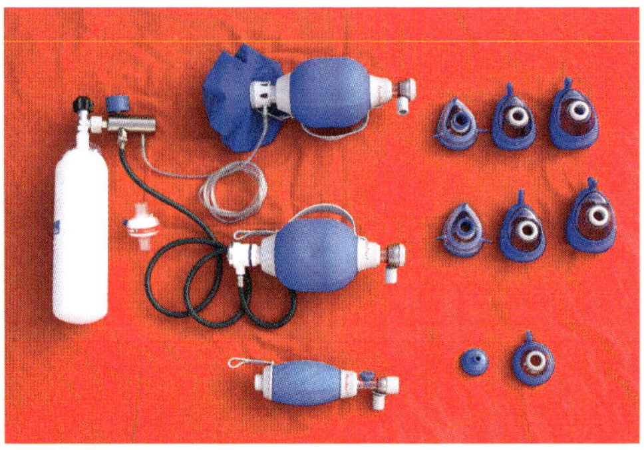

▮ Abb. 4: Beatmungsmasken- und -beutelübersicht mit Sauerstoffreservoir oder Oxydemand-Ventil. [2]

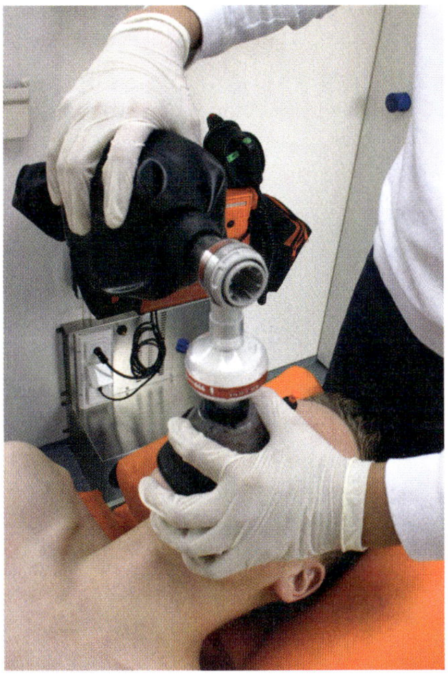

Abb. 5: Maskenbeatmung mit C-Griff. [2]

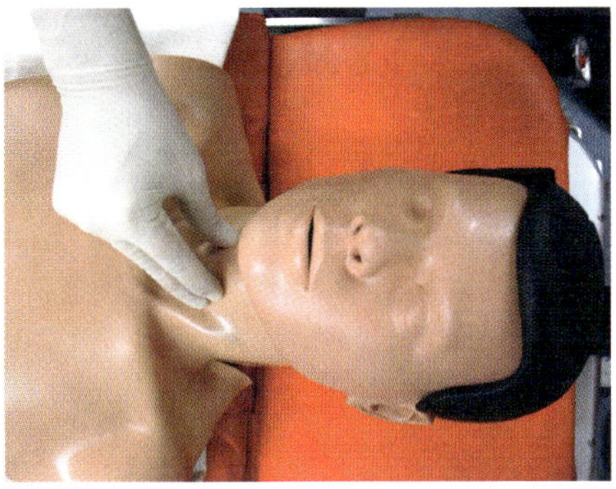

Abb. 6: Sellick-Handgriff. [2]

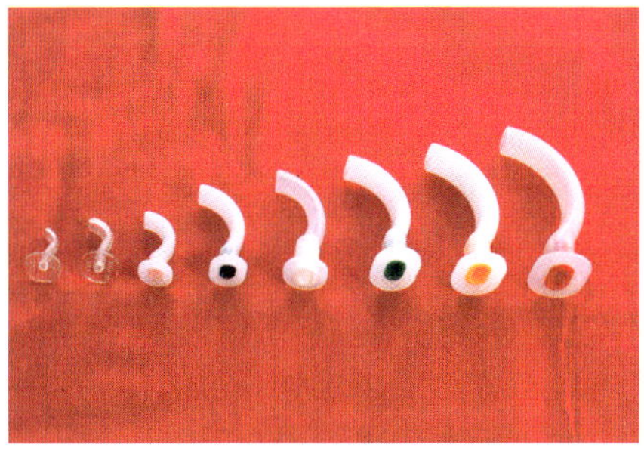

Abb. 7: Oropharyngealtuben. [2]

Die Beatmung muss langsam (etwa 1 s) und mit moderatem Druck erfolgen, um den ösophagealen Verschlussdruck von 15 cm H_2O beim bewusstlosen Patienten nicht zu überschreiten und den Magen nicht zu überblähen. Die riskante Folge einer Magenüberblähung kann die Regurgitation und Aspiration des Mageninhalts sein. Beim Erwachsenen sollte pro Atemhub mit einem Tidalvolumen von etwa 500 ml und einer Frequenz von etwa 12/min beatmet werden. Wichtig ist die beobachtete Thoraxexkursion.

Die Masken-Beutel-Beatmung bietet keinen Aspirationsschutz.

Zusätzliche Maßnahmen

Sellick-Handgriff

Der Sellick-Handgriff dient der Reduktion des Risikos der Magenüberblähung während der Masken-Beutel-Beatmung. Durch Druck auf den Ringknorpel nach dorsal wird der Ösophagus komprimiert (▌Abb. 6).

Freihalten der Atemwege

Beim Einsatz von Tuben zum Freihalten der Atemwege besteht die Gefahr, einen Würgereflex auszulösen. Sie sind nur bei schwieriger Maskenbeatmung anzuwenden. Oropharyngealtuben werden darüber hinaus als Bissschutz bei intubierten Patienten verwendet.

Oropharyngealtubus

Der Oropharyngealtubus (▌Abb. 7) oder auch Guedel-Tubus ist ein gebogenes Hartplastikrohr. Die für den Patienten passende Größe wird durch Abmessung vom Ohrläppchen zum Mundwinkel festgelegt. Der Tubus wird umgekehrt seiner Endlage in den Mund eingeführt und unter einer 180°-Drehung in den Mund vorgeschoben. Durch die gebogene Form wird die Zunge von der Rachenhinterwand ferngehalten.

Nasopharyngealtubus

Der Nasopharyngealtubus oder auch Wendel-Tubus ist ein weicher Plastikschlauch. Er wird in die Nase eingeführt und dient ebenfalls dem Freihalten der Atemwege.

Zusammenfassung

- Der spontan atmende Patient inhaliert Sauerstoff über eine Inhalationsmaske mit Reservoir.
- Im professionellen Bereich wird zur Beatmung das Masken-Beutel-System verwandt, es besteht jedoch kein Aspirationsschutz.
- Der Sellick-Handgriff reduziert das Risiko von Regurgitation und Aspiration.

Narkose und Intubation

Narkose

Bei einer präklinischen Narkose ist die definitive Sicherung der Atemwege durch einen Endotrachealtubus anzustreben.
Im präklinischen Bereich stehen keine Inhalationsnarkotika zur Verfügung, sodass die Narkose als totale intravenöse Anästhesie (TIVA) durchgeführt wird.

Indikation

- **absolute Indikationen:** schweres SHT (GCS ≤ 8), Apnoe, Inhalationstrauma, Polytrauma (nach Verletzungsmuster)
- **relative Indikationen:** schwere Verletzungen, respiratorische Insuffizienz, Schmerzzustände.

Bestandteile

Die drei Bestandteile der Narkose sind die **Analgesie,** die **Hypnose** und bei Bedarf die **Muskelrelaxation.** Gegen mögliche Blutdruckabfälle oder Bradykardien müssen Medikamente zur **vegetativen Gegenregulation** bereitgehalten werden.

Phasen der Narkose

Narkoseeinleitung

Zunächst wird die Analgesie durchgeführt. Die hypnotische Potenz der Analgetika sorgt zusätzlich für eine Sedierung und Anxiolyse. Mögliche Analgetika sind:

- **Fentanyl:** 2–20 µg/kg KG i.v., Standardmedikament, cave: RR ↓
- **Ketamin:** 0,5–1 mg/kg KG i.v., Vorteil: sympathomimetisch, RR stabil

Im Folgenden wird das Hypnotikum eingeleitet.

- **Etomidat:** 0,2–0,3 mg/kg KG i.v., Standardmedikament, kein RR ↓
- **Thiopental:** 3–5 mg/kg KG i.v., besonders bei isoliertem SHT, da ICP ↓. Cave: RR ↓, Kontraindikation: Schock.

Thiopental wird als Hypnotikum der Wahl beim SHT empfohlen, da es zur Senkung des intrakranialen Drucks (ICP) beiträgt. Ketamin hingegen steigert den ICP, wird aber als Mittel der Wahl z. B. bei der Intubation des Status asthmaticus verwendet.

Zur erleichterten Intubation kann der Patient relaxiert werden. Wegen der kurzen Wirkdauer wird das depolarisierende Muskelrelaxans Succinylcholin zur Intubation verwandt, da hier die Relaxierung bei Komplikationen wieder schnell nachlässt. Nicht-depolarisierende Muskelrelaxantien (Pancuronium) werden zur Aufrechterhaltung der Relaxierung gegeben. Die Relaxierung ist jedoch nicht obligat, oftmals genügen eine ausreichende Hypnose und Analgesie. Sollte ein Muskelrelaxans benötigt werden, wird dies zum Ende der Einleitung appliziert.

- **Succinylcholin:** 1–1,5 mg/kg KG i.v.
- **Pancuronium oder Vecuronium:** 0,1 mg/kg KG i.v.

Narkoseaufrechterhaltung

Bei der präklinischen Narkoseaufrechterhaltung werden die Medikamente durch Einzelinjektionen appliziert, bei längerem Transport und innerklinisch sollten sie optimalerweise über Perfusoren verabreicht werden.

Beispielnarkosen

Isoliertes SHT

- **Narkoseeinleitung:** 2–20 µg/kg KG Fentanyl i.v., 3–5 mg/kg KG Thiopental i.v., 1–1,5 mg/kg KG Succinylcholin i.v., dann 0,1 mg/kg KG Pancuronium i.v.
- **Narkoseaufrechterhaltung:** 20–50 µg/kg KG Fentanyl i.v., 0,1 mg/kg KG Midazolam i.v.

Polytrauma im Schock

- **Narkoseeinleitung:** 1 mg/kg KG Ketamin i.v., 0,1 mg/kg KG Midazolam i.v., 1–1,5 mg/kg KG Succinylcholin i.v., dann 0,1 mg/kg KG Pancuronium i.v.
- **Narkoseaufrechterhaltung:** 1 mg/kg KG Ketamin i.v., 0,1 mg/kg KG Midazolam i.v.

Narkoseausleitung

Die Narkoseausleitung sollte stets in der Klinik erfolgen.

Durchführung der Narkose

Der Patient liegt in Rückenlage und wird, soweit möglich, über das Vorgehen aufgeklärt. Es müssen ein gesicherter venöser Zugang etabliert sowie die Medikamente und das Intubationsequipment vollständig vorhanden sein. Der Patient wird präoxygeniert. Im Anschluss werden die Narkosemedikamente appliziert, erst das Analgetikum, gefolgt von Hypnotikum und ggf. Relaxans. Der Patient sollte 1–2 min maskenbeatmet werden, bis die Medikamente optimal wirken und gute Intubationsbedingungen herrschen.

Intubation

Die Intubation dient der Beatmung über einen oral oder im Säuglingsalter nasal einführbaren Endotrachealtubus, der neben der Beatmungsmöglichkeit die Atemwege auch gegen Verlegung durch Zunge oder Aspirat sichert. Der wache Patient muss vor Intubation narkotisiert werden, beim Bewusstlosen kann initial auf die Narkose verzichtet werden.

> Notfallpatienten sind grundsätzlich nie als nüchtern zu betrachten, sodass stets mit Aspiration zu rechnen ist und die Absaugbereitschaft hergestellt sein muss.

Materialien

- **Endotrachealtubus:** gebogener Plastikschlauch; am proximalen Ende mit der Beatmungseinheit konnektierbar, am distalen Ende mit einem aufblasbaren Ballon, dem sog. Cuff, blockbar
- **Führungsstab:** flexibler, in das Tubuslumen einführbarer Mandrin
- **Blockerspritze:** Spritze zum Blocken des Cuffs
- **Laryngoskop:** bestehend aus einem in mehreren Größen und Ausführungen (gebogen, gerade) verfügbaren Spatel und einem Batteriegriff
- **Beißschutz:** Oropharyngealtubus
- **Fixierung:** Fixierungsband zum Schutz vor ungewollter Lageänderung des Tubus
- **Magill-Zange:** abgewinkelte Greifzange zur Tubuspositionierung und Fremdkörperentfernung
- **Stethoskop:** zur Verifizierung der korrekten Tubuslage. Die Kapnometrie dient ebenfalls dem Ausschluss der ösophagealen Fehllage.
- **Absaugbereitschaft:** zur zügigen Intervention bei Erbrechen während der Intubation
- **Beatmung:** Beatmungsbeutel oder Beatmungsgerät.

Durchführung der Intubation

Wahl der Größen

Spatel

Richtwerte: Frauen Größe 3, Männer Größe 4, gebogen nach Macintosh. Für Kinder kommen gerade Spatel, z. B. nach Miller, zur Anwendung.

Tubus

Gängige Größenbezeichnung: Innendurchmesser in mm. Richtwerte: Frauen Größe 7,5. Männer Größe 8,0. Kinder: 4 + $\text{Alter}_{\text{Jahre}}$/4. Säuglinge: 4,0–4,5. Neugeborene: 2,5–3,5.

Einführtiefe

Richtgröße: 22–24 cm auf der auf dem Tubus aufgedruckten cm-Skala beim Erwachsenentubus ab der Zahnreihe. Am Kindertubus sollte die schwarze, distale Markierung die Stimmritze passieren.

Vorgehen

Soweit zeitlich möglich, wird dem noch atmenden Patienten Sauerstoff über eine Maske 1–2 min zur Präoxygenierung vorgehalten. Nach Reklination des Kopfes bzw. Neutral-/Schnüffelstellung beim Säugling wird das Laryngoskop in die linke Hand genommen. Rechter Daumen und Zeigefinger öffnen den Mund im Sinne einer „Schnippbewegung“. Das Laryngoskop wird unter Sicht und unter Verdrängung der Zunge nach links in den Mund eingeführt, bis die Spatelspitze in der Zungenumschlagfalte zwischen Zungengrund und Epiglottis zu liegen kommt (▌Abb. 1). Die Epiglottis ist beim Erwachsenen anders als bei der Intubation des Kindes nicht aufzuspateln. Unter Zug in Griffrichtung stellt sich die Epiglottis auf und die Stimmlippen werden einsehbar. Der Tubus wird nun unter Sicht in die Trachea eingeführt und geblockt. Die korrekte Lage wird auskultatorisch erst über dem Epigastrium, dann über die Lungen im Seitenvergleich, möglichst lateral, kontrolliert. Der Guedel-Tubus wird eingelegt und zusammen mit dem Tubus fixiert. Ein Intubationsversuch sollte nicht länger als 30 s andauern, vor einem erneuten Versuch muss der Patient erst wieder aufoxygeniert werden.

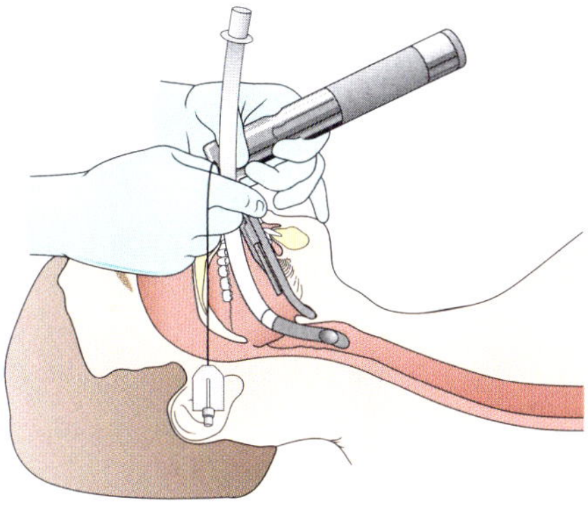

▌Abb. 1: Laryngoskop- und Tubusposition unter Intubation.

Besonderheiten und Komplikationen

Tubuslage

Die größten Komplikationen der Intubation sind die ösophageale oder einseitig endobronchiale Fehlintubation. Bei der geringsten Unsicherheit muss die Intubation erneut durchgeführt werden. Liegt der Tubus zu tief, wird er durch die Anatomie der Hauptbronchien aller Wahrscheinlichkeit nach nur die rechte Lunge über den rechten Hauptbronchus ventilieren.

Schwierige Intubation

Durch HWS-Immobilisation ist eine Reklination des Kopfes nur eingeschränkt möglich und somit die Intubation erschwert. Dennoch sollte unter größtmöglicher Vorsicht intubiert werden.

Bolusaspiration

Sitzt ein Bolus zu tief, um ihn mittels Magill-Zange oder Absaugung zu bergen, stellt die Intubation und das damit verbundene Weitervorschieben des Bolus die Ultima Ratio dar. Somit kann zumindest ein Hauptbronchus ventiliert werden, der Bolus wird später bronchoskopisch geborgen.

Pädiatrie

In der Pädiatrie werden Tuben mit sog. Low Pressure Cuffs verwendet. Hier muss zur Vermeidung von trachealen Drucknekrosen eine Cuffdruckmessung erfolgen. Standardintubationsverfahren bei Neugeborenen und jungen Säuglingen ist die nasale Intubation.

Sonstiges

Hypoxiestrecken im Rahmen der Intubation sind zu vermeiden. Als Intubationshilfe kann das Backward-Upward-Rightward-Pressure-(BURP)Manöver (Druck auf den Schildknorpel) durchgeführt werden.

Medikamente

Eine Variante des Endotrachealtubus stellt der EDGAR-Tubus dar. Neben einem Schenkel zum Cuffblocken ist ein Schenkel zur endobronchialen Medikamentenapplikation am distalen Ende vorhanden. Folgende Medikamente sind endobronchial applizierbar: Naloxon, Atropin, Diazepam, Epinephrin (Adrenalin) und Lidocain (NADEL). Wegen ungenauer Resorptionsraten ist diese Art der Medikamentenapplikation nach ERC-Empfehlungen nachrangig.

Bei komplikationsträchtiger, langwieriger Intubation ist eine suffiziente Maskenbeatmung der Intubation vorzuziehen.

Anwendung alternativer Verfahren

Die endotracheale Intubation stellt den Goldstandard der Atemwegssicherung dar. Ist diese nicht möglich, können folgende Alternativverfahren angewandt werden:

Larynxmaske

Gekrümmter Plastikschlauch mit distal aufblasbarer Gummiwulst-Aufweitung. Sie kommt über der Epiglottis zu liegen. Vorteil: einfache Platzierung, Nachteil: kein sicherer Aspirationsschutz.

Larynxtubus

Biegsames Plastikrohr mit zwei blockbaren Cuffs. Die Cuffs dichten Pharynx und Ösophagus ab. Zwischen den Cuffs liegt die distale Öffnung zur Ventilation.

Koniotomie

Ist die Atemwegssicherung durch Larnyxmaske oder Combitubus nicht möglich, stellt die Koniotomie die Ultima Ratio dar: Hautinzision zwischen Schild- und Ringknorpel. Tubusanlage durch die Inzision.

Zusammenfassung

- ✖ Die Bestandteile der Narkose sind: Analgesie, Hypnose und Muskelrelaxierung.
- ✖ Man unterscheidet die Phasen: Einleitung, Aufrechterhaltung und Ausleitung, die Medikamentendosierungen variieren in den Phasen.
- ✖ Es sind mehrere Narkosemedikamentenkombinationen möglich.
- ✖ Der Handlungsablauf besteht aus: Präoxygenierung, Medikamentenapplikation und Intubation des Patienten.
- ✖ Ein Intubationsversuch sollte nicht länger als 30 s andauern.
- ✖ Die Tubuslage muss unmittelbar nach Intubation kontrolliert werden.
- ✖ Alternativen zum Endotrachealtubus sind: Larynxmaske, Larynxtubus und als Ultima Ratio die Koniotomie.
- ✖ Notfallpatienten gelten immer als nicht nüchtern.

Analgesie und Sedierung

> Die zur Analgesie, Sedierung und Narkose gebräuchlichen Medikamente haben neben ihren Hauptwirkungen auch Nebenwirkungen, die häufig ebenfalls erwünscht sind. So hat Morphin neben dem analgetischen auch einen sedierenden und vorlastsenkenden Effekt. Einige Medikamente können also für mehrere Indikationen eingesetzt werden.

Analgesie

Unter Analgesie versteht man das Ausschalten des Schmerzes. Sie kann als Lokalanästhesie oder systemisch durchgeführt werden. In der Akutschmerztherapie kommt lediglich die systemische, medikamentöse Analgesie zur Anwendung. Meist werden die Medikamente i. v. appliziert, bei pädiatrischen Notfällen werden sie ggf. rektal oder p. o. verabreicht.

Analgetika

Analgetika modifizieren bzw. schwächen die Schmerzempfindung. Sie werden nach chemischer Struktur und Pharmakologie in Gruppen eingeteilt. Die gebräuchlichste Einteilung ist die in Nicht-Opioid-Analgetika, Opioid-Analgetika und sonstige Analgetika.

Nicht-Opioid-Analgetika

Die Nicht-Opioid-Analgetika, zu denen auch die Gruppe der nicht-steroidalen Antirheumatika (NSAR) gehört, vermindern durch Hemmung der Cyclooxygenase die Prostaglandinsynthese. Zur analgetischen Wirkung kommt ein antipyretischer, antiphlogistischer und z. T. spasmolytischer Effekt.

Indikation

Leichte bis mittelstarke Schmerzen.

Medikamente

- Acetylsalicylsäure
- Metamizol
- Ibuprofen
- Paracetamol.

Opioid-Analgetika

Opiate sind Substanzen, die chemisch vom Opium abstammen, z. B. das Morphin. Opioide sind natürliche oder synthetische Substanzen mit morphinartigen Eigenschaften, z. B. Fentanyl oder Piritramid.
Opioide stellen die stärksten verfügbaren Analgetika dar und unterliegen dem Betäubungsmittelgesetz (BtMG). Es existieren vier Opioidrezeptoren im Körper: μ, κ, σ und δ, an die die Opioide unterschiedlich stark binden. Neben der analgetischen Wirkung können Nebenwirkungen wie Atemdepression, Sedation, Bradykardie, Hypotonie, Übelkeit und Erbrechen auftreten.

Indikation

Starke Schmerzen. Narkoseeinleitung und -aufrechterhaltung.

Medikamente

- **Morphin:** stärkstes natürlich vorkommendes Opiat. Referenzsubstanz für die Wirkung aller Opioide. HWZ: 2–5 h.
- **Pethidin:** 0,1-fache analgetische Wirkung von Morphin. HWZ: 2–5 h.
- **Piritramid:** 0,7-fache analgetische Wirkung von Morphin. HWZ: 2–5 h.
- **Fentanyl:** 50–100-fache analgetische Wirkung gegenüber Morphin. HWZ: 20–40 min
- **Sufentanil:** höchste analgetische Potenz. 1000-fach höhere Wirkung als Morphin. HWZ: 2 h.

Antagonisierung

Die Opioidwirkung ist mit dem Wirkstoff Naloxon antagonisierbar. Durch die im Vergleich zu den Opioiden kurze HWZ von 30–45 min muss auf eine Remorphinisierung geachtet werden.

Sonstige Analgetika

Das gebräuchlichste Medikament dieser heterogenen Gruppe ist das Ketamin. Es wirkt am N-Methyl-D-Aspartat(NMDA)-Rezeptor antagonisierend. Durch seine chemische Verwandtschaft mit den Halluzinogenen wirkt es in hohen Dosen zusätzlich narkotisch, wobei die Spontanatmung lange bestehen bleibt. Sinnesreize werden wahrgenommen, jedoch nicht verarbeitet. Man spricht von einer „dissoziativen Anästhesie". Durch die psychomimetischen Nebenwirkungen wie Halluzinationen muss immer ein Sedativum zusätzlich appliziert werden. Ein Enantiomer, das sog. S-(+)-Ketamin, soll eine geringere halluzinogene Wirkung und eine bessere Steuerbarkeit besitzen, was notfallmedizinisch jedoch weitgehend irrelevant ist.

Indikation

Starke Schmerzen, besonders bei traumatischer Genese, als Kurznarkose; Narkoseeinleitung und -aufrechterhaltung.

> Die Spontanatmung bleibt auch bei höheren Dosen Ketamin trotz erloschenen Bewusstseins lange erhalten.

Sedierung

Sedierung bedeutet das Verabreichen von Beruhigungsmitteln. Unruhezustände verschiedener Genese wie psychisch, stressbedingt oder traumatisch sind ein häufiges Symptom in der Notfallmedizin. Standardsedativa sind die Benzodiazepine.

- **Benzodiazepine** (Diazepam, Midazolam): zur Sedierung und Anxiolyse von Patienten, zur Therapie des Krampfanfalls und zur Analgosedierung in Kombination mit Ketamin bzw. zur Narkose
- **Nebenwirkungen von Medikamenten:** Neuroleptika (Promethazin) und Opioide (Fentanyl) haben eine sedierende Komponente als Nebenwirkung.

Analgosedierung

Unter Analgosedierung versteht man die kombinierte analgetische und sedative Therapie. Im Gegensatz zur Narkose ist der Patient jedoch noch zu einem gewissen Grad in der Lage, auf verbale oder taktile Reize zu reagieren. Die Tiefe der Analgosedierung lässt sich durch entsprechende Medikamentendosierung steuern und mithilfe des 6-stufigen Ramsey-Scores festlegen.

> Unter Analgosedierung kann der Patient auf verbale und taktile Reize reagieren, unter Narkose nicht.

Zusammenfassung

- Analgesie bedeutet das medikamentöse Ausschalten von Schmerzen.
- Man unterscheidet Nicht-Opioid-Analgetika, Opioid-Analgetika und sonstige Analgetika.
- Opioide sind die stärksten Analgetika.
- Unter Sedierung versteht man das Verabreichen von Beruhigungsmitteln.
- Die Analgosedierung ist eine kombinierte analgetische und sedative Therapie.
- Als Sedativa kommen Benzodiazepine zum Einsatz.

Als Trauma bezeichnet man eine durch äußere Gewalt zugeführte Wunde, Schädigung oder Verletzung des Körpers. Durch den Unfallmechanismus kann es zu einer Vielzahl von Verletzungen kommen, die erkannt und therapiert werden müssen. Oftmals können offensichtliche Verletzungen von schwereren, aber weniger offensichtlicheren ablenken.

Advanced Trauma Life Support (ATLS®)

ATLS® ist ein weltweit angewendetes Ausbildungskonzept, das die standardisierte, prioritätenorientierte Versorgung von Traumapatienten zum Ziel hat. Durch dieses Konzept sollen alle Verletzungen systematisch erkannt und optimal therapiert werden. In Deutschland wird das Konzept durch die Deutsche Gesellschaft für Unfallchirurgie vertrieben www.dgu-online.de. Ursprünglich war das Konzept ein Schockraumalgorithmus, der auf den präklinischen Bereich ausgeweitet wurde.

Prinzipien der Traumaversorgung

- Behandle die größte Lebensgefahr zuerst!
- Vergrößere den Schaden nicht!
- Definitive Diagnosen sind erst später wichtig!
- Zeit ist der entscheidende Faktor!

Primary Survey – die Erstbeurteilung

Ziel des Primary Survey ist das Erkennen und Therapieren von unmittelbar lebensbedrohlichen Zuständen. Es kommt das ABCDE-Schema des ATLS® zur Anwendung (▮ Tab. 1), das systematisch durchgearbeitet wird. Stellt man bei einem der Punkte eine Störung fest, wird diese erst behandelt, bevor zum nächsten Punkt übergegangen wird. Lässt sich eine Störung nicht therapieren, wird mit dem Schema von vorne begonnen, um ein mögliches Übersehen der Störungsursache in den vorangegangenen Punkten auszuschließen. Auch im weiteren Verlauf muss eine ständige Reevaluation erfolgen.

Die Besonderheit am ABCDE-Schema ist der Wechsel zwischen diagnostischen und therapeutischen Anteilen. Die einzelnen Punkte sind nacheinander zu untersuchen und bei einer Störung zu beheben, bevor zum nächsten Punkt übergegangen wird. Tritt an einer Stelle ein unlösbares Problem auf, wird wieder bei „A" begonnen.

Secondary Survey – vollständige Beurteilung des Patienten

Der Secondary Survey folgt nach vollständigem Primary Survey und erfolgreicher Stabilisierung des Patienten. Er beginnt also nicht erst nach Ankunft des Patienten in der Klinik. Auch während des Secondary Survey wird das ABCDE-Schema stets reevaluiert.

Ziele des Secondary Survey

- Erfassung aller Diagnosen
- Untersuchung des Patienten von Kopf bis Fuß
- Untersuchung aller Körperöffnungen
- Erhebung der Patientenanamnese
- Festlegen des weiteren Vorgehens
- Entscheidung über eventuelle Verlegung des Patienten.

Im Rahmen des Secondary Survey wird eine komplette Anamnese erhoben. Besonders wichtig sind Allergien, Medikation, Vorerkrankungen und ggf. Schwangerschaft, die letzte Mahlzeit sowie der Unfallhergang (**a**llergies, **m**edications, **p**ast illnesses and pregnancy, **l**ast meal, **e**vents related to the injury **(AMPLE)**). Eine komplett neurologische Untersuchung ist ebenfalls notwendig. In der erweiterten Diagnostik kommen Sonographie, Röntgen, CT, MRT, Labor etc. zur Anwendung.

Definitive Versorgung

Akutphase oder Reanimationsphase
Stunde 1–3: Hier wird für eine ausreichende Oxygenierung, eine ausreichende Kardiozirkulation, eine ausreichende Analgosedierung und eine optimale Volumentherapie gesorgt. Es findet der Transport in eine geeignete Klinik statt. Des Weiteren sind lebensrettende Sofortoperationen wie die Splenektomie durchzuführen.

Primärphase oder Stabilisierungsphase
Stunde 3 bis Tag 3: Hier wird eine adäquate Beatmungs- und Volumentherapie ggf. weitere, ergänzende diagnostische Maßnahmen sowie die Organ- und Extremitätenerhaltung durchgeführt.

Sekundärphase oder Regenerationsphase
Tage 3–10: Operationen, Frakturversorgung, Wundrevisionen, Gewebetransplantationen oder Verbrennungsbehandlungen.

Tertiärphase oder Rehabilitationsphase
Allgemeine Rekonvaleszenz des Patientenzustandes wie Entwöhnung von der Beatmung, normale Organfunktionen, verbesserte Bewusstseinslage, kosmetische Eingriffe.

Airway & Spine	Fremdkörperentfernung aus Mund-Rachen-Raum, Kinn anheben, Guedel-Tubus, Intubation und HWS-Immobilisation
Breathing	Kontrolle von Atemfrequenz und Thoraxexkursion, Sichtung offener Thoraxverletzungen, Sauerstoffgabe, ggf. Intubation und Anlegen einer Thoraxdrainage
Circulation	Pulskontrolle, Blutungen stoppen, zwei großlumige i. v. Zugänge etablieren und Volumensubstitution
Disability	Glasgow Coma Scale (Vigilanz), Seitenzeichen (Pupillenreaktion) und Querschnittszeichen
Exposure & Environment (Ganzkörperuntersuchung und Umwelteinflüsse)	Komplette Entkleidung, Bodycheck und Wärmeerhalt

▮ Tab. 1: Das ABCDE-Schema.

Zusammenfassung

- ATLS® dient der strukturierten, prioritätenorientierten Versorgung von Traumapatienten.
- Der Primary Survey mit dem ABCDE-Schema dient dem Erkennen und der Behandlung unmittelbar lebensbedrohlicher Störungen.
- Der Secondary Survey schließt an den Primary Survey an, er dient der vollständigen Beurteilung des Patienten.
- Die definitive Versorgung schließt an den Secondary Survey an, man unterteilt sie in: Akut-, Primär, Sekundär- und Tertiärphase.

Notfallmedikamente 1

Im Folgenden werden die in der Notfallmedizin relevanten Medikamente behandelt. Es wird eine Auswahl an Wirkstoffen aufgeführt, mit denen der größte Teil der notfallmedizinischen Krankheitsbilder abzudecken ist.
Die Dosierungen beziehen sich auf den männlichen 70-kg-Standardpatienten.

> Bei der folgenden Auflistung sind aus Platzgründen nur einige Handelsnamen der Medikamente angegeben. Die meisten Medikamente werden auch von anderen Herstellern mit anderer Nomenklatur angeboten. Darüber hinaus sind die angegebenen Medikamente in weiteren Dosierungseinheiten und Applikationsformen als hier angegeben erhältlich.

Acetylsalicylsäure

Indikation: Akutes Koronarsyndrom, leichte Schmerzzustände, Fieber.
Handelsnamen: Aspirin® i. v. Inj.Lsg. 0,5 g/5 ml.
Dosierung: 500–1000 mg i. v.
Wirkung: Cyclooxygenasehemmung → Prostaglandinsynthese ↓, Thrombozytenaggregationshemmung, analgetisch, antipyretisch, antiphlogistisch.
Nebenwirkungen: Anaphylaxie, Magen-Darm-Ulzera, Blutbildungsstörungen, Reye-Syndrom beim Kind (Enzephalopathie und Leberdegeneration) → KI: Kinder < 8 Jahre.

Adenosin

Indikation: Paroxysmale AV-junktionale Tachykardien.
Handelsnamen: Adrekar® Inj.Lsg. 6 mg/2 ml; Adenoscan® Inj.Lsg. 30 mg/10 ml.
Dosierung: 3 – 6 – 9 – 12 mg jeweils als Bolus je nach Wirkung.
Wirkung: Adenosin-Rezeptor-Agonist, AV-Knoten-Blockade, Vagussteigerung.
Nebenwirkungen: Flush, Bronchospasmus, Dyspnoe.

Adrenalin

Indikation: Kardiopulmonale Reanimation (CPR), Anaphylaxie, Schock, schwere Bradykardie, schwerer Bronchospasmus.
Handelsnamen: Suprarenin® Amp. 1 mg/1 ml, 25 mg/25 ml.
Dosierung: Reanimation: 1 : 10 verdünnt, 1 mg i. v., (3 mg endobronchial), alle 3–5 min, Anaphylaxie: 1 : 10 verdünnen, 0,025–0,1 mg i. v.
Wirkung: β-Rezeptor-Agonist > α-Rezeptor-Agonist, positiv inotrop, positiv chronotrop, Blutdrucksteigerung, Bronchodilatation.
Nebenwirkungen: Hypertonie, Arrhythmien, Hyperglykämie.

Ajmalin

Indikation: Supraventrikuläre und ventrikuläre Tachykardien, Tachykardie bei WPW-Syndrom.
Handelsnamen: Gilurytmal® Amp. 50 mg/2 ml, 50 mg/10 ml.
Dosierung: 0,5–1,0 mg/kg KG i. v.
Wirkung: Na-Einstrom ↓ → Depolarisation ↓, negativ dromotrop, negativ inotrop, Antiarrhythmikum Klasse Ia.
Nebenwirkungen: GI-Störungen, Blutdruckabfall, Tachykardie.

Amiodaron

Indikation: Ventrikuläre und supraventrikuläre Tachyarrhythmien, refraktäres Kammerflimmern nach der 3. Defibrillation.
Handelsnamen: Cordarex® Amp. 150 mg/3 ml.
Dosierung: Ventr. Tachykardie: 5 mg/kg KG über 3 min. Reanimation: 300 mg i. v. nach der 3., 150 mg i. v. nach der 4. Defibrillation.
Wirkung: Blockade von Kaliumkanälen → Verlängerung des Aktionspotentials, Antiarrhythmikum Klasse III.
Nebenwirkungen: Bei Dauermedikation: Korneaablagerungen, Lungenfibrose, Leberschäden.

Atropin

Indikation: Asystolie, Bradykardie, Alkylphosphatintoxikation (z. B. Sarin, E 605).
Handelsnamen: Atropinsulfat® Amp. 0,5 mg/1 ml, 100 mg/10 ml.
Dosierung: Asystolie: 3 mg i. v.; Bradykardie: 0,5–1 mg i. v.; Alkylphosphatintoxikation: 5–100 mg i. v., dann Dosissteigerung, bis Speichelsekretion als Zeichen der Vagusdämpfung sistiert.
Wirkung: Muskarinerger ACh-Rezeptor-Antagonist, positiv chronotrop.
Nebenwirkungen: Schweißdrüsensekretion ↓, Tachykardie, Mundtrockenheit.

Biperidin

Indikation: Extrapyramidale Symptomatik durch Neuroleptika, Nikotinintoxikation.
Handelsnamen: Akineton® Amp. 5 mg/1 ml.
Dosierung: Extrap. Sympt.: 3–5 mg langsam i. v.
Wirkung: Zentral anticholinerge Hemmung.
Nebenwirkungen: Verwirrtheit, Glaukom, Mundtrockenheit.

Budesonid

Indikation: Asthma bronchiale, COPD, Reizgasinhalation.
Handelsnamen: Pulmicort® Turbohaler 0,2–0,4 mg/Hub.
Dosierung: Zweimal 1–2 Hübe p. i./d.
Wirkung: Antiphlogistisch, β-Rezeptor-Sensitivität ↑.
Nebenwirkungen: Heiserkeit, Candidabefall der Atemwege bei Daueranwendung.

Butylscopolamin

Indikation: Koliken.
Handelsnamen: Buscopan® Amp. 20 mg/1 ml.
Dosierung: 20–40 mg i. v.
Wirkung: Muskarin-Rezeptor-Antagonist (Parasympathikolyse).
Nebenwirkungen: Schweißdrüsensekretion ↓, Tachykardie, Mundtrockenheit.

Cafedrin/Theodrenalin

Indikation: Hypotension.
Handelsnamen: Akrinor® Amp. 200 mg Cafedrin + 10 mg Theodrenalin/2 ml.
Dosierung: 0,5–2 ml i. v.
Wirkung: Sympathomimetikum, positiv inotrop, Tonisierung venöser Gefäße.
Nebenwirkungen: Hypertonie, Rhythmusstörungen, Hyperglykämie.

Cimetidin

Indikation: Anaphylaxie.
Handelsnamen: Tagamet® Amp. 200 mg/2 ml.
Dosierung: 200–400 mg i. v.
Wirkung: H_2-Rezeptor-Antagonist, Hemmung der Histaminsekretion.
Nebenwirkungen: Exantheme, Übelkeit, Agranulozytose, Transaminasenerhöhung.

Clemastin

Indikation: Anaphylaxie.
Handelsnamen: Tavegil® Amp. 2 mg/5 ml.
Dosierung: 2–4 mg i. v.
Wirkung: Kompetitiver H_1-Rezeptor-Antagonist, Hemmung der Histaminsynthese.
Nebenwirkungen: Sedierung, Mundtrockenheit, Glaukom.

Clonazepam (Benzodiazepin)

Indikation: Krampfanfall.
Handelsnamen: Rivotril® Amp. 1 mg/1 ml.
Dosierung: 1–2 mg langsam i. v.
Wirkung: $GABA_A$-Rezeptor-Agonist → Neurotransmitterinhibition im ZNS, Antikonvulsion.
Nebenwirkungen: Atemdepression, Hypotension.

Clopidogrel

Indikation: Akutes Koronarsyndrom.
Handelsnamen: Plavix® Tbl. 75 mg.
Dosierung: Notfallmed.: initial 300 mg p. o.; 1. Tag: 300 mg, dann 75 mg/d.
Wirkung: Hemmung der ADP-abhängigen Thrombozytenaggregation.
Nebenwirkungen: Blutungen.

Dexamethason
Indikation: Reizgasinhalation.
Handelsnamen: Fortecortin® Dosieraerosol 0,125 mg/Hub.
Dosierung: 2–5 Hübe p. i., alle 5–10 min Wiederholung.
Wirkung: Glukokortikoid, Hemmung von Entzündung, Exsudation und Proliferation.
Nebenwirkungen: Hyperglykämie, Blutbildungsstörungen.

Diazepam (Benzodiazepin)
Indikation: Erregungszustände, Krampfanfall, Narkoseaufrechterhaltung.
Handelsnamen: Diazepam® Amp. 10 mg/2 ml, Diazepam Rectiole 5 und 10 mg.
Dosierung: 5–10 mg i. v., Rectiole: 5 mg < 15 kg KG, 10 mg > 10 kg KG.
Wirkung: $GABA_A$-Rezeptor-Agonist → Neurotransmitterinhibition im ZNS, Sedierung.
Nebenwirkungen: Atemdepression, paradoxe Reaktionen, antegrade Amnesie.

Digoxin
Indikation: Tachykardes Vorhofflimmern.
Handelsnamen: Lanicor® Amp. 0,25 mg/1 ml.
Dosierung: 0,4–0,8 mg langsam in Einzeldosen.
Wirkung: Hemmung des Na^+-K^+-Transports der Muskelzelle, Vagussteigerung.
Nebenwirkungen: AV-Block, Arrhythmien, Extrasystolen.

Dimenhydrinat
Indikation: Übelkeit, Erbrechen.
Handelsnamen: Vomex A® Amp. 62 mg/10 ml.
Dosierung: 62–186 mg i. v., max. 400 mg/d.
Wirkung: Kompetitiver H_1-Rezeptor-Antagonist.
Nebenwirkungen: Sedierung, Mundtrockenheit, GI-Beschwerden.

Dimetinden
Indikation: Anaphylaxie.
Handelsnamen: Fenistil® Amp. 4 mg/4 ml.
Dosierung: 4–8 mg langsam i. v.
Wirkung: Kompetitiver H_1-Rezeptor-Antagonist, Hemmung der Histaminsynthese.
Nebenwirkungen: Sedierung, Mundtrockenheit, Glaukom.

Dopamin
Indikation: Kardiogener Schock, schwerste Hypotension.
Handelsnamen: Dopamin® Amp. 50 mg/5 ml, 200 mg/10 ml, 250 mg/50 ml.
Dosierung: 2–30 µg/kg/min i. v. über Perfusor.
Wirkung: α-, β- und Dopaminrezeptor-Agonist, renale Vasodilatation, HZV ↑.
Nebenwirkungen: Arrhythmien, Hypertonie, Hyperglykämie.

Esmolol
Indikation: Supraventrikuläre Tachykardie, Tachyarrhythmie.
Handelsnamen: Brevibloc® Amp. 100 mg/10 ml, 2,5 g/10 ml.
Dosierung: 30 mg über 1 min i. v.; dann kontinuierlich bis 80 mg i. v.
Wirkung: Kompetitiver β-Rezeptor-Antagonist, myokardialer O_2-Verbrauch ↓, HZV ↓.
Nebenwirkungen: AV-Block, Bradykardie, Hypotonie.

Etomidat
Indikation: Narkoseeinleitung.
Handelsnamen: Hypnomidate® Amp. 20 mg/10 ml.
Dosierung: 20–30 mg i. v.
Wirkung: Hypnotikum, keine Analgesie, kein RR ↓.
Nebenwirkungen: Atemdepression, Myoklonie.

Fenoterol
Indikation: Asthma bronchiale, Tokolyse (Wehenhemmung).
Handelsnamen: Berotec® N Dosieraerosol 0,1 mg/Hub.
Dosierung: 2–4 Hübe, ggf. repetitiv.
Wirkung: Systemischer β_2-Rezeptor-Agonist, Sympathomimetikum.
Nebenwirkungen: Tachyarrhythmie, Extrasystolen, Angina pectoris, Tremor.

Fentanyl (BtM)
Indikation: Analgesie, Standard-Narkoseanalgetikum.
Handelsnamen: Fentanyl-Janssen® Amp. 0,1 mg/2 ml, 0,5 mg/10 ml.
Dosierung: Spontanatmend: 0,05–0,1 mg i. v.; intubiert/beatmet: 0,2 mg Fentanyl i. v. bolusweise.
Wirkung: Agonist an zentralen Opioid-Rezeptoren. 100-fache Morphinwirkung!
Nebenwirkungen: Atemdepression, Sedierung, Bradykardie, RR ↓.

Flumazenil
Indikation: Antagonisierung von Benzodiazepinwirkung.
Handelsnamen: Anexate® Amp. 0,5 mg/5 ml, 1 mg/10 ml.
Dosierung: 0,2 mg langam i. v. über 15 s, dann 0,1 mg/min, bis Wirkung eintritt.
Wirkung: $GABA_A$-Rezeptor-Antagonist.
Nebenwirkungen: Durch die geringere HWZ → Resedation möglich.

Furosemid
Indikation: Lungenödem, hypertensive Krise, forcierte Diurese.
Handelsnamen: Lasix® Amp. 20 mg/2 ml, 40 mg/4 ml.
Dosierung: 40–80 mg i. v.
Wirkung: Hemmung des Na^+-2 Cl^--K^+-Carriers → Hemmung der Na^+- und Cl^--Rückresorption; Schleifendiuretikum.
Nebenwirkungen: Hypokaliämie, Hypovolämie, Anurie.

Glukose
Indikation: Hypoglykämie.
Handelsnamen: Glucose 40% Amp. 4 g/10 ml.
Dosierung: 16 mg; nach Rücklaufprobe: 8 mg direkt i. v., 8 mg in die Infusion.
Wirkung: Anstieg des Blutzuckers.
Nebenwirkungen: Hyperglykämie.

Haloperidol
Indikation: Psychotischer Erregungszustand, Agitiertheit, akute Psychose.
Handelsnamen: Haldol® Amp. 5 mg/1 ml.
Dosierung: 5–10 mg i. v.
Wirkung: α- und Dopaminrezeptor-Antagonist, Sedierung, antipsychotisch.
Nebenwirkungen: Dyskinesien, Unruhe, depressive Stimmung.

Heparin
Indikation: Myokardinfarkt, instabile Angina pectoris, Lungenembolie.
Handelsnamen: Liquemin N® Amp. 5000 ml/1 ml, 25 000 IE/5 ml.
Dosierung: 60 IE/kg KG i. v. bei Myokardinfarkt und instabiler AP.
Wirkung: Inhibition der Gerinnungsfaktoren X und II sowie Komplexbildung mit AT III → Wirkungsverstärkung von AT III um den Faktor 1000.
Nebenwirkungen: Blutungen, Anaphylaxie, Thrombopenie.

Ketamin
Indikation: Schweres Trauma; kurze komplette Analgesie (z. B. Reposition bei Luxation); Narkoseeinleitung mit erhaltender Spontanatmung, bei erwarteter schwieriger Intubation.
Handelsnamen: Ketanest® Amp. 50 mg/5 ml, 100 mg/2 ml
Dosierung: Analgesie: 0,25–0,5 mg/kg KG i. v., Narkose: 0,5–1 mg/kg KG i. v.
Wirkung: NMDA-Rezeptor-Antagonist, analgetisch, hypnotisch, keine Atemdepression in analgetischer Dosierung, RR ↑.
Nebenwirkungen: Anstieg von Blut- und Hirndruck, Tachykardie, unangenehme Träume.

Notfallmedikamente 2

Lidocain
Indikation: Ventrikuläre Tachykardien, Lokalanästhesie.
Handelsnamen: Xylocain® 2% Amp. 100 mg/5 ml.
Dosierung: 1–1,5 mg/kg KG i. v.
Wirkung: Na^+-Einstrom ↓ → Depolarisation ↓, Antiarrhythmikum Klasse I b.
Nebenwirkungen: GI-Störungen, Hypotonie, AV-Block, Schwindel.

Metamizol
Indikation: Schmerzen.
Handelsnamen: Novalgin® Amp. 1 g/2 ml, 2,5 g/5 ml.
Dosierung: 1–2,5 g langsam i. v.
Wirkung: Cyclooxygenasehemmung → Prostaglandine ↓, antipyretisch, analgetisch, antiphlogistisch, spasmolytisch.
Nebenwirkungen: Agranulozytose, Leuko- und Thrombopenie.

Metoclopramid
Indikation: Übelkeit, Erbrechen.
Handelsnamen: Paspertin® Amp. 10 mg/2 ml, MCP® Hexal Amp. 10 mg/2 ml.
Dosierung: 10 mg i. v.
Wirkung: Zentraler und peripherer Dopaminrezeptor-Antagonist → ACh-Freisetzung ↑ → Motilität ↑.
Nebenwirkungen: Müdigkeit, Kopfschmerzen, Schwindel.

Metoprolol
Indikation: Arterielle Hypertonie, Sinustachykardie, chronische Herzinsuffizienz, akutes Koronarsyndrom.
Handelsnamen: Beloc® Amp. 5 mg/5 ml.
Dosierung: 2,5–5 mg i. v.
Wirkung: Kompet. β-Rezeptor-Antagonisierung → neg. ino-/chronotrop, HZV ↓.
Nebenwirkungen: AV-Block, Bradykardie, Hypotonie.

Midazolam (Benzodiazepin)
Indikation: Angstzustände, Krampfanfall, Narkoseaufrechterhaltung.
Handelsnamen: Dormicum® Amp. 5 mg/5 ml, 15 mg/3 ml.
Dosierung: Sedierung: 2–5 mg i. v. Narkose: 0,1 mg/kg KG i. v.
Wirkung: $GABA_A$-Rezeptor-Agonist → Neurotransmitterinhibition im ZNS, Sedierung.
Nebenwirkungen: Paradoxe Reaktionen, antegrade Amnesie, Atemdepression.

Morphin (BtM)
Indikation: Stärkste Schmerzen, kardiales Lungenödem.
Handelsnamen: Morphinum® Amp. 10 mg/1 ml, 10 mg/2 ml, MSI 10 mg/1 ml.
Dosierung: 5–10 mg i. v.
Wirkung: Stimulation zentraler und peripherer Opioidrezeptoren, Vorlastsenkung, Analgesie, Sedierung.
Nebenwirkungen: Atemdepression, Bradykardie, RR ↓.

Naloxon
Indikation: Opioidintoxikation, Opiatüberhang nach Narkose.
Handelsnamen: Narcanti® Amp. 0,4 mg/1 ml.
Dosierung: 0,1–0,2 mg i. v. alle 2–3 min.
Wirkung: Kompetitiver Opioidrezeptor-Antagonist.
Nebenwirkungen: Geringere HWZ → Remorphinisierung möglich.

Natriumhydrogenkarbonat/Natriumbikarbonat
Indikation: Hyperkaliämie, schwere Azidose, bei präklinischer CPR eingeschränkt empfohlen.
Handelsnamen: Natriumhydrogenkarbonat® 8,4% Inf.Lsg. 20, 100, 250 ml (1 mmol/1 ml).
Dosierung: Präklinisch: 1 mmol/kg KG; klinisch: Base Excess × 0,3 × kg KG = mmol, max. 1,5 mmol/kg/h i. v.
Wirkung: H^+-Elimination; $H^+ + HCO_3^- \rightarrow H_2CO_3 \rightarrow H_2O + CO_2$.
Nebenwirkungen: Alkalose, Hypernatriämie, CO_2-Retention bei resp. Insuffizienz.

Nifedipin
Indikation: Hypertensive Krise.
Handelsnamen: Adalat® Kaps. 10 mg/Kapsel.
Dosierung: 1–2 Kapseln p. o.
Wirkung: Kalziumkanal-Antagonist, Vasodilatation.
Nebenwirkungen: Folgen von Vasodilatation.

Nitroglycerin
Indikation: Angina pectoris, Linksherzinsuffizienz, Lungenödem, hypertensive Krise.
Handelsnamen: Nitrolingual® Spray 0,4 mg/Hub; Kapseln 0,8 mg, 1,2 mg.
Dosierung: Spray: 2–3 Hübe s. l.; Kaps. 1 à 0,8 mg s. l.
Wirkung: NO-Freisetzung, Vasodilatation, Vor- und Nachlastsenkung.
Nebenwirkungen: Kopfschmerzen, Kreislaufdysregulation.

Noradrenalin
Indikation: Schock.
Handelsnamen: Arterenol® Amp. 1 mg/1 ml, Durchstechflaschen 25 mg/25 ml.
Dosierung: Individuell, durchschnittlich: 0,1 µg/kg KG/min.
Wirkung: Stimulation der α- und in geringem Maße der β_1-Rezeptoren → Vasokonstriktion, neg. Chronotropie.
Nebenwirkungen: Arrhythmien, Angina pectoris, Hyperglykämie.

Pancuronium
Indikation: Muskelrelaxierung.
Handelsnamen: Pancuronium® Amp. 4 mg/2 ml Durchstechflasche.
Dosierung: 0,1 mg/kg KG i. v.
Wirkung: Kompetitive Hemmung von ACh am Nikotinrezeptor → nicht-depolarisierendes Muskelrelaxans, RR ↑.
Nebenwirkungen: Bronchospasmus, Tachykardie, Blutdruck ↓.

Pethidin (BtM)
Indikation: Starke Schmerzen.
Handelsnamen: Dolantin® Amp. 50 mg/100 mg.
Dosierung: 25–150 mg langsam i. v. (10 mg/min).
Wirkung: Analgetisch, 0,1-fache Morphinwirkung, gering ausgeprägte Atemdepression.
Nebenwirkungen: Kreislaufdepression, gering spasmogen.

Physostigmin
Indikation: Zentral anticholinerges Syndrom (Medikamenteninteraktionen an muskarinergen Rezeptoren).
Handelsnamen: Anticholium® Amp. 2 mg/5 ml.
Dosierung: 1–2 mg langsam i. v.
Wirkung: Zentral wirkender Cholinesterasehemmer, Parasympathomimetikum.
Nebenwirkungen: Bradykardie, Bronchokonstriktion, Sekretionssteigerung.

Piritramid (BtM)
Indikation: Starke Schmerzen.
Handelsnamen: Dipidolor® Amp. 15 mg/2 ml.
Dosierung: 7,5–15 mg i. v.
Wirkung: Stimulation zentraler und peripherer Opioidrezeptoren, pulmonalarterielle Drucksenkung, Analgesie, Sedierung.
Nebenwirkungen: Atemdepression, Bradykardie, Hypotension.

Prednisolon
Indikation: Anaphylaxie, schwerer Asthmaanfall.
Handelsnamen: Solu Decortin H® Amp. 10/25/50/250/1000 mg.
Dosierung: 50–1000 mg i. v.
Wirkung: Glukokortikoid, Hemmung von Entzündung, Exsudation und Proliferation.
Nebenwirkungen: Hyperglykämie, Blutbildungsstörungen.

Prednison
Indikation: Pädiatrie: Anaphylaxie, Asthma bronchiale, Pseudo-Krupp.
Handelsnamen: Rectodelt® Supp. 5/10/30/100 mg.
Dosierung: 5–20 mg/kg KG rektal.
Wirkung: Glukokortikoid, Hemmung von Entzündung, Exsudation und Proliferation.
Nebenwirkungen: Hyperglykämie, Blutbildungsstörungen.

Promethazin
Indikation: Erregungs-, Verwirrtheitszustände, Psychose, Delir.
Handelsnamen: Atosil N® Amp. 50 mg/2 ml.
Dosierung: 25–50 mg i. v.
Wirkung: α- und Dopaminrezeptor-Agonist, Sedierung, antipsychotisch.
Nebenwirkungen: Dyskinesien, paradoxe Reaktionen, depressive Stimmung.

Succinylcholin
Indikation: Muskelrelaxierung.
Handelsnamen: Lysthenon® 2% Amp. 50 g/5 ml, 100 mg/2 ml, 100 mg/5 ml, Pantolax® Amp. 100 mg/5 ml.
Dosierung: 1–1,5 mg/kg KG i. v.
Wirkung: Kurzwirksames depolarisierendes Muskelrelaxans zur Intubation.
Nebenwirkungen: Anaphylaxie, Faszikulationen, maligne Hyperthermie.

Tenecteplase
Indikation: Myokardinfarkt, Lungenembolie.
Handelsnamen: Metalyse® Inj.Lsg. 8000 U (40 mg)/8 ml, 10 000 U (50 mg)/10 ml.
Dosierung: Einmaliger Bolus von 100 U/kg KG.
Wirkung: Proteolytische Umwandlung von Plasminogen in Plasmin, Auflösung nicht organisierter Thromben.
Nebenwirkungen: Blutungskomplikationen.

Terbutalin
Indikation: Asthmaanfall, COPD, Reizgasinhalation.
Handelsnamen: Bricanyl® Amp. 0,5 mg/1 ml.
Dosierung: 0,25–0,5 mg s. c. Einzige nicht i. v. Gabe im Rettungsdienst!
Wirkung: β_2-Rezeptor-Agonist, Sympathomimetikum, Bronchodilatation.
Nebenwirkungen: Tachyarrhythmien, Extrasystolen, Angina pectoris, Tremor.

Theophyllin
Indikation: Asthmaanfall, COPD, Reizgasinhalation.
Handelsnamen: Bronchoparat® Amp. 200 mg/10 ml; Euphylong® Amp. 200 mg/10 ml.
Dosierung: 200–400 mg langsam i. v.
Wirkung: Phosphodiesterase-Hemmung → cAMP ↑ → Spasmolyse, Bronchodilatation.
Nebenwirkungen: Übelkeit, Erbrechen, Tachykardie, Tremor.

Thiamazol
Indikation: Hyperthyreose, thyreotoxische Krise.
Handelsnamen: Favistan® Amp. 40 mg/1 ml.
Dosierung: Thyreotoxische Krise: 3–4 × 40 mg i. v./d.
Wirkung: Hemmung der Schilddrüsenperoxidase → Schilddrüsenhormone ↓.
Nebenwirkungen: Diffuse Struma, Anaphylaxie, Agranulozytose.

Thiopental (Barbiturat)
Indikation: Narkose, insb. bei isoliertem SHT, Status epilepticus.
Handelsnamen: Trapanal® Durchstechflasche 500 mg/20 ml.
Dosierung: 5 mg/kg KG i. v.
Wirkung: Hypnotikum, Antikonvulsivum, Blut- und Hirndrucksenkung.
Nebenwirkungen: Ausgeprägte Blutdrucksenkung, Atemdepression, RR ↓.

Urapidil
Indikation: Hypertensive Krise.
Handelsnamen: Ebrantil® Amp. 25 mg/5 ml, 50 mg/10 ml.
Dosierung: 25–50 mg Urapidil i. v., titrierte Gabe von Boli à 5–10 mg.
Wirkung: α_1- und α_2-Rezeptor-Agonist, Serotoninrezeptor-Stimulation.
Nebenwirkungen: Reflektorische Tachyarrhythmie, orthostat. Dysfunktionen, Müdigkeit.

Verapamil
Indikation: Supraventrikuläre Rhythmusstörungen.
Handelsnamen: Isoptin® Amp. 5 mg/2 ml.
Dosierung: 2,5–10 mg langsam i. v.
Wirkung: $5\text{-}HT_{1A}$-Rezeptor-Antagonist, Antiarrhythmikum Klasse IV.
Nebenwirkungen: Reflektorische Tachyarrhythmien, orthostat. Dysfunktionen, Müdigkeit.

Einsatzstelle 1

Gefahren der Einsatzstelle

Gefahren der Einsatzstelle sind alle schädlichen Einflüsse, die Helfern und Patienten widerfahren können.

> Gefahren der Einsatzstelle sind: Absturz, Ausbreitung aller Gefahren, Angstreaktionen, atomare Gefahren, chemische Gefahren, Explosion, Einsturz, Elektrizität und eigene Verletzungen (ACE Schema).

Für Rettungskräfte beginnt die Gefahr bereits vor Ankunft an der Einsatzstelle. Pro Jahr ereignen sich etwa 3500 Unfälle mit Rettungsmitteln auf deren Anfahrt (▮ Abb. 1). Darüber hinaus bergen die zur Rettung benötigten Geräte ebenfalls Gefahren.
Es gibt mehrere Taktiken, Gefahren der Einsatzstelle anzugehen:

Angriff
Beseitigung der Gefahrenursache, z. B. Sicherung eines PKW gegen Abrutschen am Hang.

Verteidigung
Schutz eines Gutes durch Aufheben der Gefahr, z. B. Abstellen eines RTW als „Prellbock" für den nachfolgenden Verkehr.

Rettung
Entfernung eines Gutes aus dem Gefahrenbereich, z. B. Retten einer Person aus einer Wohnung mit ausströmendem Gas.

Rückzug
Hier hat der Eigenschutz Priorität, z. B. keine Patientenversorgung bei nicht abgeschaltetem Starkstrom.

> Lebende Menschen und Tiere werden gerettet, Tote und Sachgüter werden geborgen!

Vorgehen an der Einsatzstelle

Eigenschutz
Maßnahmen, die dem Eigenschutz dienen, sind als Erstes durchzuführen. Hierzu zählen: Absichern der Einsatzstelle durch einen RTW als „Prellbock", Tragen von Warnkleidung, Erkennen von Gefahrenpotentialen (Gefahrstoffe, Elektrizität etc.) (▮ Abb. 2).

Triage
Sichtung **aller** Patienten, bevor mit der Therapie begonnen wird. Gegebenenfalls nach weiteren Verletzten suchen lassen, wenn z. B. die Frage nach der Fahrzeuginsassenzahl nicht geklärt ist.

Rückmeldung an Rettungsleitstelle
Die Rettungsleitstelle muss über die Lage vor Ort in Kenntnis gesetzt werden. Gegebenenfalls müssen weitere Rettungsdienstkräfte nachalarmiert oder muss weitere Hilfe durch Feuerwehr, Polizei usw. angefordert werden.

Behandlung
Erst jetzt wird mit der Versorgung der Patienten nach in der Triage festgelegter Prioritätenfolge begonnen.

Versorgungskonzepte

In der Notfallmedizin spielt der Faktor Zeit eine enorm wichtige Rolle. Je nach Zustand des Patienten muss darüber entschieden werden, ob er von einem schnellstmöglichen Transport oder einer invasiven Versorgung und Therapieoptimierung vor Ort profitiert.

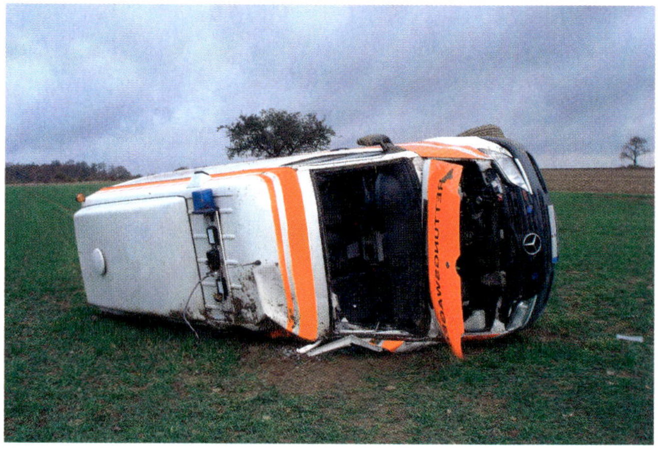

▮ Abb. 1: Eigenunfall eines RTW bei Anfahrt zum Notfall. [10]

Darüber hinaus muss eine Entscheidung über die geeignete Zielklinik getroffen werden.

Schneller Transport

Liegt ein Krankheitsbild mit engem therapeutischem Fenster, z. B. eine intraabdominelle Blutung, vor oder sind die diagnostischen und therapeutischen Mittel des Rettungsdienstes limitiert, muss ein schneller Transport erfolgen.
Load and go (aufladen und wegfahren) oder **Scoop and run** (aufsammeln und wegfahren) sind hier die Konzeptbezeichnungen.

Therapieoptimierung vor Ort

Lässt das Krankheitsbild eine Therapie zur Stabilisierung des Patienten vor Ort zu, wird diese zur schonenden und optimierten Patientenversorgung durchgeführt, bis der Patient transportfähig ist. Ein Beispiel ist die schonende Rettung eines eingeklemmten, aber kreislaufstabilen Patienten aus einem PKW.
Stay and play (bleiben und versorgen) oder **Stay and treat** (bleiben und behandeln) werden hier als Konzepte angewandt.

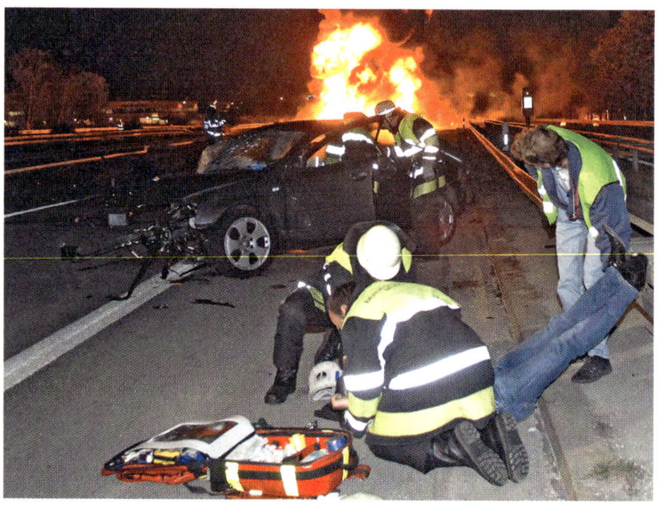

▮ Abb. 2: Versorgung eines Patienten nach Kollision mit brennendem Tanklastzug. [1]

Schneller Transport nach Therapieoptimierung

Bei vielen Verletzungsmustern, z. B. dem Schädel-Hirn-Trauma, muss ein Mittelweg zwischen den beiden Versorgungskonzepten gefunden werden, der als **Treat and run** (behandeln und losfahren) bezeichnet werden kann. Der Patient soll hier zwar stabilisiert, aber auch ohne Zeitverlust der Klinik zur kausalen Therapie zugeführt werden. Der Faktor Zeit muss stets beachtet werden.

„Treat and run" ist das heute in aller Regel angewandte Versorgungskonzept.

Patientenorientierte Rettung

Bei der patientenorientierten Rettung wird der Patient durch intensive Zusammenarbeit zwischen medizinischen und technischen Rettungskräften aus einer Notlage wie Einklemmung, Verschüttung oder Absturz befreit. Sie wird angewandt, wenn der Patient während des hierfür benötigten Zeitraums kreislaufstabil bleibt. Im Falle eines Verkehrsunfalls mit Einklemmung verschafft man sich Zugang zum Patienten und behandelt diesen im Fahrzeug. Das Fahrzeug wird derweil von außen gegen weitere Erschütterung gesichert. Im Folgenden werden Karosserieteile wie das Fahrzeugdach so weit entfernt, bis der Patient achsengerecht mittels Rettungskorsett oder Rettungsbrett aus dem Fahrzeug gerettet werden kann (▮ Abb. 3).

Crashrettung

Muss der Patient aufgrund seines Zustands, z. B. beim kreislaufinstabilen Patienten mit V. a. intraabdominelle Blutung, sehr schnell befreit werden, spricht man von Crashrettung. Unter Hintenanstellung weiterer Verletzungen z. B. die drohende Querschnittslähmung wird sich auf die lebenswichtigen Funktionen als höheres Gut konzentriert und der Patient schnellstmöglich befreit.

Zielklinik

Kliniken sind in drei Versorgungsstufen eingeteilt. Die im Laufe der Versorgung notwendige Diagnostik und Therapie des Patienten lässt sich präklinisch meist abschätzen, womit die geeignete Zielklinik gewählt werden kann. Unnötige Verlegungen des Patienten werden hierdurch vermieden. Rehakliniken oder Spezialkliniken, z. B. psychiatrische Landeskrankenhäuser, nehmen nicht an der Akutversorgung teil.

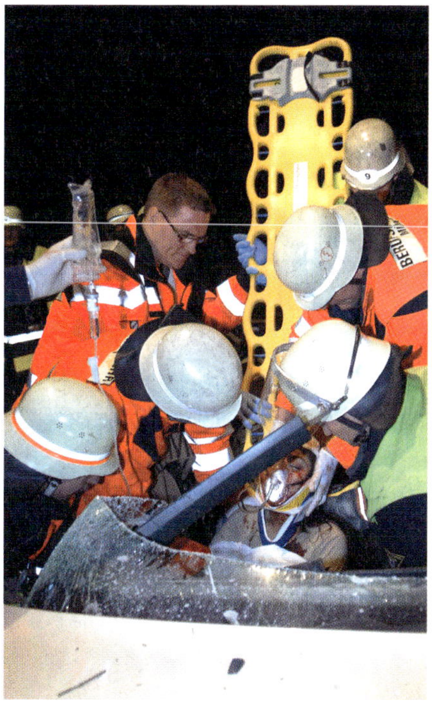

▮ Abb. 3: Patientenorientierte Rettung mittels Spineboard nach Verkehrsunfall. [1]

- **Grund- und Regelversorgung:** Eine Innere und/oder chirurgische Abteilung muss vorhanden sein.
- **Schwerpunktversorgung:** Die Klinik erfüllt überörtliche Schwerpunktaufgaben und führt mehrere Fachabteilungen.
- **Maximalversorgung:** Meist Hochschulkliniken, hoch differenzierte, medizinisch-technische Einrichtungen sind verfügbar (▮ Abb. 4).

Spezielle Einsatzkräfte

Es gibt eine Vielzahl an Sondereinsatzkräften, die für spezielle Notfallsituationen angefordert werden können:

- **Rüstzug:** Fahrzeugkombination der Feuerwehr, die alle technischen Rettungen, z. B. Befreiung eingeklemmter Personen oder Wohnungstüröffnungen, vornehmen kann
- **Löschzug:** Fahrzeugkombination der Feuerwehr zur Brandbekämpfung, aber auch zur Rettung von liegenden Patienten aus oberen Stockwerken über die Drehleiter
- **Gefahrstoffzug:** Fahrzeugkombination der Feuerwehr zur technischen Hilfe bei Gefahrgutunfällen. Die Ausstattung umfasst u. a. besondere Schutzbekleidung und Messeinrichtungen.
- **Höhenrettungsgruppe:** auf Arbeiten in großen Höhen spezialisierte Gruppe zur Rettung aus exponierten Lagen (▮ Abb. 1, S. 40)
- **Rettungstaucher:** zur Rettung und Bergung aus dem Wasser
- **Bergwacht:** speziell zur Suche und Rettung in Berggebieten und unwegsamem Gelände ausgebildetes Personal.

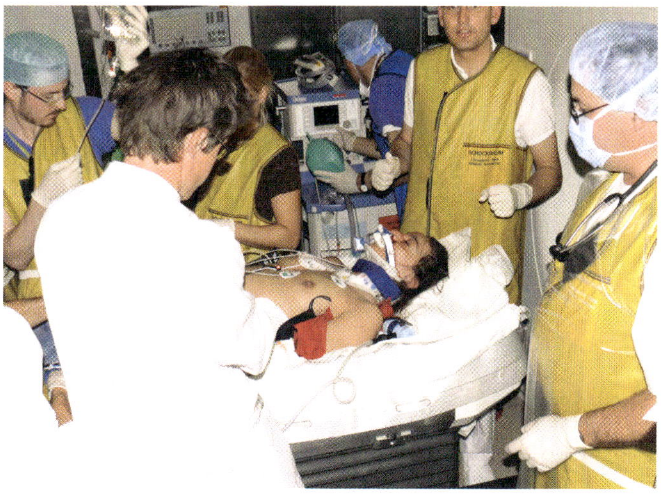

▮ Abb. 4: Schockraumversorgung in der Zielklinik. [3]

Einsatzstelle 2

Gefahrgutunfälle

Eine besondere Gefahr stellt das stetig steigende Gefahrgutaufkommen dar. Alleine in Deutschland werden jährlich ca. 270 Mio. Tonnen Gefahrgut auf den Straßen transportiert.

Gefahrgüter sind Stoffe, die Gefahren für die öffentliche Sicherheit, für wichtige Gemeingüter oder die Gesundheit von Menschen und Tieren darstellen und durch Gesetze als Gefahrgut deklariert sind.

Gefahrgutunfälle kommen dort vor, wo Gefahrgut transportiert, gelagert oder verarbeitet wird. Sie ereignen sich durch Verkehrsunfälle, Brände, unsachgemäße Lagerung, unsachgemäße Verarbeitung oder durch Anschläge.

Gefahrgutklassen und Gefahrzettel

Gefahrgüter werden nach ihren Eigenschaften durch das „Europäische Übereinkommen über die Beförderung gefährlicher Güter über die Straße" (ADR) in neun Klassen eingeteilt. Jeder Gefahrgutklasse wird mindestens ein Gefahrzettel – ein auf der Spitze stehendes Quadrat – zugeordnet, das sichtbar am Gefahrgut so angebracht werden muss, dass es von weitem zu identifizieren ist.

Warntafel

Neben dem Gefahrzettel gibt eine Warntafel Informationen über das Gefahrgut (▮ Abb. 2). Warntafeln sind rechteckig, orange und ohne Beschriftung, wenn mehrere verschiedene Gefahrgüter zusammen transportiert werden. Wird ein einziger Stoff transportiert, sind zwei übereinanderstehende Nummerncodes auf der Tafel.

Gefahrnummer

Der obere Nummerncode ist die Gefahrnummer oder die sog. Kemler-Zahl. Die erste Ziffer der Gefahrnummer steht für die Gefahrgutklasse. Die Verdoppelung dieser Ziffer bedeutet eine vom Stoff ausgehende erhöhte Gefahr. Ein X bedeutet eine Gefahrenzunahme in Verbindung mit Wasser.

Stoffnummer

Der untere Nummerncode ist die Stoffnummer oder die sog. UN-Nummer. Sie liefert Informationen über die einzelnen chemischen Verbindungen bzw. über die chemische Stoffgruppe und über die von Feuerwehren und Behörden zu treffenden Maßnahmen.

Unfallmerkblatt

Zusätzlich zu Gefahrzettel und Warntafel gibt das mitgeführte Unfallmerkblatt Aufschluss über die vom Stoff ausgehenden Gefahren und Informationen über die Maßnahmen bei Leckage, Brand und Kontamination. Da die Unfallmerkblätter im Fahrzeug mitgeführt werden, ist die Zugänglichkeit im Gegensatz zu den anderen beiden von weitem sichtbaren Kennzeichnungssystemen eingeschränkt.

Transport-Unfall-Informations- und Hilfeleistungssystem (TUIS)

TUIS ist ein Unternehmen der deutschen und österreichischen chemischen Industrie, das bei Gefahrgutunfällen ein dreistufiges Informations- und Hilfeleistungssystem anbietet.

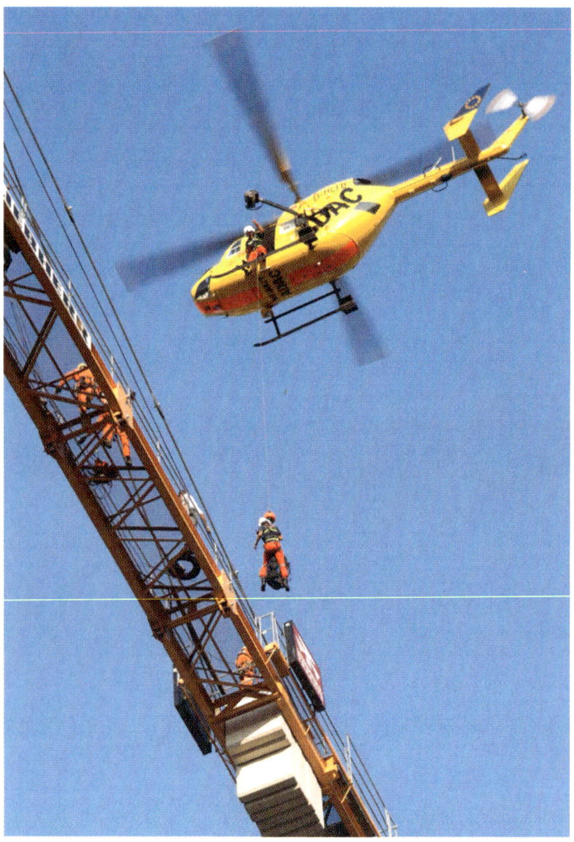

▮ Abb. 1: Rettung eines Kranführers durch die Höhenrettungsgruppe und den RTH Christoph 1 (München). [1]

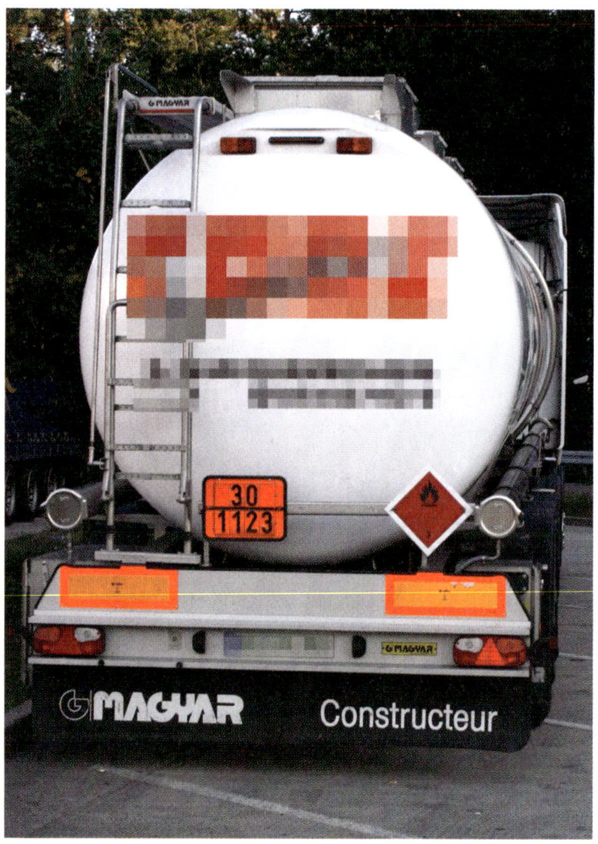

▮ Abb. 2: Gefahrzettel und Warntafel an einem Tanklastzug mit Butylacetat. [2]

- **telefonische Fachberatung:** weitere Auskünfte über das Gefahrgut, zu treffende Maßnahmen etc.
- **Fachberatung vor Ort:** durch Gefahrgutspezialisten
- **Unterstützung durch eine Werkfeuerwehr, Fachpersonal und spezielles Gerät vor Ort:** Deutschlandweit sind 150 Betriebe mit ihren Werkfeuerwehren dem TUIS angeschlossen, sodass eine relativ zeitnahe Unterstützung gewährleistet ist.

Die TUIS-Alarmierung ist nicht Aufgabe des primären Rettungsdienstpersonals oder des Notarztes, sondern Aufgabe des Leitenden Notarztes über die Rettungsleitstelle.

TUIS-Notrufnummer der BASF AG Ludwigshafen als National Response Center: 0621/6043333

Vorgehen bei Gefahrgutunfällen

Der Eigenschutz hat oberste Priorität!

- Sollten von der Leitstelle noch keine Kräfte für das Meldebild „Gefahrgutunfall" alarmiert worden sein, ist dies unverzüglich zu veranlassen.
- Falls möglich, sich mit dem Wind der Einsatzstelle nähern!
- Ausgiebige Erkundung der Einsatzstelle mit ausreichendem Sicherheitsabstand. Rückmeldung über die Patientenzahl, Art und Umfang des Austritts und Mitteilung des Nummerncodes der Warntafel bzw. des Gefahrzettels!
- Menschenrettung: Je nach Lage kann die Menschenrettung erst durch Fachpersonal mit entsprechender Schutzbekleidung durchgeführt werden. Dies ist der Fall, wenn Stoffe austreten, sich ausbreiten, brennen oder das Gefährdungspotential nicht beurteilbar ist.
- Evakuierung der Unfallstelle, bei größeren Schadenslagen LNA und OrgL nachalarmieren!
- Vorbereitung auf die Patientenübernahme außerhalb des Gefahrenbereichs!

Gefahrzettel (Beispiel)	Klasse	Eigenschaften
	Klasse 1	Explosive Stoffe und Gegenstände mit Explosivstoff
	Klasse 2	Verdichtete, verflüssigte oder unter Druck gelöste Gase
	Klasse 3	Entzündbare flüssige Stoffe
	Klasse 4	Entzündbare feste Stoffe, selbstentzündliche Stoffe und Stoffe, die in Berührung mit Wasser brennbare Gase entwickeln
	Klasse 5	Selbstentzündliche Stoffe
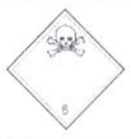	Klasse 6	Giftige Stoffe
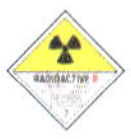	Klasse 7	Radioaktive Stoffe
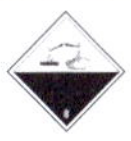	Klasse 8	Ätzende Stoffe
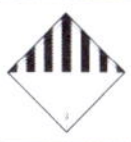	Klasse 9	Alle gefährlichen Stoffe, die nicht den anderen Klassen zugeordnet werden können

Tab. 1: Einteilung der Gefahrgutklassen.

Zusammenfassung

- An der Einsatzstelle hat der Eigenschutz oberste Priorität.
- Die Gefahren der Einsatzstelle sind vielfältig und müssen beachtet und eliminiert werden.
- Lebende Menschen und Tiere werden gerettet, Tote und Sachgegenstände werden geborgen.
- An der Einsatzstelle muss die Lage vor Handlungsbeginn erkannt und beurteilt werden.
- Das im Rettungsdienst meist angewandte Versorgungskonzept ist „Treat and run".
- Ist ein Patient in Zwangslage kreislaufstabil, kann er „patientenorientiert" gerettet werden. Ist er vital bedroht, muss er durch die Crashrettung schnellstmöglich befreit werden.
- Zur optimalen Weiterversorgung des Patienten muss eine Zielklinik mit geeigneter Versorgungsstufe gewählt werden.
- Bei Bedarf muss eine frühzeitige Nachalarmierung oder Anforderung von Spezialkräften erfolgen.
- Je nach Lage kann die Menschenrettung erst durch Fachpersonal mit entsprechender Schutzausrüstung erfolgen.
- Gefahrgüter werden in neun Klassen unterteilt.
- Informationen über das Gefahrgut liefern: Gefahrzettel, Warntafel und das Unfallmerkblatt.
- Durch das TUIS kann fachliche Beratung und Hilfeleistung angefordert werden.

Massenanfall von Verletzten (MANV)

Großschadenslagen

Bei Großschadenslagen sind viele Menschen und/oder Sachgüter betroffen. Ob ein Ereignis eine Großschadenslage ist, hängt von mehreren Faktoren ab. So spielen u. a. die Lage vor Ort und die Kapazitäten der Rettungskräfte eine Rolle. Bei Großschadenslagen unterscheiden sich die Organisations- und Führungsstrukturen erheblich von denen im regulären Rettungsdienstalltag.

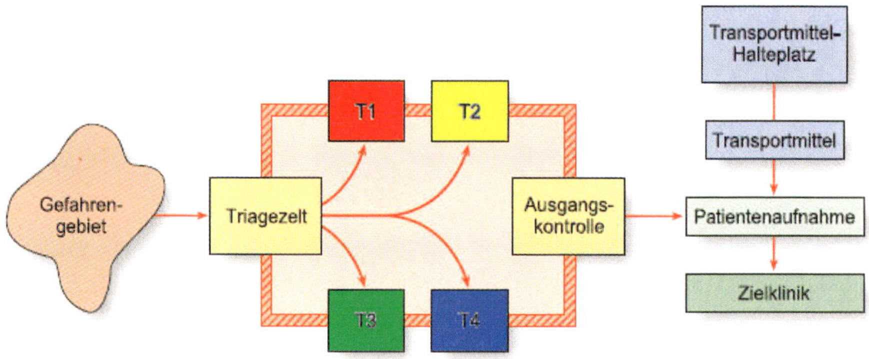

Abb. 1: Schema „rettungsdienstliche Organisationsstruktur".

Führung

Vor Ort wird eine Einsatzleitung installiert. Nimmt diese ihren Betrieb auf, unterstützt die Rettungsleitstelle diese von nun an im Hintergrund und sichert die Basisversorgung der Bevölkerung. Alle am Einsatz beteiligten Kräfte unterstehen dieser Führung. Die Führung des Rettungsdienstes wird von LNA und OrgL übernommen, denen wiederum sog. Abschnittsleiter unterstehen. Die Abschnittsleiter führen einen von der Einsatzleitung zugeteilten Einsatzabschnitt, z. B. den Einsatzabschnitt „ärztliche Versorgung" oder „Betreuung".

Versorgung der Patienten

Neben den Führungsstrukturen müssen Versorgungsstrukturen vor Ort geschaffen werden. Bereits eine Patientenzahl von 30 würde abgesehen von einigen Großstädten die umliegenden Kliniken einer Region an die Grenzen ihrer Kapazitäten bringen. Um trotz hoher Patientenzahlen geordnet arbeiten und die Individualversorgung der Patienten zeitnah wiederherstellen zu können, wird vor Ort eine „rettungsdienstliche Organisationsstruktur" errichtet (Abb. 1).

Triagestelle

Patienten, die aus dem Schadensraum gerettet werden, werden an einer Triagestelle ärztlich gesichtet (max. 3 min/Patient, Abb. 2 und 3) und in die Kategorien 1–4 eingeteilt. (s. S. 18). Der Triage ist eine Registrierungsstelle angeschlossen, wo die Patienten den Umständen entsprechend registriert werden. In der Regel werden sog. „Verletztenanhängekarten" verwendet, die u. a. aus mehreren durchschreibbaren Formularen, Nummernetiketten, einem Diagnosefeld sowie einem gut sichtbaren Feld für eine Farbkarte der gewählten Triagekategorie bestehen.

Behandlungsplatz

Nach Triage und Registrierung werden die Patienten zum Behandlungsplatz transportiert (Abb. 4). Dieser ist nach den vier Triagekategorien in vier Bereiche unterteilt. In den Bereichen erfolgt eine den Triagekategorien entsprechende Versorgung oder Betreuung.

Ausgangskontrolle

Vor dem Abtransport durchläuft jeder Patient eine Ausgangskontrolle am Behandlungsplatz. Hier wird der Abtransport registriert.

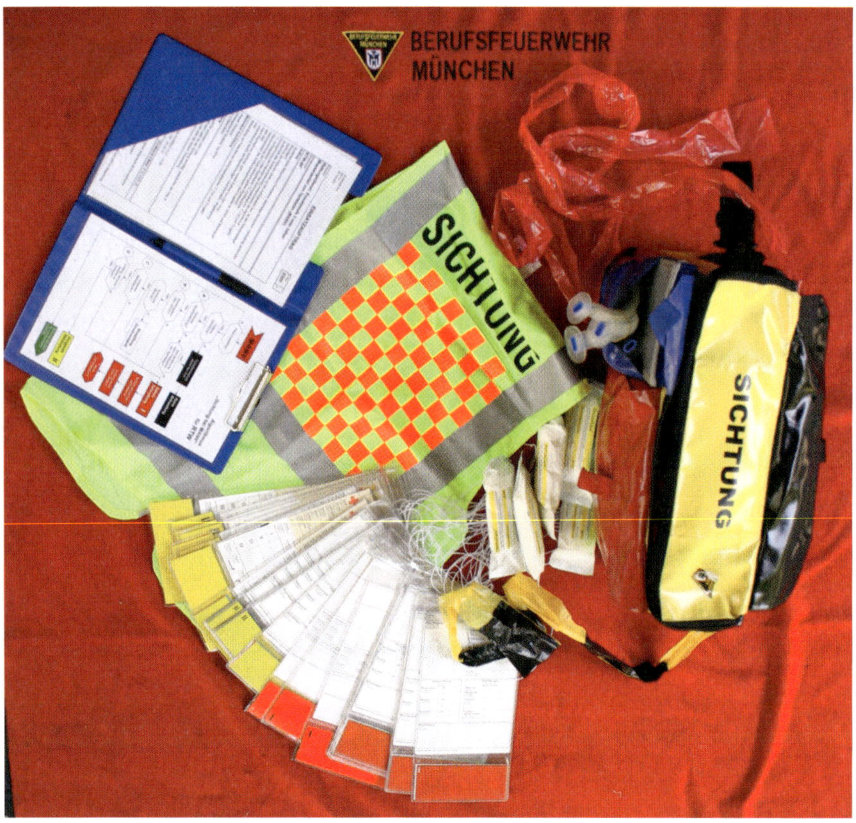

Abb. 2: Sichtungstasche Feuerwehr München. [2]

Patientenaufnahme

Die Patientenaufnahme schließt sich dem Behandlungsplatz an. Hier wird der Patient dem Rettungsmittel übergeben sowie dem Rettungsmittel die entsprechende Zielklinik mitgeteilt.

Transportmittelhalteplatz

Da aus Platzgründen meist nicht alle Rettungsmittel direkt an der Patientenaufnahme stehen können, werden in unmittelbarer Nähe Transportmittelhalteplätze eingerichtet, von denen aus die Rettungsmittel auf Abruf zur Patientenaufnahme fahren.

Katastrophen

Katastrophen können sich aus Großschadenslagen heraus entwickeln. Es kommt unerwartet zu so großen Personen- und Sachschäden, dass von außen (bundesländer- oder gar staatenübergreifend) Hilfe angefordert werden muss. Die Regelungen hierzu sind sehr unterschiedlich.

> Eine Katastrophe kann nur vom Hauptverwaltungsbeamten (Landrat, Oberbürgermeister oder deren Vertreter) ausgerufen werden.

Führung

Der Führungsstab bei einer Katastrophe befindet sich nicht unmittelbar an der Einsatzstelle, sondern in zentralen, kommunikativ angebundenen kommunalen Gebäuden. Einige sind eigens mit Räumlichkeiten für einen solchen Fall ausgestattet.

Versorgung der Patienten

Es werden Aufgabenbereiche unterschieden: Schadensgebiet, Behandlungsplatz, Transportkoordination, Nachschub, Bereitstellung. Letztendlich läuft die Versorgung von Patienten wie bei Großschadensereignissen ab mit dem Unterschied, dass eine größere Anzahl an Rettungskräften daran beteiligt und dass das Einsatzgebiet evtl. ein größeres ist.

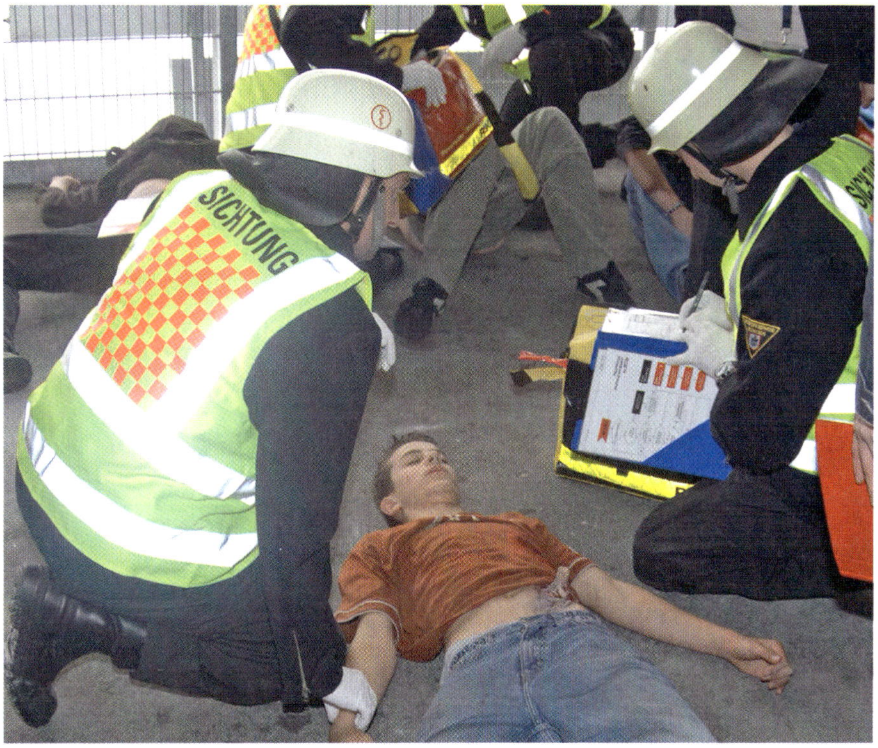

Abb. 3: Sichtungsgruppe bei MANV-Übung, WM 2006, München. [1]

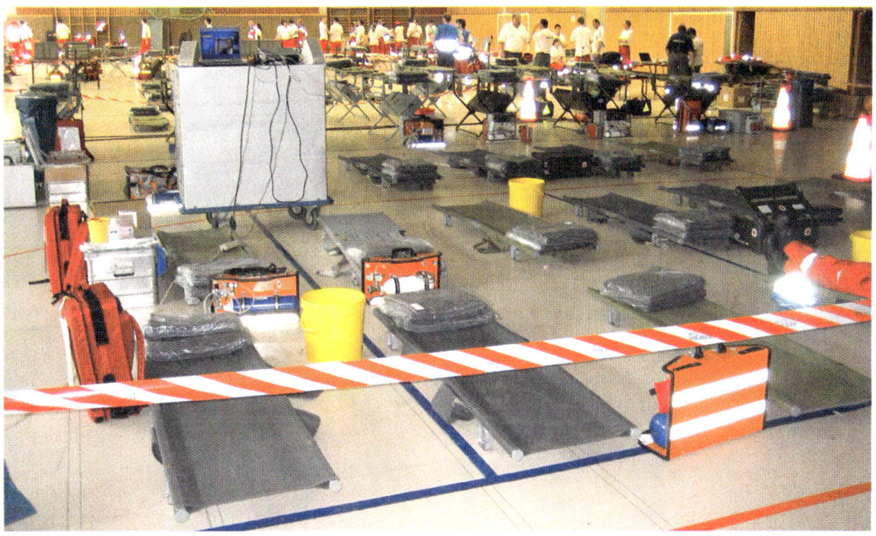

Abb. 4: Behandlungsplatz in einem umfunktionierten Schulzentrum, WM 2006, Kaiserslautern. [2]

Zusammenfassung

- Bei Großschadenslagen und Katastrophen werden gesonderte Einsatzleitungen eingerichtet.
- Die Patientenversorgung erfolgt nach einer „rettungsdienstlichen Organisationsstruktur".
- Katastrophen bedürfen einer bundesländer- oder gar staatenübergreifender Unterstützung.

Sonstiges Notfallmanagement

Medizinrechtliche Grundlagen

Da die rechtliche Absicherung eine immer größere Rolle spielt, müssen eine Patientenaufklärung, eine Patienteneinwilligung und die Dokumentation diagnostischer und therapeutischer Maßnahmen erfolgen.
Je akuter das Krankheitsbild ist, desto geringer sind die Aufklärungsmöglichkeiten und Aufklärungsnotwendigkeiten. Es sollte eine sorgfältige Aufklärung und Dokumentation im Notarztprotokoll stattfinden, die dem Rahmen der zeitlichen Möglichkeiten angepasst sein muss.

Arzt-Patienten-Vertrag

Jede Patientenbehandlung basiert auf einem nicht schriftlich niedergelegten Arzt-Patienten-Vertrag, der dem Patienten eine gewissenhafte Untersuchung, eine sorgfältige Aufklärung und Therapie sowie eine ausreichende Dokumentation gewährleistet.

Aufklärung

Ist der Patient bewusstseinsklar, kann dieser nach Aufklärung über alle Maßnahmen, die durchgeführt werden, entscheiden. Die Intensität der Aufklärung muss unter Abwägung des Zeitfaktors und des Risikos einer Maßnahme erfolgen. Die notfallmedizinische Aufklärung und das Einverständnis erfolgen meist mündlich. Behandlungsablehnungen sind zu respektieren und schriftlich zu dokumentieren.

> Jeder Eingriff ohne Einwilligung ist laut § 223 ff. StGB und § 823 BGB eine Körperverletzung, also eine Straftat.

Geschäftsführung ohne Auftrag

Ist ein Patient bewusstseinsgetrübt, verwirrt, geistig behindert, minderjährig oder ohne Vormund und besteht unverzüglicher Behandlungsbedarf, darf auch ohne Einwilligung des Patienten behandelt werden. Man geht davon aus, dass die Therapie dem Willen des Patienten entspricht.

Zwangseinweisung

Bei drohender Selbst- und/oder Fremdgefährdung sowie akuten Erregungs- und/oder Verwirrtheitszuständen kann der Patient in einer geschlossenen psychiatrischen Abteilung untergebracht werden. Die Einweisung erfolgt durch den Notarzt, der ggf. nachalarmiert werden muss. Erweist sich der Patient als unkooperativ, muss die Polizei hinzugezogen werden, um, falls notwendig, körperlichen Zwang auszuüben. Diese Maßnahmen sind nur der Polizei vorbehalten.

Krisenintervention

Die Krisenintervention beschäftigt sich mit den psychologischen, sozialen und seelsorgerischen Aspekten eines akuten Ereignisses, aber auch mit der Zeit danach. Zum einen werden Patienten, Unfallbeteiligte oder deren Angehörige betreut, zum anderen auch die Rettungskräfte selbst (▮ Abb. 1).
Das Rettungsdienstpersonal hat in der Regel nicht die Zeit und zumeist auch nicht die ausreichende Ausbildung, um eine akute Belastungssituation adäquat behandeln zu können. Die Betroffenen werden bis zum Eintreffen des Kriseninterventionsteams (KIT) vom Rettungsdienst betreut und diesem übergeben.
In vielen Organisationen übernehmen sog. Peers die Betreuung der Einsatzkräfte. Es handelt sich um speziell geschulte Mitglieder aus der eigenen Organisation, die durch ihre entsprechende Einsatzerfahrung und die gleiche Basis einen guten Zugang zu ihren Kollegen haben.
Je nach Region wird ein Kriseninterventionsdienst von Hilfsorganisationen, Feuerwehren, Kirchen oder eigenständigen Organisationen gestellt. Ziele der Krisenintervention sind die Behandlung der akut auftretenden Belastungsstörung und das Vorbeugen einer posttraumatischen Belastungsstörung.
Das Einsatzspektrum ist vielfältig. Neben den häufigen Indikationen wie erfolgloser Reanimation, Suizid und Verkehrsunfällen wird die Krisenintervention auch bei Gewaltdelikten, Tötungsdelikten oder SIDS alarmiert.

Leichenschau

Bei der notfallmedizinischen Leichenschau stehen zwei Probleme im Vordergrund. Zum einen kennt der akut behandelnde Arzt den Patienten meist nicht und weiß nichts über dessen Krankheitsgeschichte. Zum anderen darf eine Leichenschau erst nach Eintritt sicherer Todeszeichen erfolgen. Da diese erst nach einiger Zeit auftreten, das Notfallteam sich jedoch umgehend für folgende Einsätze wieder frei melden muss, ist eine endgültige Leichenschau durch einen Notarzt nicht möglich. Daher ist je nach Bundesland ein Notarzt nicht zur Leichenschau verpflichtet, wenn gewährleistet wird, dass diese von einem anderen Arzt durchgeführt wird. Seitens des Notarztes werden lediglich der Tod und der Todeszeitpunkt in einer sog. vorläufigen Leichenschau dokumentiert.

> Bei einer Leichenschau ist die Leiche vollständig zu entkleiden und von allen Seiten zu untersuchen.

Man unterscheidet unsichere von sicheren Todeszeichen:
- **unsichere Todeszeichen:** lichtstarre, weite Pupillen, Blässe, reduzierte Körperkerntemperatur, Areflexie, Asystolie und Apnoe
- **sichere Todeszeichen:** Leichenflecken, Totenstarre, Fäulnis und nicht mit dem Leben vereinbare Verletzungen.

Bei einer endgültigen Leichenschau werden folgende Feststellungen getroffen:
- **Tod:** Dokumentation der sicheren Todeszeichen, ggf. Ableiten eines EKG
- **Todeszeitpunkt:** Der beobachtete Tod kann durch das laufende EKG zeitlich dokumentiert werden. Der unbeobachtete Tod lässt sich durch Zeugenaussagen, Körperkerntemperatur mit entsprechenden Korrekturnormogrammen etc. zeitlich eingrenzen.
- **Todesursache:** Die Todesursache lässt sich oft nicht bestimmen, da man zu wenige Informationen über den Verstorbenen hat. Die äußere Leichenschau, Informationen von Angehörigen, medizinische Dokumente, die Auffindesituation oder das Notfallgeschehen können einige Aufschlüsse hierüber geben.
- **Todesart:** Die Dokumentation der Todesart ist die über das weitere Procedere entscheidende Feststellung. Es muss zwischen drei Todesformen gewählt werden: **natürlicher Tod, nicht-natürlicher Tod** oder **nicht aufgeklärter Tod.**

> Das falsche Bescheinigen eines natürlichen Todes führt alleine in Deutschland zu etwa 1200 unentdeckten Tötungsdelikten pro Jahr!

Wird ein nicht-natürlicher Tod oder ein nicht aufgeklärter Tod festgestellt oder ist eine Leiche nicht zu identifizieren, muss die Staatsanwaltschaft eingeschaltet werden, die über eine gerichtliche Sektion der Leiche entscheidet. Dies geschieht durch die Polizei als Hilfsorgan der Staatsanwaltschaft.

Medien

Bei Rettungseinsätzen sind die Medien eine Komponente, die häufig bereits während des laufenden Einsatzes präsent ist. Entgegen vereinzelt auftretender Ausnahmen ist im Deutschen Pressekodex verankert, dass bei Unglücksfällen und Katastrophen die Rettungsmaßnahmen für Opfer und Gefährdete

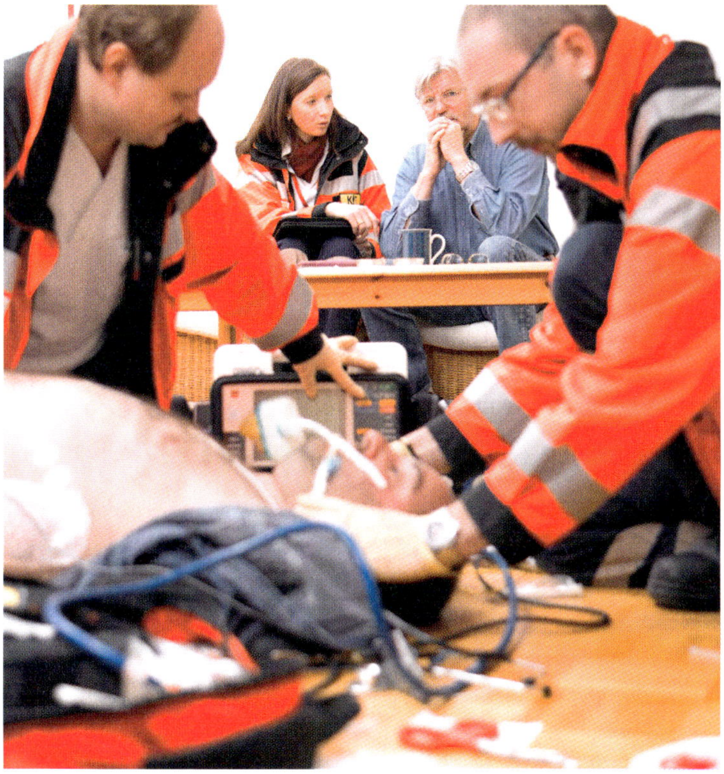

Abb. 1: Krisenintervention nach erfolgloser Reanimation. [11]

Vorrang vor dem öffentlichen Informationsanspruch haben. Dies wird meist gewahrt und die Rettungsmaßnahmen werden nicht behindert.
Für die Einsatzkräfte gelten folgende wichtige Verhaltensregeln:

- Die Patientenversorgung hat oberste Priorität.
- Medien an einem Punkt in der Peripherie sammeln!
- Eine einzige Person oder der ernannte Pressesprecher erteilt Auskünfte.
- Klare Zeit- und Standortangaben für folgende Auskünfte geben!
- Spekulationen vermeiden!

Bei Großschadenslagen besteht in der Unübersichtlichkeit der Lage die Gefahr, dass unterschiedliche Meldungen von verschiedenen Stellen abgegeben werden, wovor zu warnen ist. Seitens der Einsatzleitung wird bei Großschadenslagen ein Stab gebildet. Eine Stabsfunktion besteht ausschließlich in der Presse- und Öffentlichkeitsarbeit. Es muss ausnahmslos auf die Einsatzleitung verwiesen werden, nur von dort aus gehen Informationen an die Öffentlichkeit.
In einigen Fällen sind die Rettungskräfte auf die Hilfe der Medien angewiesen. Geraten bei einem Großbrand toxische Substanzen in die Luft, muss die Bevölkerung über das Schließen von Fenstern und Türen informiert werden. Wird eine Person vermisst, ist die Chance ungleich höher, wenn die Bevölkerung darüber in Kenntnis gesetzt ist und Hinweise geben kann.

Zusammenfassung

- Jede Behandlung basiert auf einem Arzt-Patienten-Vertrag.
- Der Patient muss über die Behandlung aufgeklärt werden und dieser zustimmen.
- Bei Bewusstlosigkeit, Verwirrtheit, geistiger Behinderung oder bei Minderjährigen handelt der Arzt ohne Auftrag; hier wird vom Willen des Patienten ausgegangen.
- In der Notfallmedizin fehlen zumeist die entsprechende Ausbildung des Rettungsdienstpersonals und die Zeit, sich adäquat mit akuten und posttraumatischen Belastungsstörungen auseinanderzusetzen.
- Die Krisenintervention beschäftigt sich mit den psychischen, sozialen und seelsorgerischen Aspekten akuter Ereignisse.
- Auch Rettungspersonal unterzieht sich nach schweren Einsätzen einer Krisenintervention und Aufarbeitung.
- Bei einem Todesfall sind sichere von unsicheren Todeszeichen zu unterscheiden.
- Die Leiche ist vollständig zu entkleiden und von allen Seiten zu untersuchen.
- Es muss über eine natürliche, nicht-natürliche oder nicht aufgeklärte Todesursache entschieden werden.
- Die den Medien erteilten Auskünfte sollten nur von der Einsatzleitung oder einem Pressesprecher erteilt werden.
- Medien sind bei Großschadenslagen ein essentielles Kontaktmittel zur Bevölkerung.

Interdisziplinäre Notfälle

Internistische Notfälle

Chirurgische Notfälle

Neurologische Notfälle

Gynäkologische Notfälle

Pädiatrische Notfälle

Toxikologische Notfälle

Thermische Notfälle

Wassernotfälle

Sonstige Notfälle

C Spezielle Notfallmedizin

Kardiopulmonale Reanimation des Erwachsenen 1

Schlägt das menschliche Herz nicht mehr, zeigen sich ab der siebten Minute 0-Linien im EEG, nach weiteren drei Minuten versagen die neuronalen Membranpumpen, was zu irreversiblen Schädigungen führt.
Medizinern muss und dem Laien sollte der Handlungsablauf der kardiopulmonalen Reanimation (CPR) bekannt sein. Die denkbar schlimmste Situation für alle Beteiligten ist, wenn der Rettungsdienst zehn Minuten nach Kollaps eintrifft, bisher niemand etwas unternommen hat und der Patient mit größten neurologischen Schäden „erfolgreich" reanimiert werden kann.
Die Defibrillation 3–5 min nach Kollaps steigert die Überlebensraten signifikant. Jede verzögerte Minute reduziert sich diese Rate um 10–15%.

Pro Jahr versterben in Deutschland 100000 Menschen am plötzlichen Herztod, was 8,5% der Gesamtsterberate ausmacht. Die meisten sind über 60 Jahre alt, 75% davon sind Männer.

Einige Organisationen beschäftigen sich ausschließlich mit dem Thema Reanimation und der Optimierung der Handlungsabläufe nach neuester Studienlage. Das International Liaison Committee on Resuscitation (ILCOR) ist ein Verbund mehrerer Institutionen und Fachverbände. Die relevantesten sind der European Resuscitation Council (ERC) und die American Heart Association (AHA). Mit wenigen Ausnahmen sind die Leitlinien zur Reanimation von ERC und AHA kongruent.
Die Leitlinien unterscheiden zwischen dem Laien- und dem professionellen Bereich. Im Laienbereich sollen die Maßnahmen für den Anwender unter Wahrung der Effektivität so einfach wie möglich gehalten werden. Im professionellen Bereich werden die Maßnahmen differenzierter und invasiver.

Basic Life Support (BLS)

Der Basic Life Support stellt die Maßnahmen dar, die jeder Laie beherrschen sollte. Zugleich handelt es sich um die Basismaßnahmen im professionellen Bereich, auf denen die erweiterten Maßnahmen aufbauen. Ziele sind die minimale Aufrechterhaltung eines Kreislaufs mittels Beatmung, Herzdruckmassage und Anwendung eines AED bis zum Eintreffen des Rettungsdienstes oder Notfallteams. Zwischen Erwachsenen- und Kinderreanimation werden hier nur geringe Modifikationen vorgenommen.

Die Ersthelferreanimation verdoppelt bis verdreifacht das Überleben nach beobachtetem Kreislaufstillstand!

Handlungsablauf

Der Patient reagiert nicht auf Ansprechen, Anfassen und das Setzen eines Schmerzreizes. Nun soll unverzüglich der Notruf abgesetzt und falls möglich der AED herbeigeholt werden. Der Oberkörper der Patienten wird entkleidet. Anschließend wird der Mund-Rachen-Raum auf Fremdkörper hin inspiziert und die Atemwege werden durch den Esmarch-Handgriff gebahnt. Es erfolgt die Kontrolle der Atmung durch Sehen, Hören und Fühlen, max. 10 s lang. Hat der Patient keine oder eine zweifelhaft normale Atmung, wird sofort mit der CPR begonnen. Ist Atmung feststellbar, kommt der Patient in die stabile Seitenlage. Auf eine Pulskontrolle wird wegen der hohen Fehlerquote bei Laien verzichtet.

Herzdruckmassage

Ein Handballen wird auf die Mitte des Sternums gesetzt, der zweite Handballen darüber gelegt. Mit durchgesteckten Armen wird mit einer Frequenz von 100/min das Sternum 4–5 cm tief 30-mal komprimiert (▌Abb. 1). Der Thorax muss nach jeder Kompression vollständig entlastet werden. Das Kompressions-Ventilations-Verhältnis beträgt unabhängig von der Anzahl der Helfer 30:2. Bei mehreren Helfern empfiehlt sich alle 2 min ein Wechsel.

Beatmung

Nach den 30 Thoraxkompressionen müssen die Atemwege wieder gebahnt und zwei Beatmungen durchgeführt werden. Es wird ein Tidalvolumen von 500–600 ml (6–7 ml/kg KG ≙ „normales" Ausatemvolumen) angestrebt. Zeichen einer ausreichenden Beatmung ist die sichtbare Thoraxexkursion. Jeder Beatmungshub sollte zur Vermeidung hoher Spitzendrücke und der damit verbundenen Überblähung des Magens langsam, etwa 1 s, andauern. Im Anschluss erfolgen wieder 30 Thoraxkompressionen. Im Verhältnis 30:2 wird so lange reanimiert, bis der Rettungsdienst oder das Notfallteam eintrifft oder der Patient Lebenszeichen von sich gibt (▌Abb. 2). Ist die Beatmung wegen Verletzungen oder Ekelgefühlen nicht möglich, soll lediglich die Herzdruckmassage durchgeführt und der Kopf überstreckt werden.

Zeichen ausreichender Beatmung ist die sichtbare Thoraxexkursion!

Notruf

Dem Herz-Kreislauf-Stillstand des Erwachsenen liegt fast immer eine kardiozirkulatorische Ursache zugrunde. 80% der Patienten haben Kammerflimmern. Da hier die einzig effektive Therapie die Defibrillation ist, muss diese den Patienten schnellstmöglich erreichen. Der Notruf muss nach dem **Call-first-Prinzip** unverzüglich abgesetzt werden.

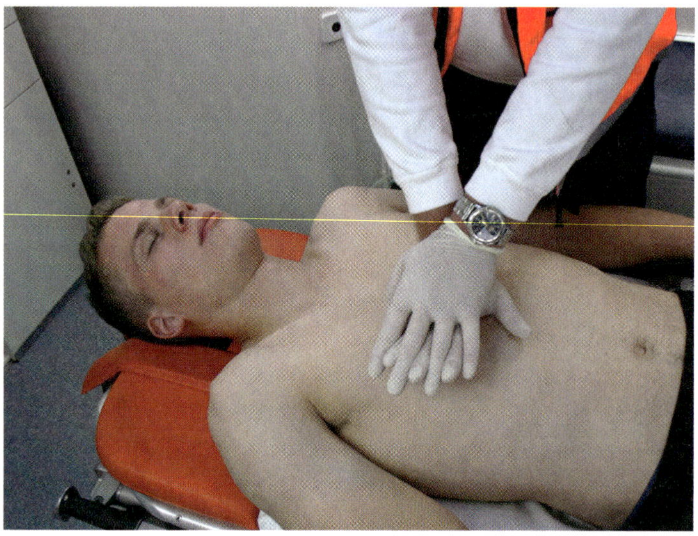

▌Abb. 1: Herzdruckmassage beim Erwachsenen. [2]

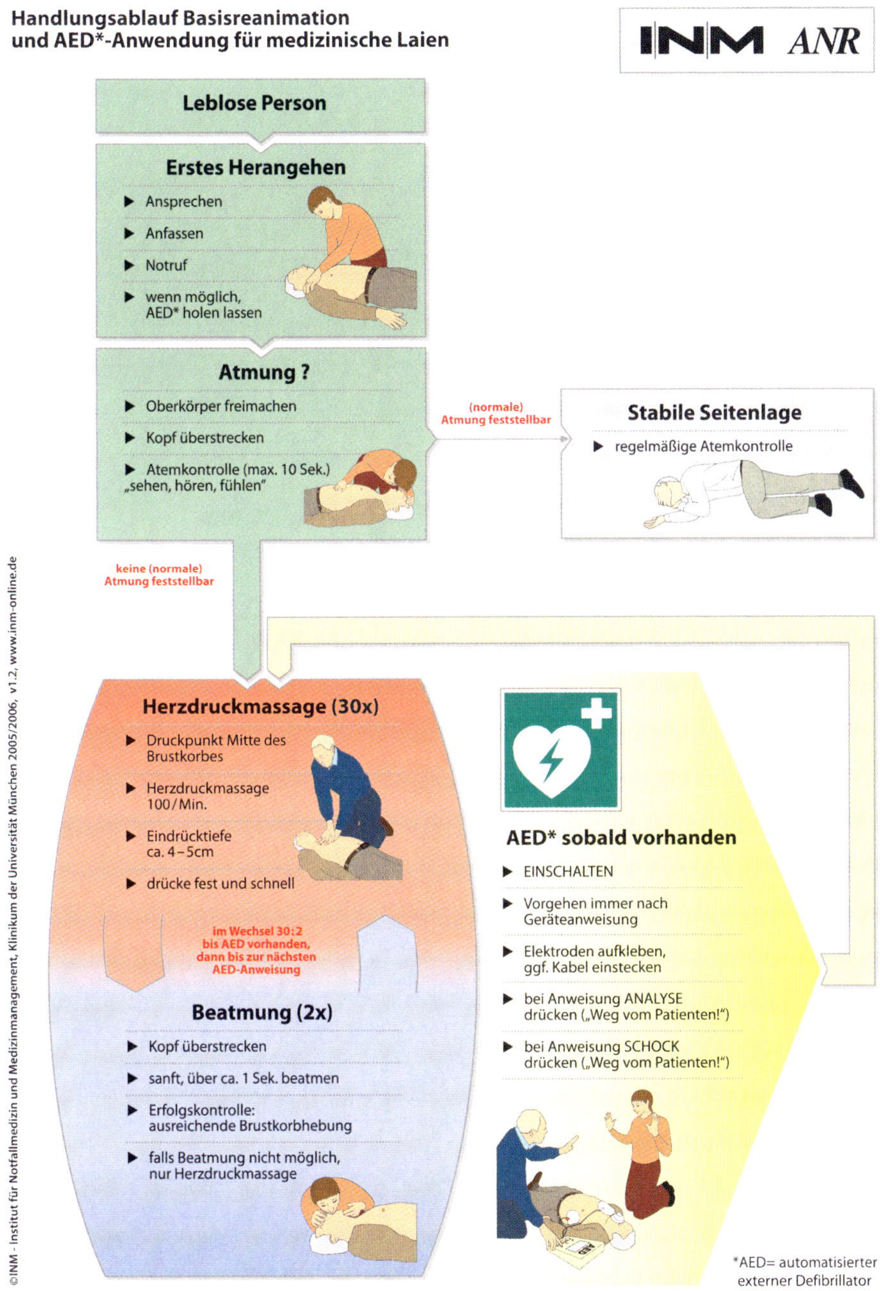

Abb. 2: Handlungsablauf Basisreanimation und AED-Anwendung für medizinische Laien. [12]

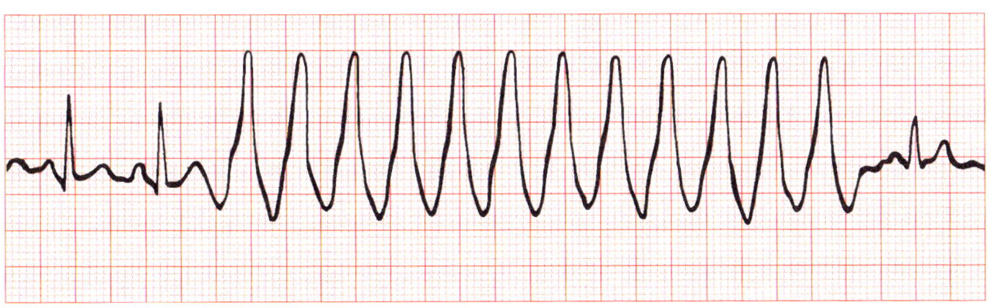

Abb. 3: EKG-Bild pulslose ventrikuläre Tachykardie. [13]

AED-Anwendung

Ist ein Patient bei Auffinden nicht ansprechbar und atmet er nicht normal, soll ein evtl. in Reichweite befindlicher AED herbeigebracht und der Rettungsdienst alarmiert werden. Ist der Patient reanimationspflichtig, wird die CPR so lange durchgeführt, bis der AED verfügbar ist. Beim unbeobachteten Herz-Kreislauf-Stillstand sollen vor der Defibrillation erst fünf Zyklen CPR durchgeführt werden. Fünf Zyklen CPR bedeuten fünfmal eine 30 : 2-Sequenz, was zeitlich etwa 2 min entspricht. Nach abgegebenem Schock ist die CRP sofort wieder aufzunehmen. Wird kein Schock ausgelöst, ist die CRP ebenfalls wieder sofort aufzunehmen (▌Abb. 2).

Advanced Life Support (ALS)

Unter Advanced Life Support (ALS) versteht man die erweiterten Maßnahmen im Rahmen einer Reanimation, um einen Herz-Kreislauf-Stillstand zu beenden und die zugrunde liegende Ursache zu beheben. Bestandteile des ALS sind:
- Defibrillation
- Etablieren von Zugängen
- Atemwegssicherung
- medikamentöse Therapie.

Formen des Herz-Kreislauf-Stillstands

Defibrillierbare (hyperdyname) Formen

Myokard und Erregungsleitungssystem zeigen eine ungeordnete Aktivität, wodurch keine Zirkulation mehr stattfinden kann. Man spricht von einem „funktionellen Herzstillstand". Die Ursache hyperdynamer Formen ist meist ein Reentry-Mechanismus.

Pulslose ventrikuläre Tachykardie (pVT)
Es handelt sich um eine Tachykardie (HF < 100/min) ventrikulären Ursprungs (▌Abb. 3). Im Gegensatz zur kreislaufaktiven ventrikulären Tachykardie bricht bei der pulslosen ventrikulären Tachykardie der Kreislauf zusammen, es ist kein Puls tastbar.

Kardiopulmonale Reanimation des Erwachsenen 2

Formen des Herz-Kreislauf-Stillstands

Defibrillierbare (hyperdyname) Formen

Kammerflattern
Rasche Folge von Kammererregungen mit einer Frequenz von 200 – 350/min (▮ Abb. 1). Durch die hohe Frequenz erlischt die Pumpfunktion des Herzens und es wird kein Blut mehr ausgeworfen. Ursache sind Erregungsbildungsstörungen außerhalb des Sinusknotens.

Kammerflimmern (KF)
Fließender Übergang aus dem Kammerflattern heraus mit Frequenzen von 300 – 800/min.

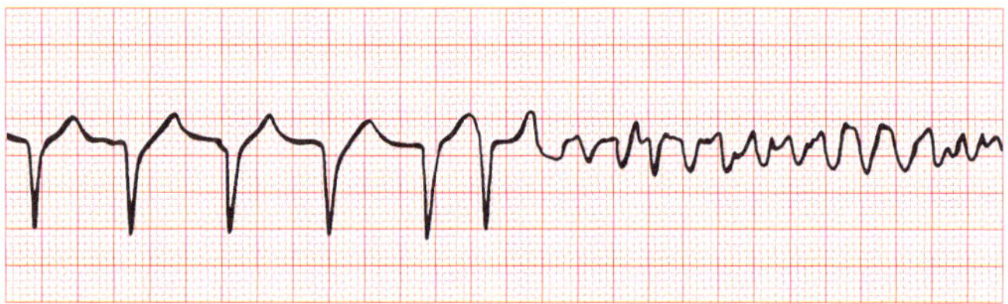

▮ Abb. 1: EKG-Bild Übergang ins Kammerflimmern. [13]

Nicht-defibrillierbare (hypodyname) Formen

Sie treten zu etwa 20% direkt auf oder gehen nach einigen Minuten aus den hyperdynamen Formen hervor. Die Prognose ist schlechter als die der hyperdynamen Formen. Zeichen einer suffizienten Basisreanimation ist das Fortbestehen hyperdynamer Formen auch nach mehreren Minuten.

Asystolie
Im EKG ist keine elektrische Aktivität mehr messbar (▮ Abb. 2).

Pulslose elektrische Aktivität (PEA)
Es wird eine geordnete elektrische Aktivität ohne Auswurfleistung aufgezeichnet (▮ Abb. 3). Synonym der PEA ist die elektromechanische Entkopplung (EMD).

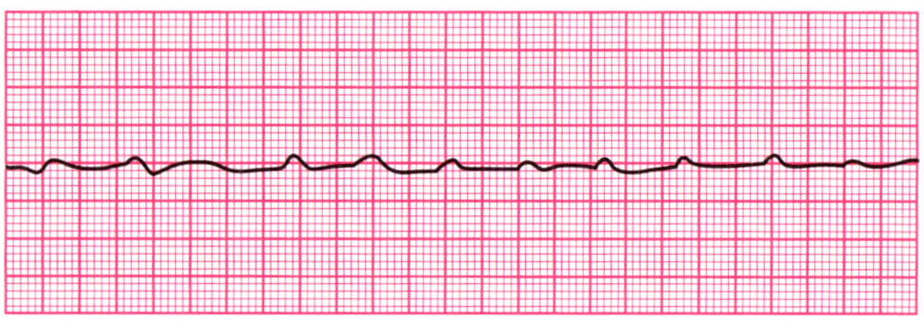

▮ Abb. 2: EKG-Bild Asystolie.

Erweiterte Maßnahmen

Präkordialer Faustschlag

Der präkordiale Faustschlag ist lediglich bei beobachtetem Kammerflimmern indiziert, wenn ein Defibrillator nicht direkt verfügbar ist. Dies setzt zum einen die Diagnose Kammerflimmern, zum anderen den beobachteten Beginn des Kammerflimmerns voraus. Daher sind die Situationen, in denen er zum Einsatz kommen kann, sehr selten, meist auf Intensivstation.

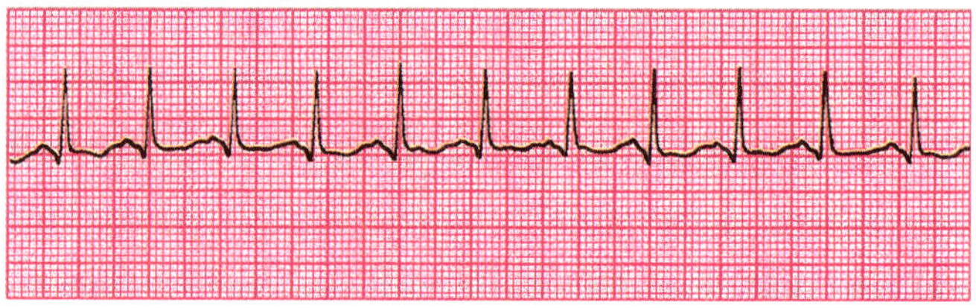

▮ Abb. 3: EKG-Bild PEA. [5]

Defibrillation

Die Defibrillation ist bei pulsloser ventrikulärer Tachykardie, Kammerflattern und Kammerflimmern indiziert. Von monophasischen Geräten wird ein Impuls von 360 J abgegeben. Biphasische Geräte geben geräte- und thoraximpedanzabhängig 120 – 200 J beim ersten, 150 – 360 J bei allen folgenden Schocks ab.

Atemwegssicherung

Die Sicherung der Atemwege erfolgt durch endotracheale Intubation als Goldstandard, Larynxmaske, Larynxtubus oder Kombitubus.
Der Stellenwert der Atemwegssicherung liegt hinter dem der Defibrillation und dem Etablieren eines Zugangs. Die Basisreanimation darf nicht durch langwierige Versuche der Atemwegssicherung unterbrochen werden. Der Intubationsversuch sollte 30 s nicht überschreiten.
Die Grundeinstellungen eines Beatmungsgeräts sollten sein: AF: 10/min, VT: 6 – 7 ml/kg KG, FiO_2 100%, I/E 1 : 2, P_{max} 60 mbar, PEEP 0 mbar.

> **Das Kompressions-Ventilations-Verhältnis 30 : 2 wird bis zur Sicherung der Atemwege durchgeführt. Danach kann der Patient mit einer Frequenz von 10/min beatmet und parallel hierzu herzdruckmassiert werden.**

Medikamentenapplikation

Medikamente werden in Reanimationssituationen i. v. oder i. o. appliziert, wobei die Dosierungen identisch sind. Die endobronchiale Applikation von Adrenalin und Atropin ist bei ungenauen Resorptionsraten ebenfalls möglich, wird jedoch vom ERC weniger empfohlen. Benötigt ein Patient im Rahmen der Reanimation Medikamente, sinkt seine Überlebenschance auf ca. 6%.

- **Adrenalin:** Der α-adrenerge Vasokonstriktor ist das Standardmedikament der Reanimation. Die Dosierung beträgt 1 mg auf 10 ml verdünnt i. v./i. o. oder 3 mg auf 10 ml verdünnt endobronchial, alle 3–5 min.
- **Vasopressin:** 40 IE Vasopressin können einmalig, als Alternative zum Adrenalin, i. v. gegeben werden. Nach Studienlage gibt es Empfehlungen weder für noch gegen Vasopressin als Adrenalinalternative. Es ist in Deutschland zurzeit nur über internationale Apotheken beziehbar.
- **Atropin:** Atropin wird bei Asystolie und PEA verabreicht, wenn die alleinige Adrenalin- oder Vasopressingabe keine Besserung erzielt hat. Es wird einmalig ein Bolus von 3 mg i. v. appliziert.
- **Amiodaron:** Als Klasse-III-Antiarrhythmikum wird Amiodaron bei anhaltendem Kammerflattern/-flimmern oder pulslosen ventrikulären Tachykardien nach der dritten erfolglosen Defibrillation als 300-mg-Bolus i. v., im weiteren Verlauf noch einmal nach erfolgloser Defibrillation als Bolus von 150 mg appliziert.
- **Magnesium:** 8 mmol (4 ml 50%iges) Magnesium können bei refraktärem Vorhofflattern/-flimmern bei V. a. Hypomagnesiämie, z. B. bei Dialysepatienten, appliziert werden.
- **Bikarbonat:** Die Gabe von Bikarbonat wird weder in der Reanimations- noch in der Postreanimationsphase empfohlen. Lediglich bei Hyperkaliämie, z. B. beim Dialysepatienten oder Überdosierung trizyklischer Antidepressiva, können 50 mmol Natriumbikarbonat gegeben werden.

Handlungsablauf

Liegt eine Reanimationssituation vor, werden weitere Hilfe und die Ausrüstung herbeigeholt sowie der Notruf abgesetzt. Beim unbeobachteten Herz-Kreislauf-Stillstand sollen vor der Defibrillation erst 2 min CPR durchgeführt werden. Ist kein AED oder Defibrillator zur Hand, wird die Zeit bis zu dessen Verfügbarkeit durch Basisreanimation überbrückt. Sobald das Gerät angeschlossen ist, erfolgt eine Rhythmusanalyse über die EKG- oder Klebeelektroden. Ab dem Zeitpunkt der Rhythmusanalyse unterscheidet man die Handlungsabläufe für defibrillierbare und nicht-defibrillierbare Herz-Kreislauf-Stillstände.

Defibrillierbare Herz-Kreislauf-Stillstände

Liegt Kammerflattern/-flimmern oder eine pulslose ventrikuläre Tachykardie vor, erfolgt eine erste Defibrillation, an die sich fünf Zyklen CPR anschließen, während denen ein i. v. oder Alternativzugang etabliert werden soll. Nach den fünf Zyklen wird der Rhythmus erneut kontrolliert und ggf. ein zweites Mal defibrilliert. Im Folgenden kommt zum ersten Mal die Adrenalin- oder die einmalige Vasopressingabe zum Einsatz, an die sich weitere fünf Zyklen CRP anschließen. In diesen fünf Zyklen soll die Intubation oder alternative Atemwegssicherung durchgeführt werden. Danach wird der Rhythmus wieder kontrolliert, ggf. defibrilliert und Amiodaron appliziert.

Nicht-defibrillierbare Herz-Kreislauf-Stillstände

Liegt eine Asystolie oder PEA vor, erfolgen die technische Kontrolle der Ableitung, der sog. Re-Check, sowie eine zweite Ableitung, der sog. Cross-Check, zur Sicherung der Diagnose. Nach gesicherter Diagnose werden fünf Zyklen CRP durchgeführt, während ein i. v. oder Alternativzugang etabliert werden soll. An die fünf Zyklen schließt sich eine Rhythmuskontrolle an. Liegt nach wie vor eine Asystolie oder PEA vor, wird zum ersten Mal 1 mg Adrenalin i. v. oder einmalig Vasopressin i. v. appliziert. Im Anschluss erfolgen weitere fünf Zyklen CRP, in denen die Intubation oder alternative Atemwegssicherung durchgeführt wird. Ist die Rhythmuskontrolle hiernach unverändert, wird Atropin appliziert.

Das weitere Vorgehen besteht in der kontinuierlichen Weiterführung der CRP mit zweiminütigen Rhythmuskontrollen. Alle 3–5 min wird 1 mg Adrenalin i. v. appliziert. Es muss nach der Ursache (HITS) gesucht und diese parallel therapiert werden.
Der weitere Ablauf der Reanimation richtet sich nach den Umgebungsbedingungen. Liegt anamnestisch z. B. eine konsumierende Erkrankung vor, wird die Reanimation nur über kurze Zeit fortgeführt; bei Kindern, intoxikierten oder hypothermen Patienten erfolgt die Reanimation über einen längeren Zeitraum, bis in die Klinik.

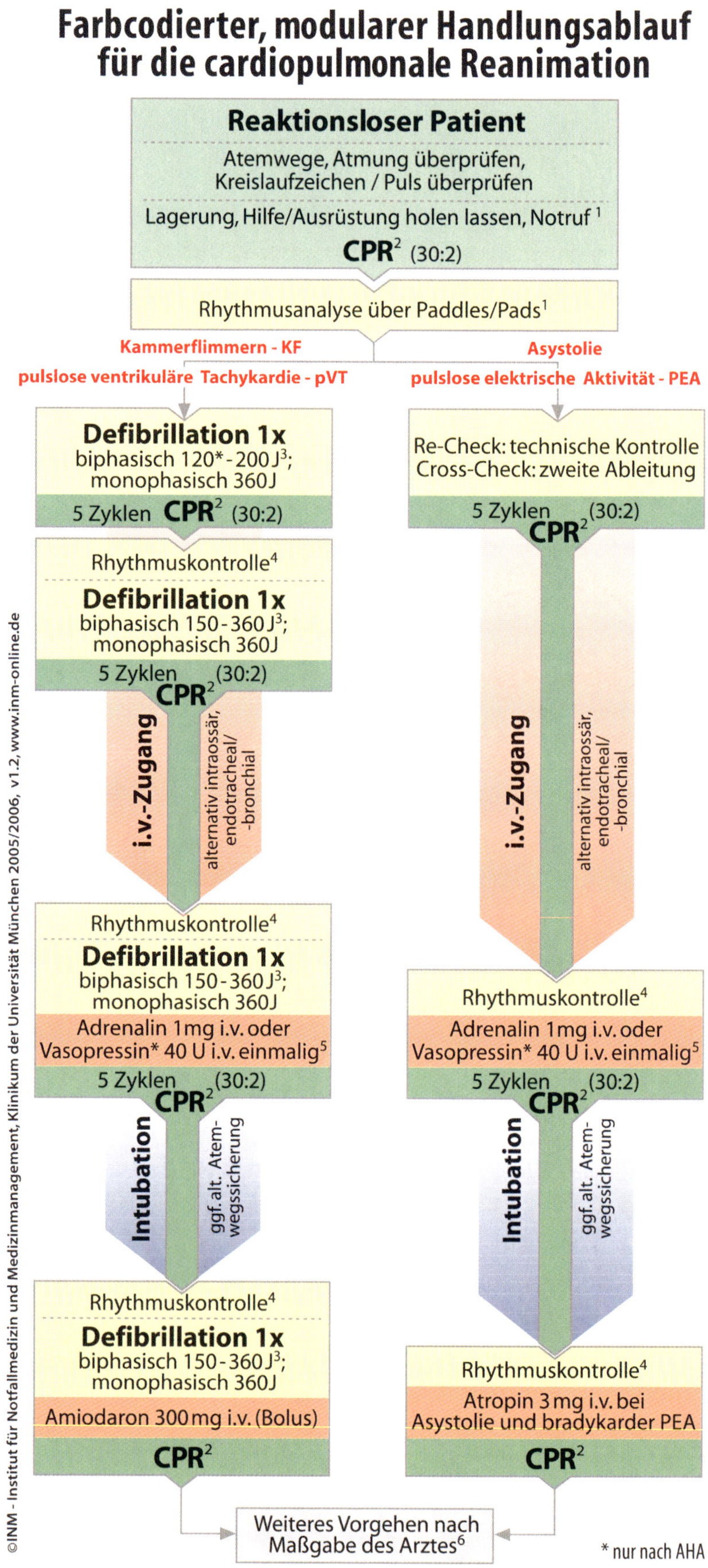

Abb. 1: Modularer ALS-Handlungsablauf der CPR. [12]

INM ANR

Handlungsablauf der Erwachsenen-Reanimation für medizinisches Fachpersonal

Modularer Aufbau:
Variable Abfolge der Handlungssequenzen gemäß der individuellen Notfallsituation

Grundlagen:
Consensus on Science + Leitlinien 2005
- European Resuscitation Council (ERC) [Resuscitation 67 2-3: 157-342 + 67 S1: S1-S189]
- American Heart Association (AHA) [Circulation 112: III1–III136 + 112: IV1-IV211]

[1] Zeitpunkt des AED-/Defibrillatoreinsatzes
- sobald Gerät verfügbar
- bei >4-5min. seit Kollaps mind. 5 Zyklen CPR

[2] Hinweise zur CPR
- 100/min. (30:2), an Helferwechsel denken
- nach Defibrillation sofortige Wiederaufnahme der Thoraxkompression ohne Rhythmus- und Pulskontrolle
- möglichst keine Unterbrechungen durch die erweiterten Maßnahmen
- Beatmung mit höchstmöglicher Sauerstoffkonzentration
- nach Intubation kontinuierliche Herzdruckmassage (Sequenzen à 2 min.)

[3] biphasische Defibrillationsenergie
- Energiewahl geräteabhängig
- bei Unsicherheit 200J

[4] Maßnahmen bei Rhythmuskontrolle
- nur bei geordneter elektrischer Aktivität Pulskontrolle
- bei zweifelsfrei tastbarem Puls weitere Stabilisierung ⇨ **Postreanimationsphase**
- bei fraglicher Asystolie (DD feines KF) keine Defibrillation

[5] Vasopressin-Gabe *
- alternativ zu 1. oder 2. Adrenalin-Gabe

[6] Weiteres Vorgehen
- Weiterführen der CPR-Sequenzen mit Rhythmuskontrolle alle 2 min.
- Suche möglicher Ursachen und ggf. Kausaltherapie ⇨ **„HITS"**
- weitere Adrenalingabe 1mg alle 3-5min.
- weitere Antiarrhythmika bei KF/pVT: Amiodaron 150mg i.v., Magnesium 8 mmol i.v.
- ggf. transkutanes Pacing

Differentialdiagnostische „HITS"
Überlegungen über mögliche Ursachen bzw. Co-Faktoren und Therapie:

H
- Hypoxie – Atemwegsmanagement, Beatmung
- Hypovolämie – Volumensubstitution
- Hyper-/Hypokalämie – Elektrolytausgleich
- Hypoglykämie - Glukose
- Hypothermie – Wiedererwärmung
- Herzbeuteltamponade – Punktion

I
- Infarkt (ACS) – PCI, Thrombolyse
- Intoxikation – u. U. Antidot, Eliminationsverfahren

T
- Thrombembolie (Lunge) – v.a. Thrombolyse
- Trauma – u.U. schnelle Schockraumversorgung

S
- Spannungspneumothorax – Thoraxdrainage
- Säure-Basen-Störung – Pufferung

Postreanimationsphase:
- Stabilisierung
- Zuweisung zu Diagnostik/Kausaltherapie
- ggf. Hypothermie

Postreanimationsphase

Mit Wiederkehren eines Spontankreislaufs gilt die Reanimation als erfolgreich und die Postreanimationsphase beginnt. Es werden kausale Therapien eingeleitet bzw. weitergeführt, das Atmungs- und Herz-Kreislauf-System wird mittels weiterer Beatmung, Sedierung, kardiozirkulatorischer Medikamente und ggf. Schrittmachertherapie stabilisiert.

Reanimationsabbruch

Da es keine eindeutigen Kriterien gibt, wann eine Reanimation sinnvoll bzw. nicht mehr sinnvoll ist, liegt die Entscheidung über den Abbruch im Ermessen des Arztes. In diese Entscheidung fließen therapeutische Optionen, Dauer der Reanimation sowie Aussichten auf ein akzeptables Überleben ein. Liegt eine Patientenverfügung vor, in der ein Patient keine Reanimation wünscht, ist der Arzt an diese gebunden.

Zusammenfassung

- ILCOR, AHA und ERC beschäftigen sich mit den Reanimationsleitlinien nach neuester Studienlage.
- Basic Life Support (BLS) beinhaltet die Basisreanimation, die von jedem Laien beherrscht werden sollte und auf der die professionelle Reanimation aufbaut.
- Das Kompressions-Ventilations-Verhältnis beträgt 30 : 2, die Kompressionsfrequenz 100/min, die Thoraxkompressionstiefe 4–5 cm.
- Das Tidalvolumen sollte 500–600 ml, langsam über 1 s beatmet, betragen. Zeichen ausreichender Beatmung ist die sichtbare Thoraxexkursion.
- Erwachsene haben meist eine kardiozirkulatorische Ursache des Herz-Kreislauf-Stillstands, der Notruf muss sofort abgesetzt werden (call first).
- Advanced Life Support (ALS) beinhaltet die professionellen Reanimationsmaßnahmen wie Defibrillation, Zugang, Atemwegssicherung und Medikamentenapplikation.
- Unter laufender Reanimation muss nach den HITS als Ursache gesucht und müssen diese therapiert werden.

Kardiopulmonale Reanimation des Kindes

Die ERC hat für die Reanimation des Kindes und des Neugeborenen als Leitlinie den Paediatric Life Support (PLS) für lebensrettende Maßnahmen bei Kindern herausgegeben. Die Leitlinien unterscheiden zwischen Laien- und professionellem Bereich, wobei auch hier die Basisreanimation als Grundlage gilt.

Paediatric Life Support (PLS)

Altersdefinition

Die Grenze zwischen Erwachsenem und Kind soll vom Helfer selbst bestimmt werden. Kinder unter einem Jahr werden als Säuglinge, Kinder über einem Jahr bis zur Pubertät als Kind bezeichnet.
Der Beginn der Pubertät mit Ausbildung der sekundären Geschlechtsmerkmale gilt als Entscheidungskriterium für die Reanimation des Erwachsenen.

Kompressions-Ventilations-Verhältnis

Laienhelfer
Es gilt das gleiche Kompressions-Ventilations-Verhältnis von 30 : 2 wie beim Erwachsenen.

Professioneller Bereich
Im professionellen Bereich wird das Kompressions-Ventilations-Verhältnis 15 : 2 empfohlen. Der Tatsache Rechnung tragend, dass Kinder eine höhere Atemfrequenz haben, wird im Verhältnis 15 : 2 öfter beatmet.

Handlungsablauf der Basisreanimation

Das Kind reagiert nicht auf Ansprechen, Anfassen oder Stimulation. Es soll wenn möglich nach weiterer Hilfe in der Umgebung gerufen werden.

Beatmung
Die Atemwege werden beim Kind ab dem 3.–4. Lebensjahr durch leichte Kopfreklination gebahnt, bei Säuglingen kommt er in die sog. Neutral- oder Schnüffelposition. Der Esmarch-Handgriff kann angewendet werden. Durch Sehen, Hören und Fühlen muss nach normaler Atmung gesucht werden. Ist die Atmung nicht vorhanden oder anormal, werden fünf initiale Beatmungen durchgeführt (▮ Abb. 1). Ist kein Beatmungsbeutel zur Hand, wird bei Kindern die Mund-zu-Mund-Beatmung, bei Säuglingen die Mund-zu-Mund-Nase-Beatmung durchgeführt.

> Kinder und Säuglinge werden mit fünf initialen Beatmungen vorbeatmet, da der Herz-Kreislauf-Stillstand im Kindesalter zumeist respiratorisch bedingt ist.

Erst im Folgenden werden Kreislaufzeichen (z. B. Bewegung) beurteilt. Professionelle Helfer tasten bei Säuglingen den Puls brachial oder femoral, bei älteren Kindern an den Karotiden, nicht länger als 10 s. Ist kein Puls oder bei Säuglingen eine Bradykardie unter 60/min feststellbar, wird mit der Herzdruckmassage begonnen.

Herzdruckmassage
Bei Kindern wird die Herzdruckmassage altersabhängig entweder mit einer oder mit zwei Händen wie beim Erwachsenen durchgeführt. Bei Säuglingen wird die Herzdruckmassage mit zwei Fingern oder, falls zwei Helfer anwesend sind, der Zangengriff empfohlen (▮ Abb. 2 und 3).
Bei Kindern und Säuglingen gilt die sog. Drittelregel. Der Druckpunkt liegt im unteren Sternumdrittel, die Thoraxkompressionstiefe beträgt ein Drittel des Thoraxdurchmessers. Die Frequenz ist 100/min. Da man von einem hypoxisch bedingten Herz-Kreislauf-Stillstand ausgeht, wird zur Abtragung der Sauerstoffschuld erst eine Minute lang CRP durchgeführt, danach wird erst der Notruf abgesetzt (call fast). Unverzüglich wird die Herzdruckmassage wieder aufgenommen, und so lange durchgeführt, bis das Kind Lebenszeichen von sich gibt oder professionelle Hilfe eintrifft. Der AED oder Defibrillator kommt wie beim Erwachsenen so schnell wie möglich zur Anwendung.

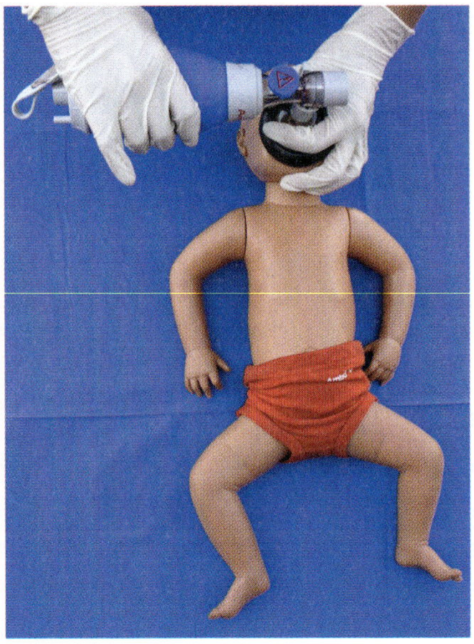

> Der Druckpunkt liegt im unteren Sternumdrittel, der Thorax wird ein Drittel seines Durchmessers mit einer Frequenz von 100/min komprimiert.

Notruf

Der Herz-Kreislauf-Stillstand des Kindes, aber auch der des **Erwachsenen durch Drogen, Erhängen oder Ertrinken** hat meist eine hypoxische Ursache. Der Notruf soll erst nach einer Minute CPR, die der Abtragung der Sauerstoffschuld dient, nach dem **Call-fast**-Prinzip abgesetzt werden.

AED

Standard-AED sind bei Kindern über acht Jahren einsetzbar, zwischen dem ersten und achten Lebensjahr sollen pädiatrische Klebeelektroden oder ein „Kindermodus" verwandt werden, bei Kindern < 1 Jahr ist der AED-Einsatz nicht empfohlen.

Erweiterte Maßnahmen

Defibrillation
Klebeelektroden oder Paddles werden unterhalb der rechten Klavikula und in der linken Axilla positioniert. Der optimale Paddleanpressdruck liegt bei 3 kg unter 10 kg KG und 5 kg bei schwereren Kindern. Sowohl für mono- als auch für biphasische Defibrillatoren wird die Energiedosis 4 J/kg KG gewählt.

> Die Energiedosis beträgt bei mono- und biphasischen Defibrillatoren 4 J/kg KG.

▮ Abb. 1: Beatmung des Säuglings. [2]

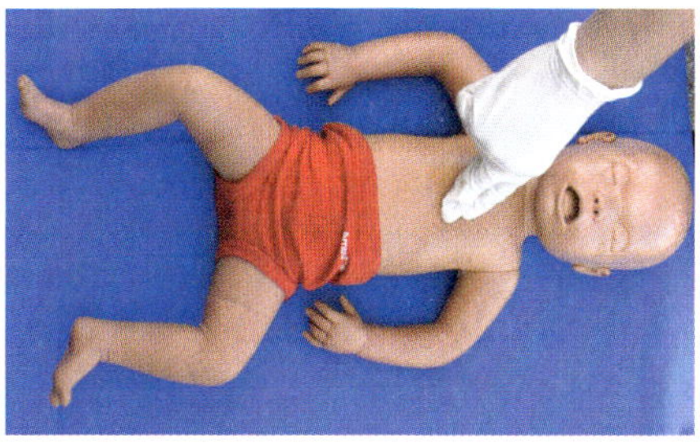

Abb. 2: Zwei-Finger-Technik. [2]

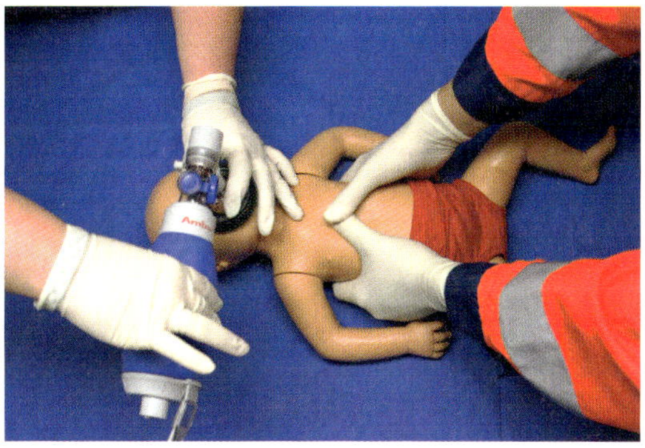

Abb. 3: Beatmung und Zangengriff, Zweihelfermethode. [2]

Zugang

Das Legen eines periphervenösen Zugangs gestaltet sich in Reanimationssituationen äußerst schwierig. Daher soll nach drei frustranen Versuchen, einen periphervenösen Zugang zu etablieren, als Alternative eine intraossäre Kanüle gewählt werden. Eine mögliche Punktionsstelle beim Kind ist die Tuberositas tibiae als erste Wahl, in absoluten Ausnahmesituationen können auch distaler Radius, Malleolus medialis sowie das Caput humeri gewählt werden. Vor Medikamentengabe sollte der Zugang mit NaCl gespült werden, es können alle i. v. applizierbaren Medikamente in gleicher Dosierung gegeben werden.

Beatmung

Die Intubation gilt als Goldstandard. Im Gegensatz zur gebräuchlichen nasalen Intubation in der Pädiatrie wird in Reanimationssituationen die orale Intubation empfohlen. Wahl der Tubusgröße: Neugeborene: 2,5–3,5. Säuglinge: 4,0–4,5. Kinder > 1 Jahr: 4 + $(\text{Alter}_{\text{Jahre}})/4$.
Die Grundeinstellungen eines Beatmungsgerätes sollten sein: AF 12–20/min, VT 6–7 ml/kg KG, FiO_2 100%, I/E 1:2, P_{max} 60 mbar, PEEP 0 mbar.

Medikamentenapplikation

Medikamente werden in Reanimationssituationen i. v. oder i. o. appliziert, wobei die endobronchiale Applikation von Adrenalin und Atropin bei ungenauen Resorptionsraten ebenfalls möglich ist.

- **Adrenalin:** 1 ml einer 1:1000-Lösung (≙ 1 ml Suprarenin®) enthält 1 mg Adrenalin. Die Dosierung beträgt 0,01 mg/kg KG i. v./ i. o. oder 0,1 mg/kg KG endobronchial, alle 3–5 min.

Gibt man 1 mg Adrenalin in 100 ml NaCl, ergibt sich eine Verdünnung von 0,01 mg Adrenalin/ml. So kann milliliterweise aus der Ampulle entnommen und i. v./i. o. appliziert werden.

- **Atropin:** Es werden 0,02 mg/kg KG i. v./ i. o. oder 0,3 mg endobronchial appliziert.
- **Amiodaron:** Nach der dritten erfolglosen Defibrillation wird Amiodaron als 5-mg-Bolus i. v./i. o. eingesetzt.

Handlungsablauf der erweiterten Maßnahmen

Der Beginn des Handlungsablaufs entspricht dem der Basisreanimation. Nach einer Minute CPR wird der Rettungsdienst oder das Notfallteam verständigt und die CPR im Verhältnis 15:2 bis zum Anschließen des Defibrillators oder AED durchgeführt. Ab dem Zeitpunkt der Rhythmusanalyse unterscheidet man die Handlungsabläufe für defibrillierbare und nicht-defibrillierbare Herz-Kreislauf-Stillstände.

Defibrillierbare Herz-Kreislauf-Stillstände

Nach der Rhythmuskontrolle mit dem Ergebnis Kammerflattern/-flimmern oder pulslose ventrikuläre Tachykardie erfolgt eine erste Defibrillation mit 4 J/kg KG oder durch einen AED, an die sich fünf Zyklen CPR 15:2 anschließen. Hiernach wird der Rhythmus kontrolliert und ggf. erneut defibrilliert.

Nicht-defibrillierbare Herz-Kreislauf-Stillstände

Nach der Rhythmuskontrolle mit dem Ergebnis Asystolie oder PEA erfolgen die technische Kontrolle der Ableitung, der sog. Re-Check, sowie eine zweite Ableitung, der sog. Cross-Check, zur Sicherung der Diagnose. Nach gesicherter Diagnose werden fünf Zyklen CRP durchgeführt, an die sich eine Rhythmuskontrolle anschließt.

Das Etablieren von Zugängen, die Atemwegssicherung sowie die Medikamentenapplikation entsprechen dem Algorithmus für Erwachsene.
Die Reanimation des Neugeborenen (1.–28. Lebenstag) wird auf Seite 108 behandelt.

Zusammenfassung

- Das Kompressions-Ventilations-Verhältnis bei Kindern beträgt für Laien 30:2, für professionelle Helfer 15:2.
- Die Defibrillationsenergie wird von einem AED durch Kinderelektroden oder -modi reguliert, bei der manuellen Defibrillation wird die Energiedosis 4 J/kg KG gewählt.
- In den erweiterten Maßnahmen erfolgen Zugang, Atemwegssicherung und Medikamentenapplikation in kindgerechter Dosierung, entsprechend dem Erwachsenenalgorithmus.

Schock

Definition

Als Schock wird eine multifaktorielle Kreislaufdysregulation bezeichnet, die sich je nach Ausmaß gut kompensieren lässt, sich aber auch zum lebensgefährlichen Kreislaufversagen entwickeln kann.

Pathophysiologie

Die Pathophysiologie aller Schockarten ist gleich. Das ausgeworfene Herzzeitvolumen ist nicht ausreichend, die Organe zu perfundieren, woraus eine Ischämie des Gewebes mit Hypoxie und Azidose resultiert. Wird dieses Ungleichgewicht nicht ausgeglichen, sind Organinsuffizienzen, zerebrale Schäden, Lungenversagen, eine disseminierte intravasale Gerinnung (DIC) und das Systemic Inflammatory Response Syndrome (SIRS) die Folge. Bis zu einem gewissen Grad ist der Körper noch in der Lage, durch positive Chrono- und Inotropie, Vasokonstriktion und Natrium-/Wasserretention zu kompensieren.

Schockindex

> Der Schockindex ist der Quotient aus Herzfrequenz und systolischem Blutdruck:
> HF[min]/$RR_{syst.}$ [mmHg].

Ein Schockindex < 1 spricht für einen Blutverlust von über 30% des Blutvolumens. Sind die Schocksymptome nur partiell ausgeprägt und liegt der $RR_{syst.} \geq 90$ mmHg, ist die Organperfusion bereits eingeschränkt, der Schock jedoch noch kompensiert. Sind sie voll ausgeprägt und liegt der $RR_{syst.} < 90$ mmHg, haben die Kompensationsmechanismen versagt, der Schock ist dekompensiert.

Klinik

Hypotonie, Tachykardie, Tachypnoe, Oligurie, sensorische Störungen, Vigilanzstörungen bis zur Bewusstlosigkeit, klinische Chemie. Laktaterhöhung und Basendefizit.

Diagnostik

Notfallmedizinische Standarddiagnostik: Besonderen Stellenwert hat die Suche nach der Schockursache.

Therapie

Notfallmedizinische Standardtherapie: Oberstes Ziel der Schocktherapie ist die Wiederherstellung eines adäquaten O_2-Angebots sowie einer ausreichenden Organperfusion.

> Behandlungserfolg und Prognose hängen entscheidend von der zeitnahen Therapie ab!

Schockformen

Volumenmangelschock

Ursache des Volumenmangelschocks ist ein vermindertes Sauerstoffangebot durch vermindertes zirkulierendes Blutvolumen. Kreislaufrelevante Volumenverluste können u. a. durch Erbrechen, Polyurie, Diarrhöen oder Verbrennungen entstehen. Verliert der Patient Blut nach innen oder außen, kommt zum Flüssigkeitsverlust ein Verlust von Erythrozyten, also auch ein Verlust von Sauerstofftransportkapazität. Man spricht vom hämorrhagischen Schock.
Zur **Klinik und Diagnostik** siehe oben.
Therapie: Schocklagerung. Sauerstoff: 4–8 l/min, bei resp. Insuffizienz: Intubation. Volumen: 250 ml HyperHAES®, 500–3000 ml oder mehr Ringer-Lösung i. v. und/oder 500–1500 ml HAES 6% i. v. Katecholamine: 0,5–2 ml Akrinor i. v., ggf. 0,01–0,1 mg Adrenalin i. v.

Kardiogener Schock

Ursachen des kardiogenen Schocks können sein: Myokardinfarkt, Arrhythmien, Lungenembolie, Hypoxie, Azidose, Überdosierungen kardialer Medikamente, Klappenvitien oder Verletzungen von Herzstrukturen. Das ausgeworfene Herzminutenvolumen ist durch kardiale Insuffizienz reduziert.
Zur **Klinik und Diagnostik** siehe oben.
Therapie: Oberkörperhochlagerung. Sauerstoff: 4–8 l/min, ggf. Intubation. Katecholamine: z. B. 2–10 µg/kg KG/min Dobutamin i. v. Therapie der Grunderkrankung.

Anaphylaktischer und anaphylaktoider Schock

Der anaphylaktische Schock basiert auf einer schweren allergischen, IgE-vermittelten Sofortreaktion vom Typ I. Er kann binnen Sekunden auftreten. Der anaphylaktoide Schock zeigt die gleiche Symptomatik, jedoch ohne Typ-I-Reaktion.
Zur **Klinik und Diagnostik** siehe oben.
Therapie: Unterbrechung der Allergenexposition. Lagerung: Schocklagerung. Sauerstoff: 4–8 l/min, ggf. Intubation. Volumen: 500–3000 ml oder mehr Ringer-Lösung i. v. und/oder 500–1500 ml HAES 6% oder mehr i. v. Katecholamine: 0,01–0,1 mg Adrenalin i. v. Kortikoide: 1000 mg Prednisolon i. v. Antihistaminika: H_1-Blocker: Clemastin 2–4 mg i. v. plus H_2-Blocker Cimetidin 200–400 mg i. v., ggf. Bronchodilatatoren: Theophyllin 200–400 mg i. v. (s. S. 78).

Neurogener Schock

Im neurogenen Schock fällt der Gefäßtonus durch mechanische oder pharmakologische Reizung des sympathischen Nervensystems aus. Ursachen können Schädel-Hirn- und Rückenmarkstraumen, Schmerzen oder eine Spinalanästhesie sein.
Zur **Klinik und Diagnostik** siehe oben.
Therapie: Sauerstoff: 4–8 l/min, ggf. Intubation. Volumen: 500–1500 ml oder mehr Ringer-Lösung i. v. und/oder 500–1500 ml HAES 6% i. v. Katecholamine: 0,5–2 ml Akrinor i. v., ggf. 0,0–0,1 mg Adrenalin i. v.
Bei Traumen im ZNS-Bereich muss der $RR_{syst.}$ zur ausreichenden Zerebralperfusion auf etwa > 120 mmHg bzw. der MAP auf etwa > 100 mmHg gehalten werden.

Septischer Schock

Der septische Schock beruht auf einer schweren systemischen, postinfektiösen Entzündungsreaktion. Durch Freisetzung von Mediatoren kommt es zu Vasodilatation und Extravasation.
Zur **Klinik und Diagnostik** siehe oben.
Therapie: Sauerstoff: 4–8 l/min, ggf. Intubation. Volumen: 500–1500 ml oder mehr Ringer-Lösung i. v., und/oder 500–1500 ml HAES 6% i. v. Katecholamine: z. B. 5–20 µg/kg KG/min Dopamin i. v., 0,01–0,1 mg Adrenalin i. v.

Zusammenfassung

- Schock ist eine Kreislaufdysregulation, die sehr schnell eintreten und lebensbedrohlich werden kann.
- Die präklinische Schocktherapie liegt primär in der Volumentherapie und ggf. der Katecholamingabe. Die Ausnahme ist der kardiogene Schock, hier erfolgen die Katecholamingabe und die Therapie der Grunderkrankung.

Akutes Abdomen

Viele Krankheitsbilder können sich zum akuten Abdomen entwickeln. Allen gemeinsam sind der binnen weniger Stunden einsetzende Schmerz und eine mögliche Entwicklung zur lebensbedrohlichen Situation.

Ätiologie

Die Schmerzlokalisation kann Krankheitsbilder ein- oder ausschließen (▮ Abb. 1).

Klinik

- Abdominelle Schmerzen: unterschiedlichste Schmerzcharakteristik
- Übelkeit
- Erbrechen
- Fehlende Peristaltik beim Ileus
- Abwehrspannung bei entzündlichen oder einblutenden Prozessen
- Kreislaufinstabilität bei Volumenverlusten in die Bauchhöhle.

Diagnostik

- **notfallmedizinische Standarddiagnostik**
- **Abdominaldiagnostik:** Anamnese, Auskultation, Perkussion und Palpation. Der Schmerz muss in Verlauf, Intensität, Art und Lokalisation diagnostiziert werden.

Therapie

- **notfallmedizinische Standardtherapie**
- **Lagerung:** Der kreislaufstabile Patient wird gelagert, wie er es wünscht, meist halbsitzend mit angezogenen Beinen; der kreislaufinstabile Patient wird in Schocklage gelagert.
- **Medikamente:** Bei Hypotension: 500–1500 ml Ringer-Lösung i. v., bei Emesis: 124 mg Dimenhydrinat i. v., Analgesie: 1–2,5 g Metamizol langsam i. v. (**cave:** Hypotonie), 5–10 mg Morphin i. v. (Kontraindikation: Kolik), Spasmolyse: Metamizol hat auch einen spasmolytischen Effekt, ggf. 20–40 mg Butylscopolamin i. v.

Häufige Krankheitsbilder

Entzündungen

Appendizitis, Gastroenteritis, Cholitis, Cholangitis, Zystitis und Adnexitis sind die häufigsten entzündlichen Prozesse des Abdomens. Jede Entzündung hat in Lokalisation und Schmerzcharakter spezifische Symptome. So weisen Schmerzen am McBurney- und Lanz-Punkt, Loslassschmerz, Douglas-Schmerz und Psoaszeichen auf eine Appendizitis hin.

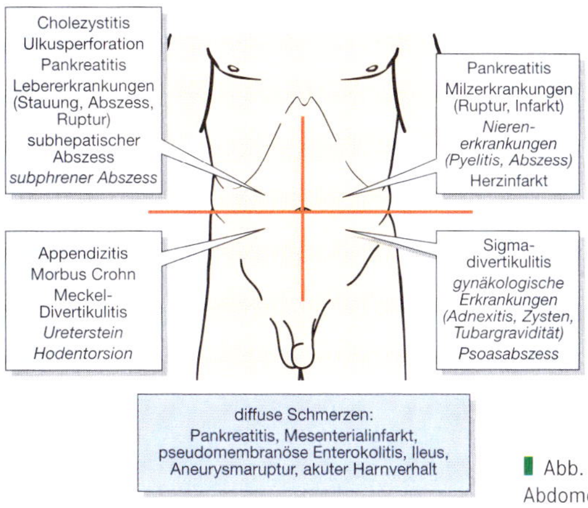

▮ Abb. 1: Graphische Übersicht des akuten Abdomens. [14]

Gastrointestinale Blutung

Unterschieden wird die obere (Ösophagus, Magen, Duodenum) von der unteren (Jejunum, Ileum, Kolon, Rektum) gastrointestinalen Blutung. Die häufigsten Ursachen sind Ulzera und Varizen im oberen, Hämorrhoiden und Karzinome im unteren Gastrointestinum. Klinisch werden die Patienten durch Hypovolämiezeichen, Hämatemesis, Kaffeesatzerbrechen bzw. Teerstuhl und Darmblutungen auffällig. Die Blutstillung ist die einzig kausale Therapie, sie ist präklinisch nahezu unmöglich. Es besteht bei oberen GI-Blutungen die Möglichkeit der Sondeneinlage, z. B. nach Sengstaken.

Koliken

Koliken sind wehenartige Schmerzen, die durch Kontraktionen der glatten Muskulatur eines Hohlorgans verursacht werden. Sie können in Niere, Galle, Darm, Magen, Harnleiter, Harnblase und Harnröhre auftreten und so stark sein, dass sie zu Hypertonie, Tachykardie, Übelkeit, Erbrechen und Kollaps führen. In der Notfallmedizin haben Spasmolyse und Analgesie Priorität.

Ileus

Man unterscheidet mechanischen und paralytischen Ileus. Beim mechanischen Ileus ist die Darmpassage obstruiert. Beim paralytischen Ileus ist die Peristaltik gelähmt. Ilei können in Dünn- und Dickdarm auftreten, gehen mit Stuhlverhalt, Schmerzen und Erbrechen einher. Beim paralytischen Ileus ist eine geringe bis fehlende Peristaltik, beim mechanischen Ileus eine Hyperperistaltik zu hören. Ursachen des mech. Ileus sind u. a. Gallensteine, Tumoren oder Stenosen, der paralytische Ileus wird u. a. durch Perforation, Mesenterialinfarkt oder intraabdominelle Entzündungen verursacht. Therapiert wird operativ oder konservativ mit Magen-/Duodenalsonden, Einläufen und Sympathikolyse.

Perforation des Gastrointestinaltrakts

Perforationen können entzündlich (Magenulkus nach NSAR-Einnahme), traumatisch (Abdominalquetschung durch Lenksäule) oder iatrogen (nach Koloskopie) entstehen. Es kommt meist zum Austritt von Magen-Darm-Inhalt und so zum Austritt von Keimen mit lokalen, später generalisierten Entzündungsreaktionen, Sepsis und Schock als Folge. Charakteristisch sind der anfangs stechende und gut lokalisierbare, später diffuse Abdominalschmerz, Abwehrspannung und Entzündungszeichen. Die kausale Therapie ist die sofortige chirurgische Intervention.

Mesenterialinfarkt

Durch Embolien, Arteriosklerose und Venenthrombosen kommt es zu Verschlüssen der Mesenterialgefäße. Der akute Verschluss verläuft mit abdominellen Schmerzen, Diarrhöen bis hin zur Schocksymptomatik. Danach kann ein 6–12stündiges, schmerzfreies Intervall folgen. Dadurch wiegt der Patient sich oft fälschlicherweise in Sicherheit! Nach klinischer Diagnosestellung wird eine Vollheparinisierung, Fibrinolyse oder operative Thrombendarteriektomie durchgeführt.

Zusammenfassung

- ✖ Durch Schmerzlokalisation lassen sich die Krankheitsbilder des akuten Abdomens differenzieren.
- ✖ Das akute Abdomen geht meist mit Übelkeit und Erbrechen einher.

Stabile Angina pectoris und akutes Koronarsyndrom 1

Die pathophysiologische Grundlage der stabilen und instabilen Angina pectoris (AP) sowie der Myokardinfarkte ist die koronare Herzkrankheit (KHK). Die einzelnen Krankheitsbilder werden durch ihre Schwere unterschieden.

- **chronische KHK**
  - stabile Angina pectoris
- **akutes Koronarsyndrom (ACS)**
  - instabile Angina pectoris
  - Myokardinfarkt: STEMI, NSTEMI
  - plötzlicher Herztod.

Ätiologie

Ursache aller KHK-Erkrankungen ist die Arteriosklerose, deren Risikofaktoren Diabetes mellitus, Rauchen, arterielle Hypertonie, Dyslipoproteinämie und Adipositas sind.

Pathophysiologie

Durch die risikofaktorinduzierten Prozesse kommt es zu Endothelschäden der Koronarien. Die Schäden gehen mit Dysfunktionen und Läsionen des Endothels einher. Die Läsionen sind die Basis für Lipidablagerungen, Makrophagen- und T-Lymphozyten-Infiltrationen mit Plaquebildung als Folge. Kommt es zu einer Plaqueruptur, können eine Thrombosierung und der Verschluss der Koronararterie resultieren.

> Erst ab einer Lumenverengung von 75% werden Patienten symptomatisch.

Chronische koronare Herzkrankheit

Stabile Angina pectoris (AP)

Die stabile Angina pectoris spielt notfallmedizinisch eine untergeordnete Rolle, sie fällt eher in den Tätigkeitsbereich des niedergelassenen Arztes.

Klinik

- retrosternaler Schmerz: Die klassische Leitsymptomatik der Angina pectoris (AP) ist der drückende, reißende, retrosternale Schmerz, der auch Ausstrahlungscharakter in die oberen Extremitäten, den Kopf-Hals-Bereich und das Abdomen haben kann.
- Dyspnoe
- Übelkeit
- Erbrechen.

Ein infarkttypischer „Vernichtungsschmerz" tritt meist nicht auf. Die stabile Form der AP ist definiert als nur unter körperlicher oder psychischer Belastung auftretend und durch Ruhe binnen max. 15 min, durch Gabe von Nitraten binnen 1–2 min limitierbar. Grund der Anfälle sind reversible, nur unter Belastung relevante Gefäßstenosen.

> Das Ansprechen auf Nitroglyzerin sowie das Ruhe-EKG führen zur Diagnose.

Akutes Koronarsyndrom (ACS)

Das akute Koronarsyndrom (ACS) ist eine vorläufige Diagnose. In ihr werden alle Varianten der koronaren Herzerkrankung subsumiert, die unmittelbar lebensbedrohlich sind. Die drei Differentialdiagnosen des ACS sind: **instabile Angina pectoris, Myokardinfarkt** und **plötzlicher Herztod.**

Die instabile AP gilt als Präinfarktsyndrom mit einem 20%igen Infarktrisiko. Per definitionem werden die erstmalig auftretende AP, die Ruhe-AP sowie eine zunehmende Schwere, Dauer und Häufigkeit der Anfälle als instabile AP bezeichnet.

Beim Myokardinfarkt unterscheidet man diagnostisch den ST-Streckenhebungsinfarkt (ST-elevation myocardial infarction, STEMI) vom Nicht-ST-Streckenhebungsinfarkt (non-ST-elevation myocardial infarction, NSTEMI).

Präklinisch sind die ACS-Formen nur bedingt zu unterscheiden.

> 50% aller koronaren Herzerkrankungen manifestieren sich erstmalig als ACS.

Klinik

Die Klinik aller Krankheitsbilder des ACS ist identisch. Sie lässt daher initial keine Ausschlussdiagnostik zu. In 80% der Fälle treten die Symptome in Ruhe auf und dauern länger als 20 min an. In 10% entstehen sie aus einer primär stabilen AP heraus.

- retrosternaler Druckschmerz als Leitsymptom
- weitere Schmerzlokalisationen: Differentialdiagnostisch muss beim akuten Abdomen, bei Wirbelsäulenbeschwerden, bei Schmerzen in den oberen Extremitäten, hier v. a. im linken Arm, und selten auch bei Kiefer- oder Zahnschmerzen an ein akutes Koronarsyndrom gedacht werden.
- Vernichtungsschmerz
- Todesangst
- Kaltschweißigkeit
- Dyspnoe
- Zyanose
- Ödeme
- Stauungszeichen.

Diagnostik

- **notfallmedizinische Standarddiagnostik:** Hier sind vor allem kardiale Vorerkrankungen und die entsprechende Dauermedikation anamnestisch wichtig.
- **12-Kanal-EKG** (▮ Abb. 1)
  - **instabile AP:** In einem instabilen AP-Anfall kann es zu T-Wellen-Negativierungen und ST-Strecken-Senkungen kommen.
  - **STEMI:** Mit Verzögerung lassen sich anfangs etwa in 70%, im Verlauf bis zu 95% pathologische EKG-Veränderungen feststellen (▮ Abb. 2). Von ST-Hebung spricht man ab einer Elevation der isoelektrischen Linie von > 0,1 mV in mind. zwei Extremitätenableitungen oder einer Elevation von > 0,2 mV in zwei benachbarten Brustwandableitungen. Ein neu aufgetretener (präklinisch schwer beurteilbar) Linksschenkelblock deutet ebenfalls auf einen Infarkt hin.
  - **NSTEMI:** ST-Senkung, T-Negativierung. Keine ST-Hebung im EKG.

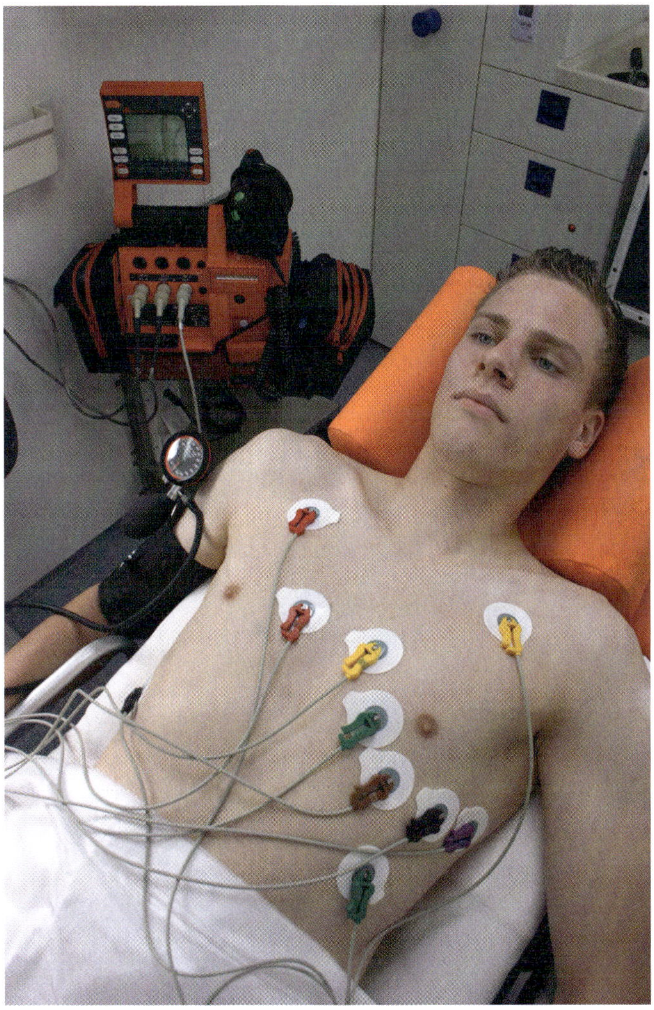

Abb. 1: Elektrodenposition 12-Kanal EKG. [2] Die optimale Position der Extremitätenableitungen liegt jedoch an den Armen und Beinen.

Initialstadium	Beträchtliche T-Überhöhung *(Erstickungs-T)*; meist bei Klinikeinweisung nicht mehr nachweisbar	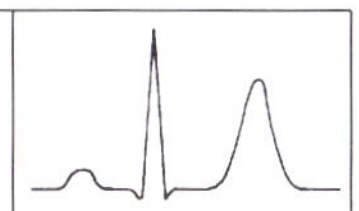 Erstickungs-T
Stadium I (frisches Stadium)	ST-Hebung mit Abgang aus dem absteigenden QRS-Schenkel, evtl. in den gegenüberliegenden Ableitungen spiegelbildliche Senkung	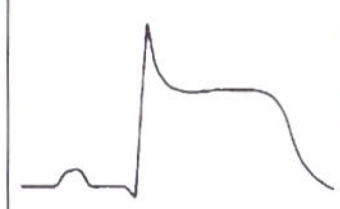
Zwischenstadium	ST-Hebung, Auftreten pathologisch tiefer Q-Zacken, evtl. R-Verlust, terminal spitznegative T-Welle. ST-Hebung > 6 Wo.: an Aneurysma denken!	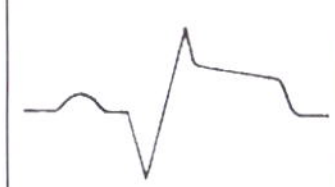
Stadium II (Folgestadium)	Rückbildung der ST-Hebung, T-Welle wird tiefer, spitzer, evtl. Aufbau einer kleinen R-Zacke, pathologische Q-Zacke persistiert. *(Pardée-Q)*	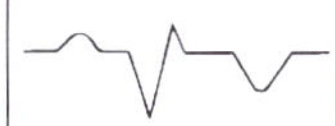
Stadium III (Endstadium)	Pathologische Q-Zacke, ST-Hebung nicht mehr nachweisbar, T-Welle positiv, R-Zacke nimmt wieder an Höhe zu.	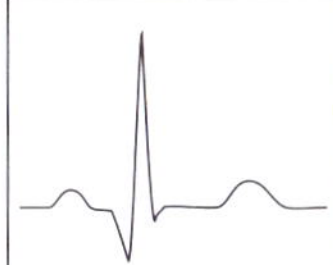

Abb. 2: Zeitliche EKG-Veränderungen eines STEMI. [6]

klinische Diagnostik: Troponin T und I: Zum Infarktausschluss sollten stets Troponin T und I bestimmt werden, das ab einem Wert von 0,1 ng/ml im pathologischen Bereich ist (Anstieg nach ca. 3 h, Maximum nach ca. 20 h). Es besteht die Möglichkeit eines Troponin-Schnelltests (< 60 min). CK und CK-MB: Diese beiden Parameter sind wegen geringerer Sensitivität lediglich Verlaufsparameter, die bei Werten von CK > 80 U/l und CK-MB > 12 U/l im pathologischen Bereich sind (Anstieg nach ca. 4–6 h, Höchstwerte nach ca. 16–36 h).

Zeitliche EKG-Veränderungen

Mit Verzögerung lassen sich beim STEMI pathologische EKG-Veränderungen nachweisen (Abb. 2).

Infarktlokalisation

Die unterschiedliche Ausbildung der infarkttypischen EKG-Veränderungen in den Ableitungen lassen eine Lokalisation des Infarktgebietes zu (Tab. 1).

> In der EKG-Diagnostik unterscheidet man den STEMI vom NSTEMI, bei der Infarktlokalisation im Myokard u. a. den Vorder- und Hinterwandinfarkt.

Infarktlokalisation	Betroffenes Gefäß	Pathologische Ableitungen
Großer Vorderwandinfarkt	RIVA proximal	V1–V6, aVL, I
Anteroseptaler Infarkt	RIVA nach Abgang der Diagonaläste	V1–V4, aVL, I
Posteriorer Hinterwandinfarkt	RCX	aVF, III, V1–V3
Inferiorer Hinterwandinfarkt	RCA	II, III, aVF, V1–V4

Tab. 1: Lokalisation des Infarktgebiets.

Stabile Angina pectoris und akutes Koronarsyndrom 2

Therapie

Beim ACS muss eine Reanimationsbereitschaft hergestellt werden.

- notfallmedizinische Standardtherapie
- Lagerung: Oberkörperhochlagerung
- Immobilisierung: Der Patient sollte nicht mehr selbst gehen, alle Bewegungen und Anstrengungen sollten vermieden werden.
- Volumen: Zur Vermeidung einer zusätzlichen Volumenbelastung des Herzens sollte lediglich zum Offenhalten des Zugangs Volumen infundiert werden.

Medikamentöse Therapie

Obligat sind:

- **Analgosedierung:** Morphin (oder Fentanyl) i. v. (nach Wirkung titrieren, bis Pat. schmerzfrei ist)
- **Nitrate:** zwei Hübe Nitrospray s. l. (wenn $RR_{syst.} \geq 100$ mmHg, ggf. repetitiv)
- **Thrombozytenaggregationshemmer:** 500 mg Acetylsalicylsäure i. v. (p. o. möglich)
- **Gerinnungshemmung:** 60 IE/kg KG (max. 5000 IE) Heparin i. v. (obligat bei Lysetherapie)
- **β-Blocker:** 5–10 mg Metoprolol i. v. (langsam titrieren, Gabe bei Tachykardie, Hypertonie und fehlenden Zeichen linksventrikulärer Dekompensation)
- **Diuretika:** 40–80 mg Furosemid i. v. (obligat bei Zeichen linksventrikulärer Dekompensation).

Fakultativ sind:

- **Analgosedierung:** Midazolam i. v. (nach Wirkung)
- **Thrombozytenaggregationshemmer:** Gabe von 300 mg Clopidogrel p. o. erwägen
- **Antiemetikum:** 10 mg Metoclopramid i. v.
- **Antiarrhythmika:** Nicht prophylaktisch! 150–300 mg Amiodaron langsam als Bolus i. v., 0,5 mg Atropin i. v. (bei kreislaufrelevanter Bradykardie)
- **Katecholamine:** Akrinor®, Dobutamin, Suprarenin® i. v. nach Wirkung
- **Lysetherapie:** Tenecteplase gewichtsadaptiert (s. u.).

20% aller Myokardinfarkte verlaufen z. B. aufgrund einer diabet. Polyneuropathie oder nach ACVB-OP mit Denervierung des Herzens (Nn. accelerantes) als sog. stumme Infarkte ohne die typische Schmerzsymptomatik.

Eine zügige Diagnostik und unverzügliche Therapie des ACS sind entscheidend für die Größe des Myokardschadens. Zeit ist Muskel! In Deutschland ist u. a. durch Verkennung der Symptomatik im Schnitt erst nach 3 h 15 min ein Notarzt am Infarktpatienten.

Systemische Thrombolyse und perkutane koronare Intervention (PCI)

Bei präklinisch nachgewiesenem STEMI muss der Notarzt eine Entscheidung über die anzuwendende Reperfusionsstrategie treffen.
Ist eine PCI < 90 min nach Symptombeginn durchführbar, kann auf eine präklinische Lyse verzichtet werden. Ist dies nicht möglich oder der STEMI in einer sehr frühen Phase, sollte eine Lysetherapie durchgeführt werden.

Systemische Thrombolyse

Durchführung

Zunächst müssen die Lyse-Kontraindikationen (▮ S. 61 Abb. 1) ausgeschlossen werden. Nach Standardversorgung, Aufklärung und Einverständnis des Patienten wird z. B. Tenecteplase appliziert. Der Patient wird im Anschluss in der Zielklinik angemeldet.

Tenecteplase

- **Indikation:** Myokardinfarkt, Lungenembolie
- **Handelsnamen:** Metalyse® Inj.Lsg. 8000 U (40 mg)/8 ml, 10 000 U (50 mg)/10 ml
- **Dosierung:** einmaliger Bolus von 100 U/kg KG
- **Wirkung:** proteolytische Umwandlung von Plasminogen in Plasmin, in der Folge kommt es zur Spaltung von Fibrinogen zu Fibrin. Nicht organisierte Thromben werden aufgelöst.
- **Nebenwirkungen:** Blutungskomplikationen.

Lysetherapie unter Reanimation

Die Lysetherapie unter Reanimation ist nach aktueller Studienlage nicht indiziert. Die Ausnahme stellt ein EKG-Befund unter Reanimation dar, der einem STEMI entspricht.

Lysetherapie im kardiogenen Schock

Die Lysetherapie ist wegen mangelnder Effektivität im kardiogenen Schock nicht anzustreben, es muss in jedem Fall eine PCI durchgeführt werden.

Perkutane koronare Intervention (PCI)

Bundesweit besteht ein Netzwerk aus Kliniken, die eine 24-h-PCI-Bereitschaft gewährleisten. Somit ist in vielen Bereichen eine Intervention < 90 min nach Symptombeginn möglich, wenn der Rettungsdienst zeitnah alarmiert wird. Ist die PCI nicht < 90 min nach Symptombeginn durchzuführen, wird die Lysetherapie empfohlen. Sie hat jedoch nur < 6 h gute Erfolgsaussichten. Eine vorangegangene Lyse schließt die PCI nicht aus.
Bei präklinisch gesichertem STEMI ist grundsätzlich eine Klinik mit 24-h-PCI-Bereitschaft anzufahren, ansonsten reicht primär die nächstgelegene Klinik mit Intensivkapazität aus.
Die PCI hat im Vergleich zur systemischen Thrombolyse bessere Rekanalisierungsergebnisse.

Zusammenfassung

- Man unterscheidet die stabile Angina pectoris als chronische Herzkrankheit von der instabilen Angina pectoris, dem Myokardinfarkt und dem plötzlichen Herztod als akutes Koronarsyndrom (ACS).
- Die Symptomatik der Krankheitsbilder des ACS ist identisch.
- Bei den Infarkten unterscheidet man den STEMI vom NSTEMI. Symptomatik und Therapie sind bei beiden Typen gleich, im EKG ist beim STEMI eine ST-Strecken-Hebung zu sehen, beim NSTEMI nicht.
- Im Verlauf unterliegen die ST-Veränderungen des STEMI Modifikationen.
- Die kausalen Therapieoptionen der Infarkte sind die perkutane koronare Intervention (PCI) und/oder die systemische Thrombolyse. Sie schließen sich gegenseitig nicht aus.
- Je schneller diagnostiziert und therapiert wird, desto mehr Myokard bleibt intakt.

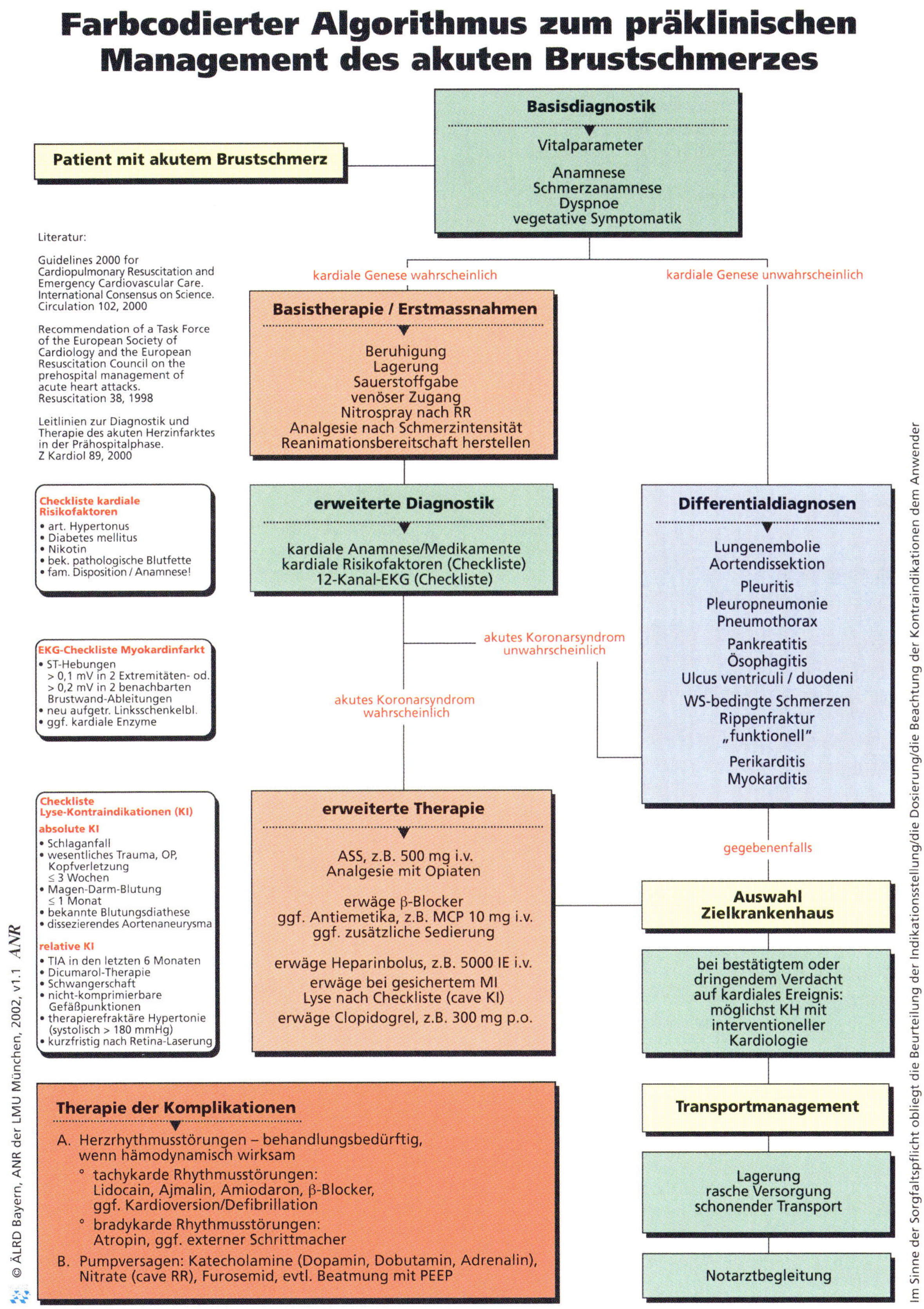

Abb. 1: Algorithmus zum präklinischen Brustschmerz. [12]

Kardiozirkulatorische Notfälle 1

Synkopen

Sowohl Synkopen als auch Vigilanzstörungen gehen mit einer eingeschränkten Bewusstseinslage einher. Sie unterscheiden sich jedoch in Dauer und Tiefe. Synkopen sind von kurzer Dauer, es tritt immer eine temporäre Bewusstlosigkeit auf. Vigilanzstörungen dauern meist länger an, der Patient kann verschiedene Bewusstseinslagen zwischen somnolent und komatös aufweisen.

Pathophysiologie

Synkopen basieren stets auf einer temporären, zerebralen Minderperfusion.

Einteilung

Vasovagale Synkope
Infolge vagaler Dysregulation kommt es zur kurzzeitigen Hypotonie, die mit Bradykardie und/oder peripherer Vasodilatation einhergeht.

Vaskuläre Synkope
Durch Verringerung des Gefäßlumens hirnversorgender Arterien wie der A. carotis com./int. oder Art. vertebralis wird die zerebrale Perfusion eingeschränkt.

Kardiale Synkope
Durch Herzvitien wie Arrhythmien oder Klappenvitien ist die Zirkulation eingeschränkt. Ab einem gewissen Schweregrad ist auch die zerebrale Perfusion gestört.
Die harmloseste Form der Synkope ist die vasovagale Synkope durch die Kombination aus Erschöpfung, Dehydratation und Aufregung, wie sie oftmals auf Teenagerkonzerten zu finden ist. Hier sollten die Patienten beobachtet und gravierende Differentialdiagnosen ggf. ambulant, evtl. klinisch ausgeschlossen werden. Erst hiernach kann die Entlassung aus der Betreuung erfolgen.

Klinik

- „schwarz werden vor Augen“
- Bewusstlosigkeit als Hauptsymptom
- Arrhythmien bei kardialen Synkopen.

Diagnostik

- **notfallmedizinische Standarddiagnostik:** Die häufigste Differentialdiagnose ist der zerebrale Krampfanfall mit den typischen tonisch-klonischen Krämpfen, der z. B. durch Lichtblitze, Überwärmung oder Exsikkose ausgelöst werden kann. Dies lässt sich häufig durch die Eigen- oder Fremdanamnese klären.

Therapie

- **notfallmedizinische Standardtherapie:** Da die Synkope aufgrund ihrer kurzen Dauer bei Eintreffen meist bereits wieder vorüber ist, ist in der Regel keine umfangreiche Therapie notwendig.
- **Lagerung:** Schocklagerung bzw. stabile Seitenlage beim bewusstlosen Patienten
- **Volumensubstitution:** falls möglich orale Rehydratation, anderenfalls 500–1500 ml Ringer-Lösung i. v.
- **Medikamente:** 0,5–1 mg Atropin i. v. bei Bradykardie, 0,5–2 mg Akrinor® i. v. bei Hypotonie.

Hypotonie

Von Hypotonie oder Hypotension spricht man ab Blutdruckwerten von $RR_{syst.} < 100$ mmHg und $RR_{diast.} < 60$ mmHg beim gesunden Patienten. Bei Patienten mit einer bekannten Hypertonie von durchschnittlich 160/100 mmHg oder bei jungen Frauen, für die ein $RR_{syst.}$ von 90 mmHg normal ist, gilt dies nicht. Daher muss stets der Ausgangsblutdruck beachtet werden.

Epidemiologie

Orthostatische Hypotonien werden bei älteren Menschen über dem 65. Lebensjahr in 25% der Fälle beobachtet.

Ätiologie

Man unterscheidet drei Hypotonieformen:

Arterielle Hypotonie
Vor allem bei Sportlern. Notfallmedizinisch ist sie irrelevant, da es meist nicht zu einer Gewebsminderperfusion kommt. Sie tritt idiopathisch auf.

Orthostatische Hypotonie
Orthostase (aufrechte Körperhaltung). Gestörte Blutdruckregulation mit Zeichen zerebraler Minderperfusion. Sie tritt idiopathisch auf.

Symptomatische Hypotonie
Induziert durch hormonelle Störungen, Herz-Kreislauf-Erkrankungen, Medikamente oder Schock.

Pathophysiologie

Eine Hypotonie entsteht durch Interaktion folgender Systeme: Reizleitungssystem des Herzens, Myokard und Gefäßsystem. Treten in einem der Systeme Dysregulationen auf, kann bei nicht adäquater Kompensation eine Hypotonie resultieren.

Reizleitungssystem
Sowohl Bradykardien als auch Tachykardien wirken sich negativ auf das Herzminutenvolumen aus, da durch die niedrigen und hohen Frequenzen weniger Blut ausgeworfen werden kann.

Gefäßsystem
Gefäßdysregulationen (relativer Volumenmangel) und Blutverlust (absoluter Volumenmangel) führen zur Hypotonie.

Myokard
Aus myokardialen Erkrankungen, die mit einer Abnahme der Inotropie des Herzens einhergehen, kann eine Hypotonie hervorgehen.

Klinik

- Hypotonie
- Bradykardie oder Tachykardie
- verlängerte kapilläre Reperfusionszeit
- Müdigkeit
- Schwindel
- Sehstörungen
- Vigilanzstörungen
- Synkopen.

Diagnostik

- notfallmedizinische Standarddiagnostik
- klinische Therapie: Klinisch werden ggf. eine Echokardiographie, eine Herzzeitvolumenmessung sowie eine kardiale Labordiagnostik durchgeführt.

Therapie

> Oberstes Ziel der Therapie muss die Wiederherstellung der Organperfusion sein, um eine adäquate Organoxygenierung sicherzustellen.

- notfallmedizinische Standardtherapie
- Lagerung: Schocklagerung.

Unspezifische Therapie

- Atropin: 0,5–1 mg Atropin i. v.
- Katecholamine: 0,5–2 ml Akrinor® i. v.
- Volumen: 500–1500 ml oder mehr Ringer-Lösung i. v. und/oder 500–1500 ml HAES 6% i. v.

Spezifische Therapie

- Arrhythmie (s. S. 68–70)
- Herzinsuffizienz: Katecholamine: Dobutamin 2–10 µg/kg KG/min i. v.; Adrenalin 0,05–0,5 µg/kg KG/min i. v.
- Gefäßdysregulationen: 500–1500 ml oder mehr Ringer-Lösung i. v. und/oder 500–1500 ml HAES 6% i. v., Katecholamine: 0,5–2 ml Akrinor® i. v., bei ausbleibendem Erfolg: ggf. 2–10 µg/kg KG/min Dobutamin i. v., alternativ Adrenalin 0,05–0,5 µg/kg KG/min i. v.
- sekundäre Ursachen: Lyse bei V. a. Lungenembolie, Infarkttherapie bei Myokardinfarkt, Perikardpunktion bei Herzbeuteltamponade.

> Cave! Durch die Hypotension und den damit verbundenen Abfall des mittleren arteriellen Drucks (MAP) entwickelt der Patient zum Aufrechterhalt des Kreislaufs eine sog. Bedarfstachykardie. Diese darf nicht medikamentös limitiert werden, da hierdurch der Kreislauf zum Erliegen käme.

Hypertonie

Bei der Hypertonie wird die hypertensive Krise vom hypertensiven Notfall abgegrenzt. In der hypertensiven Krise treten akute Blutdruckanstiege bis auf > 230/130 mmHg auf. Sie läuft ohne Organschädigung ab. Der hypertensive Notfall zeichnet sich als kritischer Blutdruckanstieg mit neurologischen und kardiopulmonalen Symptomen aus, die vitalgefährdend sind und zu Organschäden führen.

Epidemiologie

50% der über 50-Jährigen leiden an einer Hypertonie. Es gilt eine 30er Regel. 30% der Hypertoniker wissen nicht, dass sie erkrankt sind. Bei den bekannten Hypertonikern werden 30% nicht, 30% unzureichend behandelt.

Ätiologie

Die häufigste Ursache ist mit über 90% die essentielle Hypertonie. Die verbleibenden 10% entfallen auf Erkrankungen wie renale Hypertension, Phäochromozytom oder Präeklampsie in der Schwangerschaft.

Pathophysiologie

An einer Hypertonie sind die Faktoren Herzzeitvolumen und erhöhter peripherer Widerstand oder eine Interaktion beider beteiligt. Folgen sind Veränderungen im Gefäßtonus und in der Gefäßwand, die zu den Spätschäden führen. Die entstehenden Organschäden eines hypertensiven Notfalls beruhen auf arteriolonekrotischen Ereignissen, die zu einer Gewebsischämie im entsprechenden Versorgungsgebiet führen.

Klinik

- Hypertonie
- Angina-pectoris-Symptomatik
- Kopfschmerzen
- Schwindel
- Sehstörungen
- Vigilanzstörungen
- Krampfanfälle und/oder neurologische Defizite
- Dyspnoe
- Lungenödeme.

Diagnostik

- **notfallmedizinische Standarddiagnostik:** Die wichtigste diagnostische Maßnahme ist die engmaschige Blutdruckmessung.

Therapie

Eine hypertensive Krise kann mittels Blutdrucksenkung durch orale Antihypertensiva vom Hausarzt therapiert werden. Der Blutdruck sollte nicht mehr als 30% pro Stunde gesenkt werden. Indikation zur invasiven Senkung besteht bei wiederholten Werten ≥ 220/110 mmHg, vitaler Bedrohung, Angina-pectoris-Symptomatik oder bei einem Lungenödem.
Ein hypertensiver Notfall bedarf einer raschen, präklinisch eingeleiteten Blutdrucksenkung.

- notfallmedizinische Standardtherapie
- Oberkörperhochlagerung
- Antihypertensiva. 25–50 mg Urapidil i. v., titrierte Gabe von Boli à 5–10 mg.
- Diuretika: 20–40 mg Furosemid i. v. bei Lungenödem
- Kontraindikation: Bei Hypertonie im Rahmen eines Apoplexes sind Nitrate und kurzwirksame Ca^{2+}-Antagonisten wegen der nicht kontrollierbaren Blutdrucksenkung kontraindiziert.

Klinisch wird die präklinisch begonnene Therapie unter ständiger Blutdruckkontrolle weitergeführt, eine Wiederholungsgabe aller Medikamente ist möglich. Bei therapierefraktärer hypertensiver Krise wird in der Klinik Nitroprussid-Natrium appliziert.

> Die Gabe von Nitraten ist bei vorheriger Einnahme von Phosphodiesterase-5-Hemmern (Viagra®, Levitra® etc.) kontraindiziert. Es besteht die Gefahr einer lebensbedrohlichen Hypotonie.

Kardiozirkulatorische Notfälle 2

Venöse Gefäßverschlüsse

Ätiologie

Durch einen venösen Verschluss, der sich in > 90% der Fälle in den unteren Extremitäten ereignet, kommt es zur Behinderung des Blutrückflusses. Die größte Gefahr ist die Lösung und Verschleppung eines Thrombus in die Lunge, was zu einer Lungenembolie führen würde. Am häufigsten sind immobile Patienten, adipöse Patienten, Raucher, Patienten mit venösen Gefäßverschlüssen in der Anamnese und Patientinnen mit kontrazeptiver Medikation betroffen.

Pathophysiologie

Venöse Gefäßverschlüsse entstehen durch die Virchow-Trias: Gefäßwandveränderungen, Blutstromveränderungen (verlangsamter Blutfluss) und Veränderung der Blutzusammensetzung (z. B. erhöhter Hämatokrit bei Exsikkose).

Klinik

- Spannungsgefühl
- Schwellung (Abb. 1)
- Überwärmung
- Druckdolenz.

Diagnostik

- **notfallmedizinische Standarddiagnostik:** Besonderes Augenmerk gilt hier der Inspektion und Palpation der verschlossenen Extremität.

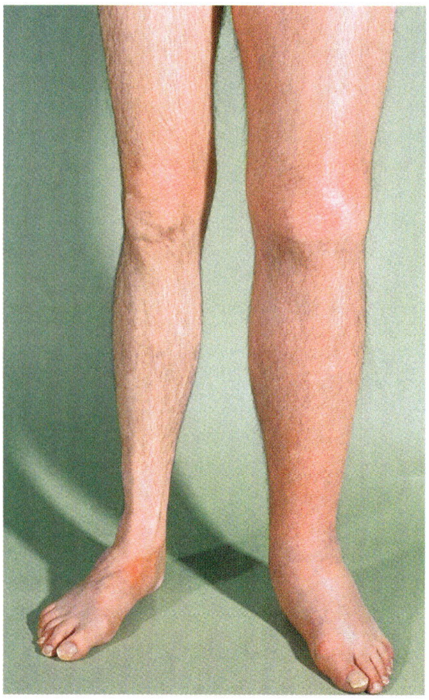

Abb. 1: Venöser Gefäßverschluss. [6]

- **Zeichen eines venösen Verschlusses:** Meyer-Zeichen (manueller Wadenkompressionsschmerz), Hohmann-Zeichen (Wadenschmerz bei Dorsalflexion des Fußes), Payr-Zeichen (druckdolente Fußsohle), Pratt-Zeichen (Venenzeichnung an der vorderen Tibiakante).

Therapie

- **notfallmedizinische Standardtherapie**
- **Lagerung:** Hochlagerung der Extremität zur Verbesserung des venösen Rückstroms, Immobilisation der Extremität
- **Analgesie:** 7,5 – 15 mg Piritramid i. v., alternativ 0,1 mg Fentanyl i. v.
- **Antikoagulation:** 60 IE/kg KG (max. 5000 IE) Heparin i. v.
- **klinische Therapie:** Thrombektomie oder Thrombolyse.

> Beim venösen Verschluss wird die betroffene Extremität hochgelagert!

Arterielle Gefäßverschlüsse

Ätiologie

Zu 70% sind embolische Geschehen, z. B. durch Thromben im linken Herzohr bei Arrhythmia absoluta, zu 20% Thrombosen, z. B. durch die periphere arterielle Verschlusskrankheit (pAVK), also die fortschreitende Stenosierung arterieller Arm- und häufiger Beingefäße, die Ursache des arteriellen Gefäßverschlusses einer Extremität. Die restlichen 10% ereignen sich durch Punktionen (z. B. ambulante Gefäßuntersuchungen), Traumata oder Gefäßkompression (z. B. Immobilisation durch lange Sitzhaltung im Flugzeug).

Pathophysiologie

Ursachen sind in der Regel vorbestehende arteriosklerotische Gefäßwandveränderungen. Weitere auslösende Kofaktoren sind Gerinnungsstörungen, Herzinsuffizienz oder iatrogene Maßnahmen.

Klinik

Zeichen einer Ischämie sind die 6 P distal der Verschlussstelle (Tab. 1).

Diagnostik

- **notfallmedizinische Standarddiagnostik:** Besonderes Augenmerk gilt hier der Inspektion und Palpation der verschlossenen Extremität.

Therapie

- **notfallmedizinische Standardtherapie**
- **Lagerung:** Tieflagerung der Extremität, damit deren Perfusionsdruck erhöht ist
- **Analgesie:** 7,5 – 15 mg Piritramid i. v., alternativ 0,1 mg Fentanyl i. v.
- **Antikoagulation:** 60 IE/kg KG (max. 5000 IE) Heparin i. v.
- **klinische Therapie:** Embolektomie oder Thrombolyse.

> Beim arteriellen Verschluss wird die betroffene Extremität tiefgelagert!

Schmerz	**P**ain
Blässe	**P**aleness
Missempfindung	**P**aresthesia
Pulslosigkeit	**P**ulselessness
Bewegungsunfähigkeit	**P**aralysis
Schock	**P**rostration

Tab. 1: Zeichen der Ischämie.

Aortenaneurysma

Ätiologie

Die häufigsten Ursachen eines Aortenaneurysmas sind arteriosklerotische Gefäßwandveränderungen. Allerdings kommt es auch durch traumatische Ereignisse, v. a. bei Hochrasanztraumen oder durch Punktionen, zum Aortenaneurysma. Beim Marfan-Syndrom liegt eine genetische Disposition vor.

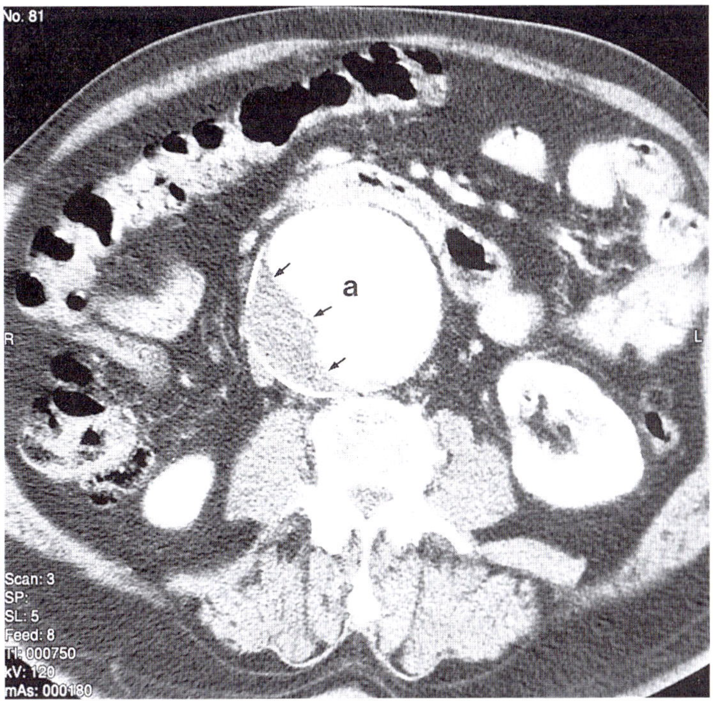

Abb. 2: CT-Situs Aortenaneurysma. [6]

Einteilung

Aneurysma verum
Alle drei Wandschichten (Intima, Media und Adventitia) sind spindelförmig erweitert.

Aneurysma dissecans
Lediglich die Intima ist rupturiert. Durch den arteriellen Druck kommt es zur Dissektion, bei der Blut zwischen Intima und die äußeren beiden Wandschichten gelangt. Es entsteht ein Doppellumen.

Aneurysma spurium (falsum)
Durch eine Leckage der Gefäßwand extravasatiert Blut. Es bildet sich ein paravasales organisiertes Hämatom.

Lokalisation

85% der Aortenaneurysmen sind infrarenal lokalisiert. Die restlichen 15% liegen thorakal und suprarenal.

Pathophysiologie

Die Gefahr des Aortenaneurysmas ist die Ruptur. Die Blutung kann sich gedeckt in die Pleura oder das Retroperitoneum, aber auch frei in die Bauchhöhle ausbreiten.

Klinik

- akuter, stechender Schmerz
- infarktähnliche Symptome bei thorakalem Aneurysma
- abdominelle Schmerzen
- Hypertonie oder Hypotonie
- Tachykardie
- Schock.

Diagnostik

- **notfallmedizinische Standarddiagnostik:** kontinuierliche EKG-Diagnostik
- **Auskultation und Palpation:** Evtl. sind Strömungsgeräusche zu hören sowie das pulsierende Aortenaneurysma und abgeschwächte Leistenpulse zu palpieren.
- **klinische Diagnostik:** CT (Abb. 2).

Therapie

- **notfallmedizinische Standardtherapie**
- **Lagerung:** Oberkörperhochlagerung, bei Hypotonie Schocklagerung
- **Volumen:** 500–1500 ml Ringer-Lösung i. v., ggf. 500–1500 ml HAES 6% i. v.
- **Analgesie:** 7,5–15 mg Piritramid i. v., alternativ 0,1 mg Fentanyl i. v.
- **Antihypertensiva:** 25–50 mg Urapidil i. v., titrierte Gabe von Boli à 5–10 mg, ggf. Blutdrucksenkung auf (sub)normale Werte. **Cave:** Schock!
- **Intubation und Beatmung:** bei Ateminsuffizienz
- **Transport:** möglichst erschütterungsarmer Transport.

Lungenödem

Als Lungenödem wird das Austreten von Flüssigkeit aus dem kapillären Gefäßraum in den Alveolarraum bezeichnet.

Ätiologie

Man unterscheidet zwei Arten des Lungenödems.

Kardiales Lungenödem
Durch Linksherzinsuffizienz bei einem Myokardinfarkt, einer hypertonen Krise, einer Arrhythmie o. Ä. kommt es zu einem Druckanstieg im Lungenkreislauf.

Nichtkardiales Lungenödem
Dem nichtkardialen Lungenödem liegen unterschiedliche Ursachen zugrunde. Durch Steigerung der Kapillarpermeabilität bei allergischer oder toxischer Reaktion (häufig) und durch reduzierten onkotischen Druck bei Niereninsuffizienz oder erniedrigten Alveolardruck bei Aufenthalten in großen Höhen (selten) kann Flüssigkeit aus den Kapillaren ins Interstitium und in den Alveolarraum extravasatieren.

Pathophysiologie

Die Vitalkapazität wird verringert, die Diffusion ist erschwert. Zunächst bildet sich ein sog. interstitielles Lungenödem im Lungengewebe. Im Folgenden tritt seröse Flüssigkeit in den Alveolarraum aus, was als alveoläres Lungenödem bezeichnet wird. Durch eine sich anschließende Schaumbildung wird das Flüssigkeitsvolumen ausgedehnt, es kommt zur Hypoxie.

Kardiozirkulatorische Notfälle 3

Kardiales Lungenödem

Klinik

- Tachypnoe
- Dyspnoe
- Orthopnoe (Besserung im Sitzen)
- Zyanose
- Tachykardie
- Hypertonie oder Hypotonie
- gestaute Halsvenen als Zeichen der Rechtsherzinsuffizienz
- evtl. blutiger, schaumiger Auswurf
- evtl. „Distanzrasseln". Rasselgeräusche bei Betreten des Raumes hörbar.

> Das interstitielle Lungenödem kann nur röntgenologisch nachgewiesen werden. Erst ein alveoläres Lungenödem lässt auskultatorisch feuchte Rasselgeräusche hören.

Diagnostik

- **notfallmedizinische Standarddiagnostik**
- **Auskultation:** feuchte Rasselgeräusche bei alveolärem Lungenödem
- **klinische Diagnostik:** Klinisch wird ein Röntgen-Thorax angefertigt, auf dem Stauungszeichen erkennbar sind. Der ZVD ist erhöht, in der BGA ist der PaO_2 erniedrigt.

Therapie

- **notfallmedizinische Standardtherapie**
- **Lagerung:** Oberkörperhochlagerung, der Patient nimmt diese Position meist selbst ein.
- **Vorlastsenkung:** zwei Hübe Nitroglycerin s.l. **Cave:** Hypotension! 40–80 mg Furosemid i. v.
- **Intubation und Beatmung:** nach Bewusstseinslage
- **Bronchodilatation:** bei expir. Stridor: 2–4 Hübe Fenoterol und/oder 200–400 mg Theophyllin i. v.
- **evtl. Sedierung:** 5–10 mg Diazepam langsam i. v.
- **evtl. Inotropiesteigerung:** Katecholamine: 2–10 µg/kg KG/min Dobutamin i. v.

Nichtkardiales Lungenödem

Klinik

- Tachypnoe
- Dyspnoe
- Zyanose
- Tachykardie
- Hypertonie oder Hypotonie

Diagnostik

- **notfallmedizinische Standarddiagnostik:** Die Anamnese spielt eine wichtige Rolle bei der Suche nach dem auslösenden Faktor.
- **Auskultation:** Rasselgeräusche
- **klinische Diagnostik:** Klinisch wird ein Röntgen-Thorax angefertigt, auf dem das sog. „Schneegestöber", eine diffuse, unscharfe Verschattung des Lungengewebes, erkennbar ist. Der ZVD ist erhöht, in der BGA ist der PaO_2 erniedrigt.

Therapie

- **notfallmedizinische Standardtherapie**
- **Lagerung:** Oberkörperhochlagerung, der Patient nimmt diese Position in der Regel selbst ein.
- **Intubation und Beatmung:** bei SpO_2 < 90% trotz 15 l/min 100% O_2-Inhalation. Beatmung mit PEEP von 5–10 cmH_2O.
- **bei Inhalationstrauma:** Kortikoide: 2 Hübe Budesonid alle 5 min, ggf. 250 mg Methylprednisolon i. v.; Bronchodilatation: 2–4 Hübe Fenoterol und/oder 200–400 mg Theophyllin i. v.

Lungenembolie

Ein akuter Verschluss einer oder mehrerer Lungenarterien wird als Lungenembolie bezeichnet.

> Pro Jahr erleiden zwischen 20 000 und 30 000 Menschen in Deutschland eine Lungenembolie.

Ätiologie

In etwa 95% der Fälle ist ein verschleppter Thrombus die Ursache einer Lungenembolie. Sie kann jedoch auch als Fettembolie, Luftembolie oder durch Fremdkörper entstehen. Immobile Menschen, Raucher, Schwangere, Adipöse, Frauen mit der Kombination Nikotin plus orales Kontrazeptivum und Patienten mit Arrhythmia absoluta mit Thrombenbildung im rechten Vorhof haben u. a. ein signifikant erhöhtes Lungenembolierisiko.

> Die Bildung von Blutgerinnseln in Blutgefäßen wird Thrombose, ihre Verschleppung mit dem Blutstrom in den Kreislauf Embolie genannt.

Pathophysiologie

Der Thrombembolus obstruiert einen oder mehrere Pulmonalarterienäste, wodurch der Lungengefäßwiderstand ansteigt. Es kommt zur Zunahme des Ventilations-Perfusions-Verhältnisses mit Hypoxie.
Im rechten Herzen staut sich das Blut mit der Folge einer kardialen Dekompensation. Der Preload des linken Herzens sinkt, womit sich auch das Herzzeitvolumen reduziert. Es kommt zur Hypotonie. Folge ist letztlich ein Kreislaufschock.

Klinik

Die Symptome setzen meist akut ein:

- Dyspnoe
- gestaute Halsvenen
- Tachykardie
- Thoraxschmerz
- Beklemmungsgefühl
- Husten
- Hämoptysen.

Einteilung

Stadium 1
Leichte, kurz andauende Symptomatik. Der Patient ist respiratorisch und kardiozirkulatorisch stabil.

Stadium 2
Geringe, länger andauernde Symptomatik. Respiratorische und kardiozirkulatorische Beeinträchtigungen sind noch kompensiert.

Stadium 3
Deutliche, andauernde Symptomatik. Respiratorische und kardiozirkulatorische Beeinträchtigungen, beginnende Schocksymptomatik.

Stadium 4
Schwere Schocksymptomatik, Oxygenierungsstörung und/oder Herz-Kreislauf-Stillstand.

Diagnostik

- **notfallmedizinische Standarddiagnostik:** Präklinisch lässt sich im EKG meist lediglich eine Sinustachykardie feststellen. Nur etwa 10% der Patienten weisen einen inkompletten Rechtsschenkelblock oder ein P pulmonale auf. Bei kardiozirkulatorischer Beeinträchtigung kommt eine Hypotonie hinzu.
- **klinische Diagnostik:** Bei kompensierter respiratorischer und kardiozirkulatorischer Beeinträchtigung wird zunächst ein Röntgen-Thorax angefertigt, auf dem bei einer Embolie z. B. eine Rechtsherzdekompensation zu erkennen wäre. D-Dimere als Spaltprodukt des Fibrins erhärten ab einem Wert von ≥ 500 µl/l den Embolieverdacht. Ist der Patient respiratorisch und kardiozirkulatorisch dekompensiert, wird aus Zeitgründen sofort ein Kontrastmittel-CT zur Diagnosestellung und unmittelbar folgenden Therapieeinleitung durchgeführt (▮ Abb. 1).

Therapie

Therapeutische Ziele sind eine ausreichende Zirkulation und Oxygenierung, die Antikoagulation/Thrombolyse und die Analgesie.

- **notfallmedizinische Standardtherapie**
- **Lagerung:** halbsitzend
- **Intubation und Beatmung:** nach Bewusstseinslage, falls Sauerstoffgabe nicht ausreicht
- **Antikoagulation:** 60 IE/kg KG (max. 5000 IE) Heparin i. v. ausreichend bei Stadien 1 und 2
- **Katecholamine:** evtl. 2–10 µg/kg KG/min Dobutamin i. v.
- **Analgesie:** 7,5–15 mg Piritramid i. v., alternativ 0,1 mg Fentanyl i. v.
- **Thrombolyse:** z. B. Tenecteplase gewichtsadaptiert; einmaliger Bolus von 100 IU/kg KG
- **Transport:** zügiger Transport in die Klinik. Dort bestehen weitere Optionen: Katheterthrombolyse oder pulmonale Embolektomie mit Herz-Lungen-Maschine.

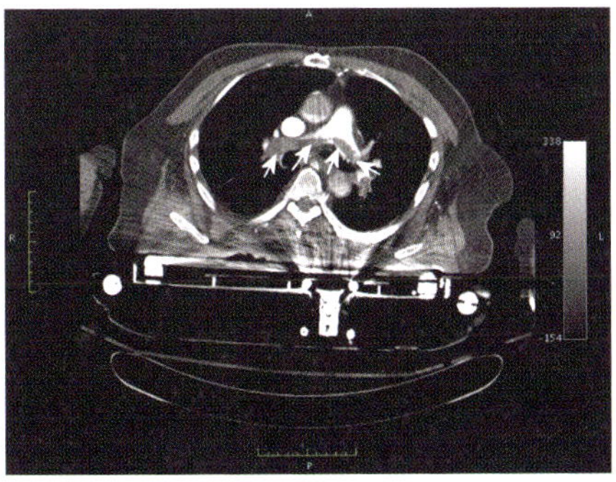

Abb. 1: Lungenembolie im CT, der Patient ist reanimationspflichtig, er liegt auf einem Thoraxkompressionsgerät. [3]

Zusammenfassung

- Synkopen sind von kurzer Dauer und gehen immer mit Bewusstlosigkeit einher.
- Man unterscheidet die vasovagale, vaskuläre und kardiale Synkope.
- Vaskuläre und kardiale Synkopen sind stets klinisch abzuklären.
- Von Hypotonie spricht man ab Blutdruckwerten < 100 mmHg systolisch, < 60 mmHg diastolisch beim gesunden Patienten. Der Ausgangsblutdruck sollte stets mit berücksichtigt werden.
- Als Ursachen kommen Dysfunktionen von Reitzleitungssystem, Gefäßsystem und/oder Myokard in Frage.
- Essentiell sind Diagnose und Therapie sekundärer Ursachen.
- In der hypertensiven Krise steigt der Blutdruck akut auf < 230/130 mmHg. Sie läuft ohne Organschäden ab. Die Therapie erfolgt, solange keine vitale Bedrohung besteht, durch den Hausarzt langsam mittels oraler Antihypertensiva.
- Im hypertensiven Notfall kommt es zu einem kritischen Blutdruckanstieg mit neurologischen und kardiopulmonal akuten Zuständen sowie zu Organschädigungen. Es muss eine rasche, bereits präklinisch einzuleitende Blutdrucksenkung erfolgen.
- Venöse Gefäßverschlüsse entstehen durch die Virchow-Trias: Gefäßwandveränderungen, Blutstromveränderungen und Veränderungen der Blutzusammensetzung.
- Zeichen eines venösen Verschlusses sind u. a. das Meyer-Zeichen, Hohmann-Zeichen, Payr-Zeichen und das Pratt-Zeichen.
- Die venös verschlossene Extremität wird hochgelagert.
- Die häufigsten Ursachen für einen arteriellen Gefäßverschluss sind embolische Geschehen und Thrombosen.
- Zeichen eines arteriellen Gefäßverschlusses sind die 6 P: **p**ain, **p**aleness, **p**aresthesia, **p**ulselessness, **p**aralysis und **p**rostration.
- Die arteriell verschlossene Extremität wird tiefgelagert.
- Aortenaneurysmen entstehen arteriosklerotisch, traumatisch oder sind genetisch prädispositioniert.
- Je nach Schädigung der Gefäßerkrankung unterscheidet man Aneurysma verum, dissecans und spurium (falsum).
- Je nach Lokalisation zeigen sich infarktähnliche Symptome oder abdominelle Beschwerden.
- Als Lungenödem wird der kapilläre Flüssigkeitsaustritt in das Lungeninterstitium bzw. den Alveolarraum bezeichnet.
- Man unterscheidet das kardiale vom nicht-kardialen Lungenödem.
- Zunächst liegt ein interstitielles Lungenödem vor, das sich im weiteren Verlauf zum alveolären Lungenödem entwickelt.
- Lediglich das alveoläre Lungenödem ist auskultatorisch feststellbar.
- 95% der Lungenembolien entstehen durch einen verschleppten Thrombus.
- Die Gerinnselbildung im Gefäß wird als Thrombose, die Verschleppung des Gerinnsels als Embolie bezeichnet.
- Die Schwere der Embolie wird in vier Stadien eingeteilt.
- Die Therapie beinhaltet die Oxygenierung, die Antikoagulation/Thrombolyse und die Analgesie.
- In den Stadien 1 und 2 reicht eine Antikoagulation als kausale medikamentöse Therapie aus, die Stadien 3 und 4 müssen thrombolysiert werden.

Herzrhythmusstörungen 1

Als Herzrhythmusstörungen oder Arrhythmien des Herzens gelten alle vom Sinusrhythmus abweichenden Herzrhythmen. Je nach Art können sie asymptomatisch und harmlos, aber auch lebensbedrohlich sein.

Einteilungsmöglichkeiten

Nach Herzfrequenz

Man unterscheidet bradykarde (HF < 60/min), normofrequente (HF 60–100/min) und tachykarde (HF > 100/min) Arrhythmien.

Nach Ursprung

Arrhythmien können oberhalb des His-Bündels als supraventrikuläre oder unterhalb dessen als ventrikuläre Arrhythmien entstehen.

Nach Art

Störungen der Erregungsleitung durch zu schnelle, zu langsame, anormale oder fehlende Erregungsleitung werden unterschieden von Störungen der Erregungsbildung.

Sinusrhythmus

Der Sinusrhythmus ist der normale, im Sinusknoten des Herzens generierte Herzschlag. Sind im EKG P-Wellen abgrenzbar, normal konfiguriert, von einem QRS-Komplex gefolgt, die Intervalle zwischen ihnen regelmäßig und die PQ-Zeit zwischen 0,12 und 0,2 s lang, liegt ein Sinusrhythmus vor.

Klinik

Je nach Art der Arrhythmie können u. a. folgende Symptome auftreten:

- Palpitationen
- Herzrasen
- Schwindel
- Synkopen
- Vigilanzstörungen
- Schweißausbrüche
- Dyspnoe
- Herz-Kreislauf-Stillstand.

Diagnostik

- **notfallmedizinische Standarddiagnostik**
- **EKG:** Das EKG stellt die wichtigste diagnostische Maßnahme dar. Der EKG-Streifen sollte zur genaueren Auswertung mit geringer Druckgeschwindigkeit geschrieben werden (z. B. 50 statt 25 mm/s).

Therapie

- **notfallmedizinische Standardtherapie**

Ist der Patient klinisch unauffällig, liegen also keine relevanten Kreislaufauswirkungen (z. B. AP-Beschwerden) vor, erfolgt keine präklinische Therapie.

> **Nicht jede Arrhythmie muss antiarrhythmisch therapiert werden. Vor einer „Rhythmuskosmetik" bei klinisch unauffälligen Arrhythmien ist zu warnen, da Antiarrhythmika (▌Tab. 1) auch ein proarrythmisches Potential haben, das den Patientenzustand verschlechtern kann.**

Sinusbradykardie

Diagnostik

EKG: HF < 60/min. Im EKG finden sich vor jedem QRS-Komplex P-Wellen.

Therapie

0,5–1 mg Atropin i. v., wenn keine Besserung; 0,5–2 mg Akrinor® i. v. (in 99,9% der Fälle ausreichend!); wenn keine Besserung, 2–30 µg/kg KG/min Dopamin i. v., wenn keine Besserung; 0,01–0,1 mg Adrenalin oder Orciprenalin i. v., CPR bei Herz-Kreislauf-Stillstand.

Atrioventrikuläre Blockbilder

AV-Block I

Im AV-Knoten lokalisiert. Es kann zu einer späteren höhergradigen Blockbildung kommen.

Diagnostik

EKG: PQ-Zeiten > 0,2 s (▌Abb. 1).

Therapie

In der Regel keine notfallmedizinische Relevanz, da keine Bradykardie vorliegt.

AV-Block II Typ I (Wenckebach)

Im AV-Knoten lokalisiert. Stetige Verlängerung der AV-Überleitung.

Diagnostik

EKG: zunehmende Verlängerung des PQ-Intervalls, bis eine Kammererregung ausbleibt. Unregelmäßiger R-Rhythmus (▌Abb. 2).

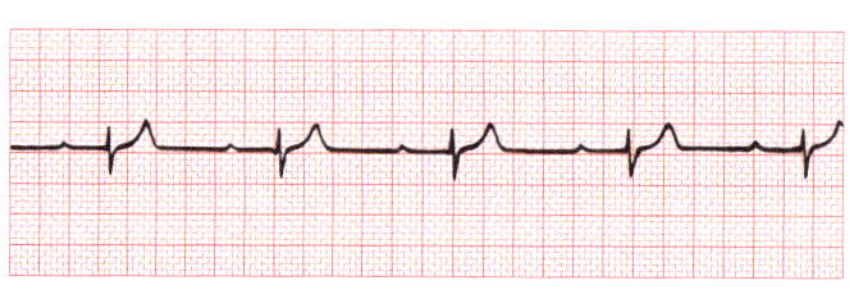

▌Abb. 1: AV-Block I. [13]

Klasse		Wirkung	Wirkstoff
Klasse I	Ia	Blockade spannungsabhängiger Na^+-Kanäle	Ajmalin, Prajmalin
	Ib		Lidocain, Tocainid
	Ic		Propafenon, Flecainid
Klasse II	II	Blockade der β-Blocker	Metoprolol, Atenolol
Klasse III	III	Hemmung des K^+-Ausstroms	Amiodaron, Sotalol
Klasse IV	IV	Hemmung des Ca^{2+}-Einstroms	Verapamil, Diltiazem

▌Tab. 1: Antiarrhythmika.

Therapie

Therapie nur bei hämodynamischer Instabilität oder Zeichen einer akuten Myokardischämie: 0,5–1 mg Atropin i. v. (gutes Ansprechen bei AV-Block II, Typ I), Schrittmachertherapie 70–100/min, wenn keine Besserung; 2–30 µg/kg KG/min Dopamin i. v., wenn keine Besserung; 0,01–0,1 mg Adrenalin oder Orciprenalin i. v.

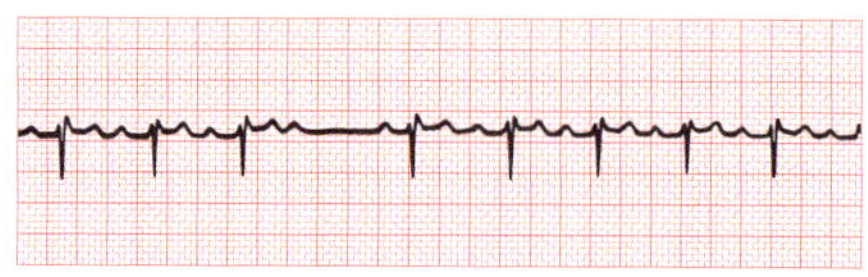

▌Abb. 3: AV-Block II Typ II (Mobitz). [13]

AV-Block II Typ II (Mobitz)

Im AV-Knoten lokalisiert. Der AV-Block II Typ II (Mobitz) ist ein akuter Notfall. Er kann Zeichen eines Hinterwandinfarktes sein und zum AV-Block III degenerieren.

Diagnostik

EKG: Ausfall einzelner Herzaktionen im regelmäßigen Verhältnis (2 : 1, 3 : 1), bei gleichmäßigem Abstand der P-Wellen (▌Abb. 3). Das P vor einem QRS-Komplex ist immer vorhanden.

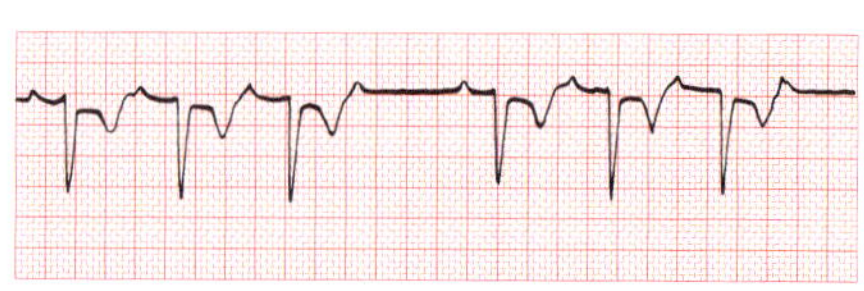

▌Abb. 2: AV-Block II Typ I (Wenckebach). [13]

Therapie

0,5 – 1 mg Atropin i. v. (schlechtes Ansprechen bei AV-Block II, Typ II mit breiten Kammerkomplexen), Schrittmachertherapie 70 – 100/min, wenn keine Besserung; 2 – 30 µg/kg KG/min Dopamin i. v., wenn keine Besserung; 0,01 – 0,1 mg Adrenalin oder Orciprenalin i. v., CPR bei Herz-Kreislauf-Stillstand.

AV-Block III

Der AV-Block III (Synonym: kompletter AV-Block) geht entweder vom AV-Knoten oder vom His-Bündel aus. Die AV-Überleitung ist komplett unterbrochen, in der Regel besteht ein Kammerersatzrhythmus. Es liegt ein akuter Notfall vor. Die Kreislaufinsuffizienz und Vigilanzstörungen können unterschiedlich ausgeprägt sein.

Diagnostik

EKG: Es findet keine Impulsüberleitung aus dem Sinusknoten statt (▮ Abb. 4). Der AV-Knoten übernimmt als physiologischer Schrittmacher die Erregungsbildung mit 40 – 50/min, was für das benötigte Herzzeitvolumen zu wenig sein kann. Beim vorgeschädigten Herzen kann dieser Ersatzrhythmus fehlen. P-Wellen und QRS-Komplexe haben jeweils eigene, unterschiedliche Frequenzen. Die Kammerkomplexe sind evtl. deformiert. Vorhöfe und Kammern schlagen unabhängig voneinander.

Therapie

Frühzeitige Schrittmachertherapie 70 – 100/min, 0,5 – 1 mg Atropin i. v. (seltenes Ansprechen bei AV-Block III), wenn keine Besserung; 2 – 30 µg/kg KG/min Dopamin i. v., wenn keine Besserung; 0,01 – 0,1 mg Adrenalin oder Orciprenalin i. v., CPR bei Herz-Kreislauf-Stillstand.

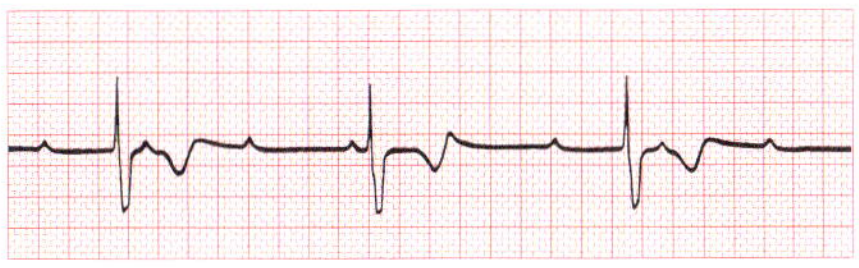

▮ Abb. 4: AV-Block III. [13]

Supraventrikuläre Tachykardien

Sinustachykardie

Im Sinusknoten generierter Rhythmus. Sie ist weniger als Rhythmusstörung, sondern mehr als Bedarfsanpassung zu verstehen.

Diagnostik

EKG: Sinusrhythmus > 100/min.

Therapie

Keine Therapie bei unauffälliger Klinik. Kausale Therapie: Volumensubstitution bei Hypovolämie, Analgesie bei Schmerzzuständen, Sedierung bei Aufregung. Erst nach Behandlung der Grunderkrankung antiarrhythmische Therapie erwägen: β-Blocker: 2,5 – 5 mg Metoprolol i. v.

Paroxysmale supraventrikuläre Tachykardie

Anfallsweise auftretende tachykarde Rhythmusstörung v. a. bei Patienten jüngeren Alters. Sie kommt durch Erregungen zustande, die innerhalb des AV-Knotens (AV-Knoten-Reentry-Tachykardie) oder über ein akzessorisches Bündel zwischen Vorhof und Kammern (atrioventrikuläre Tachykardie) kreisen. Die sog. Präexzitationssyndrome, z. B. das Wolff-Parkinson-White-Syndrom (WPW), werden ebenfalls hierzu gezählt.

Diagnostik

EKG: Die Frequenz der Vorhoftachykardie beträgt zwischen 120 und 250/min. Die ventrikuläre Überleitung erfolgt im Verhältnis 1 : 1. Die QRS-Komplexe sind schmal, ggf. ist eine Δ-Welle zu sehen. Die P-Welle ist bei hohen Frequenzen evtl. nicht erkennbar (▮ Abb. 5).

Therapie

Therapie erst bei Kammerfrequenzen > 130 min und insbesondere bei Zeichen myokardialer Minderversorgung, Hypotonie und/oder Vigilanzstörungen: Vagusreiz (Karotisdruckversuch, linke Seite zuerst, bei ausbleibendem Erfolg: rechte Seite **cave:** Bradykardie, Asystolie), 6 mg Adenosin über 1 – 3 s i. v., wenn keine Besserung: 12 mg Adenosin über 1 – 3 s i. v., wenn keine Besserung: Wiederholung nach 2 min. Alternativ 2,5 – 10 mg Verapamil langsam i. v. (**cave:** Hypotonie), alternativ 0,4 – 0,8 mg Digoxin i. v. (nur bei schmalen Kammerkomplexen, Kontraindikation: WPW), alternativ 0,5 – 1,0 mg/kg KG Ajmalin i. v. (wenn nicht erkennbar, ob Kammerkomplexe schmal oder breit sind), Kardioversion bei bedrohlicher Kreislaufinsuffizienz.

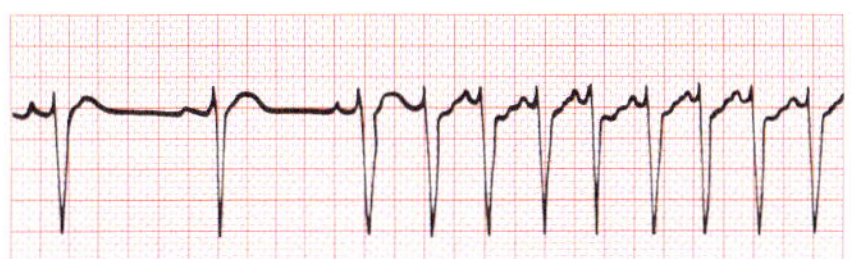

▮ Abb. 5: Paroxysmale supraventrikuläre Tachykardie. [13]

Herzrhythmusstörungen 2

Supraventrikuläre Tachykardien

Vorhofflattern

Vorhofflattern ist eine ektop im rechten Vorhof entstehende regelmäßige Rhythmusstörung mit einer Frequenz von 200–300/min. Durch eine partielle AV-Blockierung kann es zu einer 2 : 1-, 3 : 1- oder 4 : 1-Überleitung kommen. Bei der 3 : 1- bzw. 4 : 1-Überleitung sind im EKG die für Vorhofflattern typischen Sägezahnwellen zu sehen.

Diagnostik

EKG: Die R-Zacken-Frequenz beträgt bei einer 2 : 1-Überleitung ca. 150/min, bei einer 4 : 1-Überleitung ca. 75/min (▮ Abb. 1). Ein QRS-Komplex folgt nach jeder zweiten, dritten oder vierten P-Welle. Je nach AV-Überleitung auf die Kammern und deren Frequenz unterscheidet man eine **Bradyarrhythmia absoluta** und eine **Tachyarrhythmia absoluta.**

Therapie

Therapie erst bei Kammerfrequenzen > 130 min oder bei relevanter Bradykardie und insbesondere bei Zeichen myokardialer Minderversorgung, Hypotonie und/oder Vigilanzstörungen: Vagusreiz (Karotisdruckversuch, linke Seite zuerst, bei ausbleibendem Erfolg: rechte Seite. **Cave:** Bradykardie, Asystolie), 2,5–10 mg Verapamil langsam i. v. (**cave:** Hypotonie), 0,4–0,8 mg Digoxin i. v. (nur bei schmalen Kammerkomplexen, Kontraindikation: WPW). Bei ausbleibendem Erfolg β-Blocker, z. B. 30–80 mg Esmolol i. v., 0,5–1,0 mg/kg KG Ajmalin i. v., Kardioversion bei bedrohlicher Kreislaufinsuffizienz.

> Cave: Bei einer 1 : 1- oder 1 : 2-Überleitung kann es durch die geringe Herzfüllungszeit und die damit verbundene reduzierte Auswurfleistung zur Kreislaufinsuffizienz kommen.

Vorhofflimmern

Vorhofflimmern ist eine meist im rechten Vorhof entstehende unregelmäßige Rhythmusstörung mit unregelmäßiger Kammerüberleitung und eingeschränkter Kammerfüllung. Bei älteren Patienten besteht sie häufig schon jahrelang und symptomlos.

Diagnostik

EKG: Die Vorhoffrequenzen beim Vorhofflimmern betragen etwa 350–600/min (▮ Abb. 2). Je nach AV-Überleitung auf die Kammern und deren Frequenz unterscheidet man eine **Bradyarrhythmia absoluta** und eine **Tachyarrhythmia absoluta.** Die P-Wellen sind nicht sichtbar, die R-Zacken-Folge ist absolut unregelmäßig.

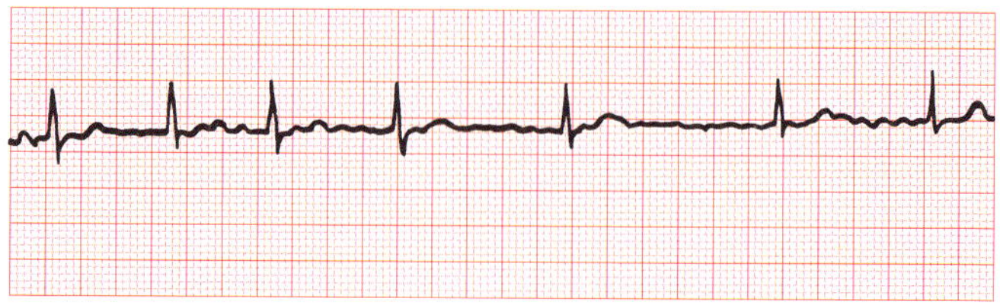

▮ Abb. 2: Vorhofflimmern. [13]

Therapie

Therapie erst bei Kammerfrequenzen > 130 min oder bei relevanter Bradykardie und insbesondere bei Zeichen myokardialer Minderversorgung, Hypotonie und/oder Vigilanzstörungen: Vagusreiz (Karotisdruckversuch, linke Seite zuerst, bei ausbleibendem Erfolg: rechte Seite. **Cave:** Bradykardie, Asystolie), 2,5–10 mg Verapamil langsam i. v. (**cave:** Hypotonie), alternativ 0,4–0,8 mg Digoxin i. v. (nur bei schmalen Kammerkomplexen, Kontraindikation: WPW), bei ausbleibendem Erfolg β-Blocker, z. B. 30–80 mg Esmolol i. v., alternativ 0,5–1,0 mg/kg KG Ajmalin i. v., Kardioversion bei bedrohlicher Kreislaufinsuffizienz.

> Cave: Die Tachyarrhythmia absoluta kann zur Herzinsuffizienz führen. Bei länger andauerndem Vorhofflimmern können Vorhofthromben entstehen, die Embolien verursachen können. Vorhofflimmern mit Bradyarrhythmie kann Synkopen, Vigilanzstörungen und Kreislaufversagen hervorrufen. Bei Vorhofflimmern/-tachykardie und Kammerbradykardie ist Atropin wegen der Gefahr, Kammerflimmern auszulösen, kontraindiziert. Deformierte Kammerkomplexe dürfen nicht mit VES verwechselt und z. B. mit Lidocain behandelt werden. Die Folge könnte eine ventrikuläre Asystolie sein.

Supraventrikuläre Extrasystolen (SVES)

Supraventrikuläre Extrasystolen entstehen im Vorhofmyokard in autonomen Zentren. Im EKG werden verfrüht auftretende Kammerkomplexe gesehen. Die P-Welle kann vom vorherigen QRS-Komplex oder von der T-Welle überdeckt sein.

Diagnostik

EKG: Die P-Welle ist formverändert, der R-Zacken-Rhythmus ist unregelmäßig (▮ Abb. 3). Nach vorzeitig einfallenden QRS-Komplexen treten kompensatorische Pausen auf.

Therapie

In der Regel ist keine notfallmedizinische Therapie indiziert. Therapie erst bei hohen Kammerfrequenzen mit Zeichen akuter Herzinsuffizienz, AP-Beschwerden etc.: β-Blocker, z. B. 30–80 mg Esmolol i. v.

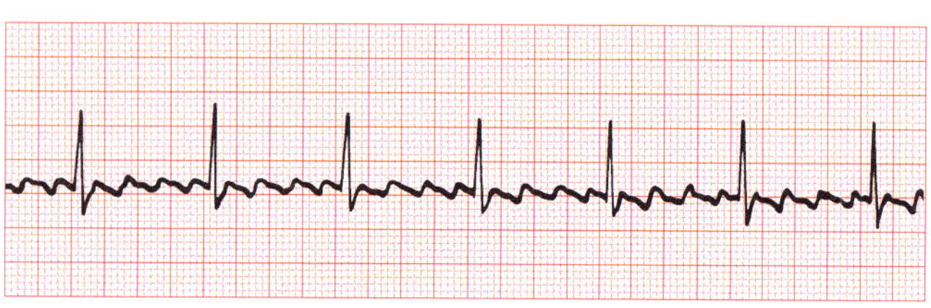

▮ Abb. 1: Vorhofflattern 4 : 1. [13]

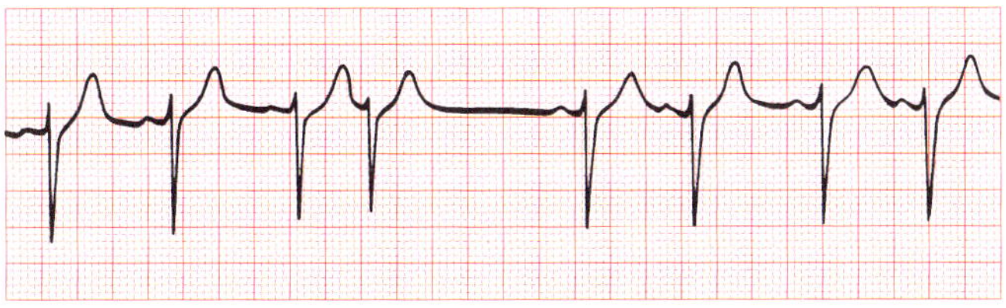

Abb. 3: Supraventrikuläre Extrasystole. [13]

Ventrikuläre Tachykardien

Monotope ventrikuläre Extrasystolen (VES)

Vorzeitige Erregungen durch tertiäres Erregungszentrum. Durch den einheitlichen Ursprung haben sie alle die gleiche Form.

Diagnostik

EKG: regelmäßiger Rhythmus mit kompensatorischen Pausen nach VES. VES: breite, deformierte Kammerkomplexe. Die P-Welle fehlt vor der VES (Abb. 4).

Therapie

In der Regel ist keine notfallmedizinische Therapie erforderlich.

Polytope ventrikuläre Extrasystolen (VES)

Vorzeitige Kammererregungen aus mehr als einem Autonomiezentrum. Die Formen der VES sind je nach Herkunft unterschiedlich. Sie sind häufig Zeichen einer schweren Herzerkrankung.

Diagnostik

EKG: unregelmäßig bei regelmäßigem Grundrhythmus.
VES: unterschiedlich aussehende, breite, deformierte Kammerkomplexe. Die P-Welle fehlt vor der VES.

Therapie

Notfallmedizinische Therapie bei AP-Symptomatik oder Herzinsuffizienz.

Bigeminus (VES)

Der Bigeminus ist eine Sonderform der VES. Hier folgt auf jede normale Erregung eine VES, d. h., eine normale Erregung ist stets mit einer VES gekoppelt. Der Puls ist unregelmäßig, in der Regel besteht ein Pulsdefizit.

Diagnostik

EKG: bei normaler Erregung unauffällig, bei VES breit und deformiert. Die P-Welle fehlt vor der VES.

Therapie

Die antiarrhythmische Therapie richtet sich nach dem Ausmaß der Kreislaufinsuffizienz. Die häufigste Ursache eines Bigeminus ist eine Digitalis-Überdosierung. Liegt der Verdacht nahe: 2 g Magnesiumsulfat i. v., ggf. 1,0 – 1,5 mg/kg KG Lidocain i. v.

Couplets/Salven (VES)

Zwei (Couplets) oder mehr (Salven > 3 VES) aufeinanderfolgende VES deuten auf eine schwerwiegende Myokardschädigung hin, wie sie z. B. bei einem Infarkt oder Stromunfall auftritt.

Diagnostik

EKG: Zwei (Couplets) oder mehr (Salven > 3 VES) aufeinanderfolgende VES. Der Rhythmus ist unregelmäßig. Die VES haben in der Regel die gleiche Form → ein Autonomiezentrum. Die P-Welle fehlt vor der VES.

Therapie

Therapie der Grunderkrankung: z. B. ACS-Therapie, Sedierung etc. Erweiterte antiarrhythmische Therapie: 1,0 – 1,5 mg/kg KG Lidocain i. v., ggf. nach 5 – 10 min mit 0,5 – 0,75 mg/kg KG wiederholen, danach Dauerapplikation mit 2 – 4 mg/min i. v., 0,5 – 1,0 mg/kg KG Ajmalin i. v., danach Dauerapplikation von 25 – 50 mg/h i. v., 2 g Magnesiumsulfat i. v. Bei breiter Kammerkomplex-Tachykardie: 6 mg Adenosintriphosphat über 1 – 3 s i. v., wenn keine Besserung: 12 mg Adenosin über 1 – 3 s i. v. wenn keine Besserung: Wiederholung nach 2 min. Kardioversion bei bedrohlicher Kreislaufinsuffizienz.

> Cave: Während der Salven ist die Auswurfleistung des Herzens reduziert. Es kann zu Synkopen, Vigilanzstörungen und Kreislaufversagen kommen.

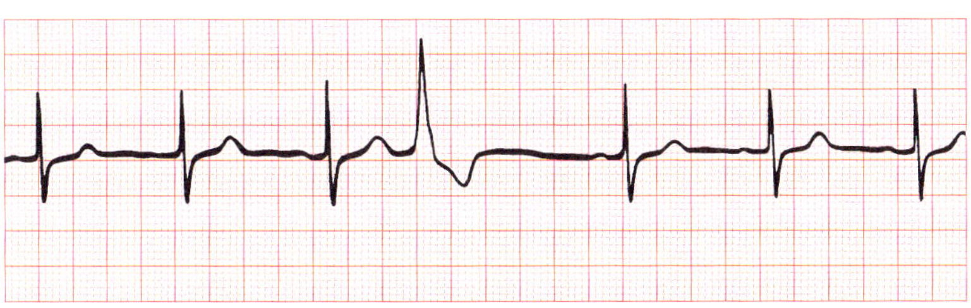

Abb. 4: VES. [13]

Herzrhythmusstörungen 3

Ventrikuläre Tachykardien

Ventrikuläre Tachykardie

Im Ventrikel generierte Tachykardie. Eine Sonderform stellt die „pulslose ventrikuläre Tachykardie (pVT)“ dar, die einen funktionellen Herzstillstand bedeutet.

Diagnostik

EKG Frequenz: ca. 150–200/min. Meist regelmäßiger Rhythmus mit breiten Kammerkomplexen. Keine P-Welle sichtbar (▮ Abb. 1).

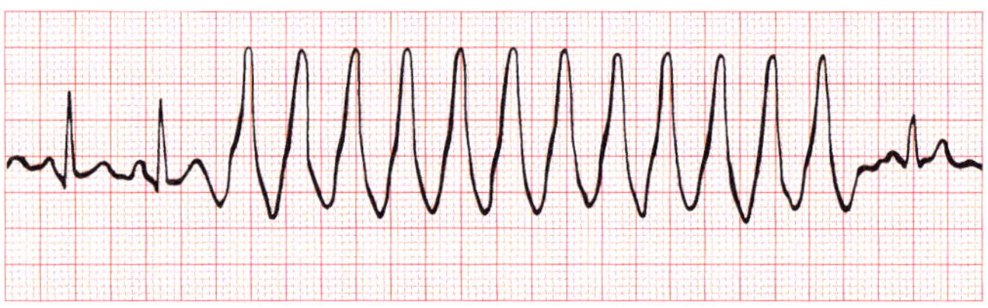

▮ Abb. 1: Ventrikuläre Tachykardie. [13]

Therapie

Bei Pulslosigkeit CPR (s. S. 48–52). Puls vorhanden: Reanimationsbereitschaft herstellen! Erweiterte antiarrhythmische Therapie: 1,0–1,5 mg/kg KG Lidocain i. v., ggf. nach 5–10 min mit 0,5–0,75 mg/kg KG wiederholen, danach Dauerapplikation mit 2–4 mg/min i. v.; alternativ 5 mg/kg KG Amiodaron i. v. über 3 min, alternativ 0,5–1,0 mg/kg KG Ajmalin i. v., danach Dauerapplikation mit 25–50 mg/h i. v.; 2 g Magnesiumsulfat i. v., Kardioversion bei bedrohlicher Kreislaufinsuffizienz, initial mit 100 J.

Cave: Mit einem Übergang in die Pulslosigkeit oder zum Kammerflimmern ist stets zu rechnen.

Torsade-de-pointes-Tachykardie

Sonderform der ventrikulären Tachykardie (Synonym: paroxysmales Kammerflattern). Kammertachykardie mit dauernder Änderung von Amplitude und Vektor. Häufig selbstlimitierend.

Diagnostik

EKG: Frequenz: 200–300/min. Rhythmus unregelmäßig. Deformierte, verbreiterte Kammerkomplexe mit wellenförmiger Amplitude. Keine P-Welle sichtbar (▮ Abb. 2).

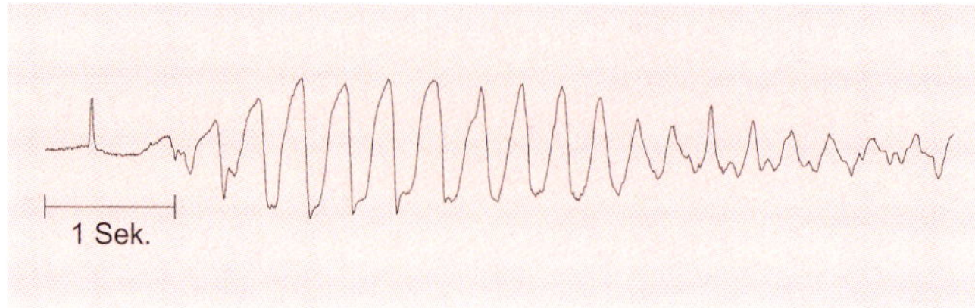

▮ Abb. 2: Torsade-de-pointes-Tachykardie. [6]

Therapie

Bei Pulslosigkeit: CPR. Puls vorhanden: Reanimationsbereitschaft herstellen! Erweiterte antiarrhythmische Therapie: 2 g Magnesiumsulfat i. v., erwägen: 1,0–1,5 mg/kg KG Lidocain i. v., erwägen: 2,5–10 mg Verapamil langsam i. v. (**cave:** Hypotonie). Bei ausbleibendem Erfolg: Defibrillation, initial mit 200 J. Erwägen: Schrittmachertherapie im Overdrive-Modus.

Cave: Mit einem Übergang in die Pulslosigkeit oder zum Kammerflimmern ist stets zu rechnen.

Kammerflattern/Kammerflimmern

Unregelmäßige Kammererregung aus unterschiedlichen ektopen Erregungszentren. Funktioneller Herzstillstand.

Diagnostik

EKG: Frequenzen um 250/min beim Kammerflattern, > 300/min beim Kammerflimmern. QRS-Komplexe nicht vorhanden, lediglich hochfrequente Flimmerwellen. Keine P-Welle sichtbar.

Therapie

Siehe Seite 48 bis 52.

Zusammenfassung

- ✖ Alle vom Sinusrhythmus abweichenden Rhythmen werden als Arrhythmien bezeichnet.
- ✖ Die gängigste Einteilung der Arrhythmien ist die nach brady- und tachykarden Arrhythmien.
- ✖ Zu den bradykarden Arrhythmien zählen die Sinusbradykardie und die AV-Block-Bilder.
- ✖ Die antiarrhythmische Therapie ist wegen des proarrhythmischen Potentials der Medikamente nur dann indiziert, wenn die Arrhythmie kreislaufrelevante Auswirkungen hat.

Asthma bronchiale

Chronisch-entzündliche Erkrankung der Atemwege. Durch anfallsartige Bronchialobstruktion kommt es zur Dyspnoe.

Ätiologie

Man unterscheidet allergisches/extrinsisches Asthma, ausgelöst durch Stoffe aus der Umwelt, vom nichtallergischen/intrinsischen Asthma, ausgelöst durch Infekte, Analgetika (ASS, NSAR), toxische Stoffe oder Anstrengung.

Pathophysiologie

- **bronchiale Entzündung:** Reaktion von Mastzellen, T-Lymphozyten, Eosinophilen etc.
- **bronchiale Hyperreagibilität:** unspezifische bronchiale Hyperreagibilität
- **endobronchiale Obstruktion:** durch Brochospasmus, Schleimhautödem und Hypersekretion zähen Schleims (Dyskrinie).

> Neben der IgE-vermittelten Soforttyp-Reaktion kann beim allergischen Asthma auch eine IgG-vermittelte Spätreaktion nach 6 - 12 h auftreten.

Klinik

Anfallsweise Atemnot mit exspiratorischem Stridor als Leitsymptom, Husten, Tachypnoe, Tachykardie, evtl. Zyanose.

> Schweres, über Stunden und Tage andauerndes Asthma, das nicht medikamentös durchbrochen werden kann, wird als „Status asthmaticus" bezeichnet.

Diagnostik

- **notfallmedizinische Standarddiagnostik:** Wichtig sind Pulsoxymetrie und Auskultation der Lunge. Im Anfall erniedrigter SpO_2 und hörbarer expiratorischer Stridor, Giemen und Brummen.
- **klinische Diagnostik:** Blutgasanalyse.

Therapie

- **notfallmedizinische Standardtherapie**
- **Oberkörperhochlagerung**
- **β_2-Sympathomimetika:** 2–4 Hübe Fenoterol alle 10 min (dreimal wirksamer als Theophyllin)
- **Methylxanthine:** 200–400 mg Theophyllin langsam i. v. **Cave:** Bei Methylxanthinen als Dauermedikation ist die therapeutische Breite zu beachten. Meist kann daher in der Akutsituation, bei entsprechender Vormedikation, Theophyllin nicht erneut verabreicht werden!
- **Glukokortikoide:** unbedingt erforderlich! 125–250 mg Methylprednisolon i. v., verzögerter Wirkeintritt nach 10–30 min
- **Sekretolyse:** 500–1000 ml Ringer-Lösung i. v. reichen als notfallmedizinische Sekretolyse aus.
- **Sedierung:** Sedierende Medikamente (z. B. Diazepam) sind wegen der atemdepressiven Wirkung sehr vorsichtig zu dosieren.
- **Intubation und Beatmung:** nach Bewusstseinslage. I/E: 1 : 2, Beatmungsfrequenz leicht erhöht, Atemzugvolumen eher niedrig. So wird ein ausreichendes AMV bei niedrigen Beatmungsdrücken erreicht.

Chronisch obstruktive Lungenerkrankung (COPD)

Die COPD ist eine Sammelbezeichnung für nicht reversible chronische Atemwegserkrankungen, die mit zunehmender Einschränkung der Ventilation einhergehen. Sie beinhalten die Kombination chronisch obstruktive Bronchitis, Lungenemphysem und überschießende Entzündungsreaktionen.

> In Deutschland leiden zwischen drei und fünf Millionen Menschen an einer COPD.

Ätiologie

Größter Prädilektionsfaktor ist das Rauchen. Daneben spielen Umweltfaktoren, berufliche Belastung und genetische Disposition eine Rolle.

Pathophysiologie

Oxygenierungsstörungen durch z. T. irreversible Schäden an der Bronchialschleimhaut und dem Lungenparenchym. Die Auswirkungen sind kreislaufrelevant in Form von pulmonaler Vasokonstriktion und rechtsventrikulärer Nachlasterhöhung. Häufigster Auslöser ist eine Infektion, die sog. infektexazerbierte COPD.

Klinik

Atemnot, Tachypnoe, Tachykardie, evtl. Zyanose.

Diagnostik

- **notfallmedizinische Standarddiagnostik:** Wichtig sind Pulsoxymetrie und Auskultation der Lunge. Im Anfall ist der SpO_2 erniedrigt und ein exspiratorischer Stridor zu hören. **Cave:** „Silent Lung" als Zeichen einer weit fortgeschrittenen, grenzkompensierten COPD. Hier fehlt der Stridor, Atemgeräusche sind kaum auskultierbar.
- **klinische Diagnostik:** Blutgasanalyse: $PaO_2\downarrow$, $PaCO_2\uparrow$, pH $\downarrow$.

Therapie

> Da COPD-Patienten sehr schwer von der Beatmung zu entwöhnen sind, ist die Indikation zur Intubation streng nach Bewusstseinslage des Patienten zu stellen!

- **notfallmedizinische Standardtherapie**
- **Lagerung:** Oberkörperhochlagerung
- **Bronchodilatation:** kurzwirksame β_2-Sympathomimetika (dreimal wirksamer als Theophyllin): 2–4 Hübe Fenoterol alle 10 min, Methylxanthine: 200–400 mg Theophyllin langsam i. v.
- **Glukokortikoide:** unbedingt erforderlich! 125–250 mg Methylprednisolon i. v.
- **Intubation und Beatmung:** nach Bewusstseinslage. Einstellungen am Beatmungsgerät: I/E: 1 : 2, Beatmungsfrequenz leicht erhöht, Atemzugvolumen eher niedrig. So wird ein ausreichendes AMV bei niedrigen Beatmungsdrücken erreicht.

> Da bei COPD-Patienten der Atemantrieb wegen der Gewöhnung an die dauerhaft erhöhten $PaCO_2$-Werte durch O_2-Rezeptoren gesteuert ist, besteht die Gefahr der zunehmenden Hypoxie unter O_2-Gabe. O_2 sollte hier nur sehr vorsichtig angeboten werden. Hypoxien müssen aber dennoch mit so viel O_2 therapiert werden, bis sich ein SpO_2 von 85 - 90% einstellt.

Hyperventilation und Hypokapnie

Notfallmedizinisch relevant und häufig ist der akute Hyperventilationsanfall.

Ätiologie

Hyperventilation (AF > 20/min) tritt psychogen durch Angst, Aufregung oder Stress, aber auch somatogen durch Lungenerkrankungen oder Hypoxien etc. auf.

Pathophysiologie

Durch vermehrtes Abatmen von CO_2 kommt es zur Abnahme des $PaCO_2$ mit einer hieraus resultierenden respiratorischen Alkalose.
Es kommt zu einem Kalziumshift von extra- nach intrazellulär.

Respiratorische Notfälle 2

Hyperventilation und Hypokapnie

> Ab einem $etCO_2$ von < 30 – 35 mmHg spricht man von einer Hypokapnie.

Klinik

- **Parästhesien:** in Händen, Füßen und perioral
- **tonische Kontraktion der Hände:** sog. Pfötchenstellung
- **tonische Kontraktion des Mundes:** sog. Karpfenmaul.

Diagnostik

- **notfallmedizinische Standarddiagnostik.**

Therapie

- **notfallmedizinische Standardtherapie:** Therapieziel ist, den $PaCO_2$ anzuheben, da der CO_2-Partialdruck den Atemantrieb reguliert. Daher ist die Sauerstoffinhalation initial nicht indiziert, es sollen zunächst folgende Maßnahmen durchgeführt werden:
  - Beruhigung
  - Rückatmung der Ausatemluft: Hyperventilationsmaske, O_2-Inhalationsmaske ohne O_2-Gabe (▮ Abb. 1)
  - ggf. Sedierung 5 – 10 mg Diazepam i. v.

Ist oder wird der Patient ateminsuffizient, benötigt er ab jetzt Sauerstoff:
- **Beatmung:** assistierte Beatmung, mit Sauerstoff.

Hypoventilation und Hyperkapnie

Während der Hypoventilation (AF < 8/min) ist die Atmung durch verlangsamte Frequenz oder zu geringes Atemzugvolumen nicht ausreichend, um den Organismus adäquat mit Sauerstoff zu versorgen. Der $etCO_2$ steigt an, die SpO_2 sinkt.

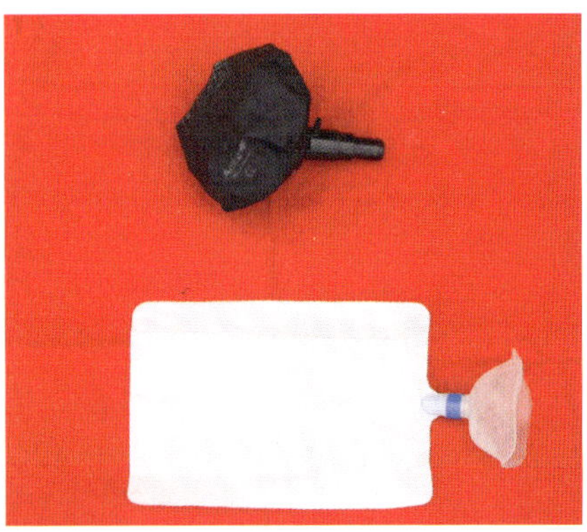

▮ Abb. 1: Rückatemsysteme bei Hyperventilation. [2]

> Ab einem $etCO_2$-Wert von ≥ 45 mmHg spricht man von Hyperkapnie.
> Ein SpO_2-Wert < 90% wird als milde Hypoxie, < 80% als schwere Hypoxie bezeichnet.

Ätiologie

Hypoventilation kann durch die unterschiedlichsten Lungenerkrankungen ausgelöst werden. Weitere Ursachen können sein: Atemregulationsstörungen (Intoxikation, SHT, Apoplex), Rückenmarksschäden (Trauma), neuromuskuläre Schäden (Intoxikation), Schädigungen von Thoraxwand und Pleura (Rippenserienfraktur, Pneumothorax) oder Obstruktionen (Fremdkörperaspiration) und kardiale Ursachen (Lungenödem).

Klinik

- schwerste Dyspnoe
- Zyanose
- Tachykardie
- Bewusstseinsstörungen.

Diagnostik

- **notfallmedizinische Standarddiagnostik:** erniedrigter SpO_2
- **klinische Diagnostik:** Blutgasanalyse.

Therapie

- **notfallmedizinische Standardtherapie**
- **Lagerung:** Oberkörperhochlagerung
- **kausale Therapie:** falls möglich Ausschalten der Ursache, z. B. Antagonisierung atemdepressiver Medikamente oder Anlage einer Thoraxdrainage bei Spannungspneumothorax
- **Intubation und Beatmung:** falls erforderlich.

Pathologische Atemtypen

- **Kussmaul-Atmung:** tiefe, regelmäßige Atemzüge, z. B. im diabetischen Koma oder bei metabolischer Azidose (▮ Abb. 2)
- **Cheyne-Stokes-Atmung:** periodisch, zu- und abnehmende Atemtiefe, z. B. bei Apoplex (▮ Abb. 2)
- **Biot-Atmung:** Atmung mit intermittierenden Atempausen, z. B. bei Meningitis (▮ Abb. 2)
- **Schnappatmung:** bradypnoeisch, oberflächliche Atemzüge, terminal bei Herz-Kreislauf-Stillstand
- **paradoxe Atmung:** Einziehung eines Thoraxbereichs in Inspiration, z. B. bei Rippenserienfraktur
- **inverse Atmung:** Einziehung des gesamten Thorax in Inspiration bei gleichzeitiger Ausdehnung des Abdomens, z. B. bei Fremdkörperaspiration.

Aspiration und Fremdkörperaspiration

Unter Aspiration versteht man das An- oder Einatmen körpereigener Sekrete wie Sputum oder Erbrochenes. Die Gefahr der Aspiration besteht bei bewusstlosen Patienten, deren Schutzreflexe (Husten, Würgen, Schlucken) nicht mehr vorhanden sind.
Die Fremdkörperaspiration, bei der körperfremde Substanzen in die Luftwege gelangen, geschieht akzidentiell beim bewusstseinsklaren Patienten. Die meisten Fremdkörperaspirationen ereignen sich im Kindesalter, aber auch ältere Menschen mit Schluckbeschwerden infolge neurologischer Erkrankungen sind häufig betroffen.

Ätiologie

Je nach Gegenstand werden die Atemwege nicht vollständig verlegt, sodass eine reduzierte Ventilation noch möglich ist. Bei vollständiger Verlegung ist die Folge zunächst eine Hypoxie, die unbehandelt mit dem Tod durch Ersticken endet.

> **Beim Bolustod gerät zwar ebenfalls ein Fremdkörper in die Nähe des Larynx, jedoch stirbt der Patient hier nicht an einer Atemwegsverlegung, sondern an einer vagalen Reizung mit reflektorischem Herz-Kreislauf-Stillstand. Der Bolustod ist daher kein Erstickungstod.**

Klinik der Aspiration

Aspiration ist ein Sekundenphänomen, das sich still, von außen unsichtbar, um den Larynx des Patienten abspielt. In der Bewusstlosigkeit kann Mageninhalt durch den reduzierten Ösophagusverschlussdruck und den Ausfall der Schutzreflexe in den Ösophagus regurgitieren und in die Atemwege gelangen. Bei maskenbeatmeten Patienten besteht ebenfalls die Gefahr der Regurgitation von

Bezeichnung	Atemmuster
Normale Ruheatmung	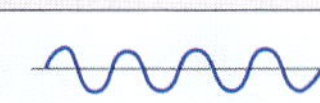
Kussmaul-Atmung	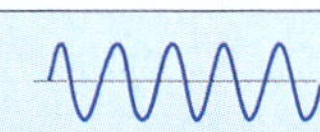
Cheyne-Stokes-Atmung	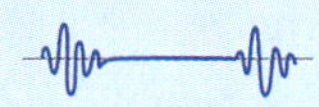
Biot-Atmung	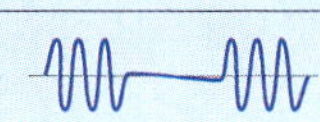

▮ Abb. 2: Pathologische Atemtypen. [7]

Mageninhalt. Liegt der Beatmungsdruck durch manuelle Beatmung über dem Ösophagusverschlussdruck von ca. 30 mbar, wird der Magen ventiliert, wodurch der Druck im Mageninneren ansteigt und es zu Regurgitation kommt. Daher sollte der Beatmungsdruck bei der Maskenbeatmung bewusst niedrig gehalten werden.

Klinik der Fremdkörperaspiration

- Atemnot
- Husten: Bei Kindern mit lang anhaltendem Husten sollte an eine Fremdkörperaspiration gedacht werden.
- Zyanose
- inspiratorischer Stridor: hochsitzender Fremdkörper
- exspiratorischer Stridor: tiefsitzender Fremdkörper
- Tachypnoe
- Tachykardie.

In 5 – 10% aller Fremdkörperaspirationen treten keine Symptome auf!

Diagnostik

- **notfallmedizinische Standarddiagnostik:** Hier spielt die Auffindesituation eine wichtige Rolle. Die Fremdkörperaspiration ereignet sich häufig während des Essens, Kinder spielen mit kleineren Gegenständen, die nach Eintritt der Symptomatik nicht mehr auffindbar sind.
- **Auskultation:** inspiratorischer und/oder exspiratorischer Stridor
- **klinische Diagnostik:** Röntgen-Thorax und Bronchoskopie.

Therapie

Bei fehlender Ateminsuffizienz ist präklinisch keine Fremdkörperelimination indiziert. Der Patient soll unter Beobachtung in die Klinik transportiert werden. Bei Ateminsuffizienz:

- **notfallmedizinische Standardtherapie**
- **Lagerung:** halbsitzende Lagerung bei bewusstseinsklaren Patienten
- **Manöver zur Fremdkörperexkorporation:** beim bewusstseinsklaren Erwachsenen: bis zu fünf Schläge zwischen die Schulterblätter, dann Heimlich-Manöver. Bei Säuglingen: bis zu fünf Schläge auf die Mitte des Rückens, danach Thoraxkompressionen. Kein Heimlich-Manöver (s. S. 20)
- **Bergung des Fremdkörpers:** Es kann versucht werden, den Fremdkörper digital auszuräumen. Gelingt dies nicht, muss der Patient laryngoskopiert werden, um den Fremdkörper oder das Aspirat mittels Magill-Zange oder Absaugpumpe zu bergen (▌Abb. 3).

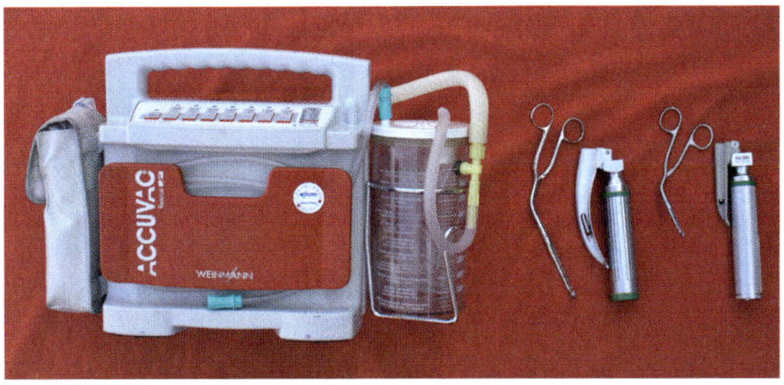

▌Abb. 3: Magill-Zangen und Laryngoskope für Erwachsene und Kinder mit Absaugpumpe. [2]

- **Intubation und Beatmung:** Ist der Fremdkörper nicht zu bergen und die Trachea total verlegt, soll der Patient als Ultima Ratio intubiert werden. Hierbei wird der Fremdkörper durch den Tubus weiter nach kaudal geschoben und kommt aller Wahrscheinlichkeit nach im rechten Hauptbronchus zu liegen. Somit ist zumindest die Ventilation einer Lunge möglich.

Zusammenfassung

- Asthma bronchiale beruht auf drei Komponenten: bronchiale Entzündung, bronchiale Hyperreagibilität und endobronchiale Obstruktion.
- Klinik, Auskultation und Pulsoxymetrie führen zur Diagnose Asthma bronchiale.
- COPD ist eine Sammelbezeichnung für nicht reversible chronische Atemwegserkrankungen.
- Da COPD-Patienten nur schwer von einer Beatmungstherapie zu entwöhnen sind, sollte die Indikation zur Intubation streng, nach Bewusstseinslage gestellt werden.
- Der Atemantrieb des COPD-Patienten ist O_2-Rezeptor-gesteuert, weshalb O_2 vorsichtig angeboten werden soll. Es ist ein SpO_2 von 85 – 90% anzustreben.
- Hyperventilation ist die häufigste Ursache einer Hypokapnie.
- Ab einem $etCO_2$ von < 30 – 35 mmHg spricht man von einer Hypokapnie.
- Der hyperventilierende Patient bekommt erst dann Sauerstoff, wenn eine Hypoxie vorliegt.
- Ab einem $etCO_2$-Wert von > 45 – 50 mmHg spricht man von Hyperkapnie.
- Ein SpO_2-Wert < 90% wird als milde Hypoxie, < 80% als schwere Hypoxie bezeichnet.
- Pathologische Atemtypen sind die Kussmaul-Atmung, die Cheyne-Stokes-Atmung, die Biot-Atmung, die Schnappatmung, die paradoxe Atmung und die inverse Atmung.
- Aspiration ist das An- und Einatmen von körpereigenen Sekreten.
- Bei der Fremdkörperaspiration geraten körperfremde Substanzen in die Luftwege.
- Das Heimlich-Manöver ist wegen der hohen Verletzungsgefahr bei Säuglingen kontraindiziert.

Endokrine Notfälle

Hypoglykämie

Ätiologie

Durch fehlerhafte Insulindosierung, Diätfehler (z. B. Gastroenteritis mit fehlender Nahrungsaufnahme bei gleich bleibender Insulindosierung), Alkoholabusus oder insulinproduzierende Tumoren kann es zu einer Hypoglykämie (BZ < 60 mg/dl) kommen. Darüber hinaus geht die Erstmanifestation eines Typ-I-Diabetes zumeist mit einer akuten Hypoglykämie einher.

> Alkohol hemmt die hepatische Glukoneogenese, wodurch bei vermehrtem Alkoholkonsum eine Hypoglykämie entstehen kann. Daher sollte bei jedem Patienten mit Alkoholintoxikation der BZ bestimmt werden.

Pathophysiologie

Hypoglykämien sind die Folge von Störungen zwischen der Glukoseabgabe durch die Leber, von der Glykogen abgebaut bzw. Glukoneogenese betrieben wird, und der Glukoseaufnahme durch die verbrauchenden Organe. Sinkt die Glukosekonzentration im Blut akut unter einen kritischen Wert von etwa 3,7 mmol/l (66 mg/dl), wird ein System neuronaler und humoraler Gegenregulation aktiviert. Neuronal vorwiegend über sympathische Efferenzen und humoral über eine Freisetzung von Glukagon und Adrenalin sowie nachgeordnet Somatotropin (GH) und Kortisol wird Glukose rasch aus hepatischen und zu einem kleineren Teil aus renalen Glykogenreserven mobilisiert. Beim akuten Abfall kann das ZNS nicht auf Energieträger wie Ketonkörper oder Laktat umstellen.

Klinik

- Unruhe
- Schwitzen
- Blässe
- Heißhunger
- Tachykardie
- Vigilanzstörungen.

> Der hypoglykämische Patient schwitzt, der hyperglykämische Patient hat eine trockene Haut!

Diagnostik

- **notfallmedizinische Standarddiagnostik:** In der Blutzuckermessung werden BZ-Werte < 60 mg/dl gemessen. Ist der BZ-Wert extrem niedrig, zeigen die meisten BZ-Messgeräte ab einem Wert von < 28 mg/dl nur noch „LOW" an.

Therapie

- **notfallmedizinische Standardtherapie:** Der periphervenöse Zugang muss, da im Folgenden Glukose appliziert wird, gesichert venös liegen. Die Lage ist durch die Rücklaufprobe, bei der die Infusion unter Körperniveau gehalten wird und das Blut aus dem Gefäß in das Infusionssystem zurückfließt, zu prüfen. Würde die Glukose 40% paravenös appliziert werden, käme es durch ihre extrem hohe Hyperosmolarität zu schwersten Gewebsnekrosen bis hin zum Verlust der Extremität.
- **Glukose:** 8 g Glukose 40% i. v. plus 8 g Glukose 40% in die Infusion, weitere Glukoseapplikation nach Wirkung
- **ggf. Intubation und Beatmung:** bei ausbleibendem Therapieerfolg und andauernder Bewusstlosigkeit.

> Bei unklarem diabetischem Koma sollte Glukose appliziert und die Wirkung abgewartet werden. Der Schaden durch Glukosegabe bei Hyperglykämie ist weitaus geringer als der durch unterlassene Glukosegabe bei Hypoglykämie.

Hyperglykämie

Ätiologie

Unter anderem durch fehlerhafte Therapie eines Diabetes mellitus kann sich eine Hyperglykämie (BZ > 110 mg/dl nüchtern, > 140 mg/dl 2 h postprandial) entwickeln.

Pathophysiologie

Während einer Hyperglykämie können zwei pathophysiologische Veränderungen vorliegen:

- Durch die hohen Blutzuckerspiegel kommt es zu einem massiven Flüssigkeitsverlust über die Nieren, der auch durch orale Rehydratation nicht zu kompensieren ist. Kommt es in diesem Zusammenhang zur Bewusstlosigkeit, spricht man vom hyperosmolaren Koma oder Coma diabeticum. Meist sind Typ-II-Diabetiker betroffen.
- Durch Insulinmangel kommt es zur Hyperglykämie und einer damit verbundenen Freisetzung von sauren Ketonkörpern. Steigt die Anzahl der Ketonkörper an, resultiert eine Ketoazidose, die sich in schweren Fällen zum ketoazidotischen Koma entwickeln kann. Sie tritt meist bei Typ-I-Diabetikern auf.

Klinik

- Exsikkose
- trockene Haut
- Vigilanzstörungen
- Kussmaul-Atmung
- Azetongeruch bei ketoazidotischer Entgleisung.

Diagnostik

- **notfallmedizinische Standarddiagnostik:** In der Blutzuckermessung werden im Falle einer hyperosmolaren Hyperglykämie BZ-Werte > 600 mg/dl, im Falle einer ketoazidotischen Hyperglykämie BZ-Werte zwischen 300 und 500 mg/dl gemessen, die zur Diagnose führen.
- **klinische Diagnostik:** Blutgasanalyse.

Therapie

> Präklinisch wird nicht zwischen den beiden Hyperglykämieformen unterschieden!

- **notfallmedizinische Standardtherapie**
- **Volumen:** 500–1000 ml Ringer-Lösung i. v., verdünnender Effekt
- **ggf. Intubation und Beatmung:** nach Bewusstseinslage
- **klinische Therapie:** Volumensubstitution, Insulinsubstitution 3–5 IE/h i. v. (BZ-Senkung max. 50 mg/dl/h), Kaliumsubstitution 5–20 mmol/h. Präklinisch steht kein Insulin zur Verfügung.

> Die Hypoglykämie ist der mit Abstand am häufigsten vorkommende endokrine Notfall, gefolgt von hyperglykämischen Notfällen. Die Addison- und die thyreotoxische Krise kommen äußerst selten vor.

Addison-Krise

Ätiologie

Das lebensgefährliche Vollbild einer Nebenniereninsuffizienz durch Infektionen, Tumoren, Operationen oder Glukokortikoidentzug bei hoher Glukokortikoiddauermedikation ist die Addison-Krise.

Pathophysiologie

Glukokortikoide und Mineralkortikoide werden nicht mehr ausreichend gebildet. Es kommt zu Elektrolyt- und Volumenstörungen.

Klinik

- Schwäche
- Schwindel
- Erbrechen
- Hypotonie
- Hypoglykämie
- Hyperpigmentierung der Haut.

Diagnose

- **notfallmedizinische Standarddiagnostik:** Präklinisch kann die Diagnose lediglich durch die Anamnese vermutet werden.
- **klinische Diagnostik:** Serumkortisolbestimmung, Plasma-ACTH-Bestimmung.

Therapie

- **notfallmedizinische Standardtherapie**
- **symptomatische Therapie:** Volumensubstitution bei Hypotonie, Glukosegabe bei Hypoglykämie etc.
- **kausale Therapie:** 100 mg Hydrocortison i. v.
- **klinische Therapie:** 0,9%ige Ringer-Lösung und Glukosesubstitution; keine K^+-Substitution; ggf. 2–30 µg/kg KG/min Dopamin i. v.

Thyreotoxische Krise

Ätiologie

Eine thyreotoxische Krise entwickelt sich immer aus einer bereits bestehenden Hyperthyreose. Die Inzidenz bei Patienten mit einer Hyperthyreose liegt bei etwa 1%. Sie verläuft akut und lebensgefährlich, die Letalität beträgt 20–30%.

Pathophysiologie

Auslöser der thyreotoxischen Krise ist eine größere Jodzufuhr, die zwischen einer und vier Wochen vor Ausbruch stattgefunden hat. Möglich ist hierbei auch das iatrogene Auslösen, z. B. durch eine vorangegangene Jod-Kontrastmitteluntersuchung.

Klinik

Klinisch werden drei Stadien unterteilt:

- **Stadium 1:** Tachykardie, Arrhythmie, Hyperthermie, Tremor, Agitiertheit
- **Stadium 2:** zusätzlich Vigilanzstörungen
- **Stadium 3:** zusätzlich Koma.

Diagnostik

- **notfallmedizinische Standarddiagnostik:** Präklinisch kann die Diagnose lediglich durch die Anamnese vermutet werden.
- **klinische Diagnostik:** Bestimmung der Schilddrüsenhormone: TSH ↓, FT_3 ↑, FT_4 ↑.

Therapie

- **notfallmedizinische Standardtherapie:** Präklinisch beschränken sich die Maßnahmen auf die Stabilisierung der Vitalparameter und die symptomatische Therapie.
- **symptomatische Therapie:** β-Blocker: 2,5–5 mg Metoprolol i. v. bei Tachykardie; Benzodiazepine: 5–10 mg Diazepam i. v. bei Agitiertheit; Volumen: 500–1500 ml Ringer-Lösung i. v. bei Hypotension; Intubation und Beatmung nach Bewusstseinslage
- **klinische Therapie:** Hemmung der Hormonsynthese: 80 mg Thiamazol i. v.; Volumen- und Elektrolytersatz.

Zusammenfassung

- Im Gegensatz zu den Schweißausbrüchen des hypoglykämen Patienten hat der hyperglykäme Patient eine trockene Haut.
- Bei unklarer diabetischer Entgleisung soll Glukose appliziert werden, da diese selbst im Falle einer hyperglykämischen Entgleisung relativ unschädlich ist.
- Bei einer Hyperglykämie können zwei verschiedene Formen vorliegen: die hyperosmolare Hyperglykämie meist beim Typ-II-Diabetiker und die ketoazidotische Hyperglykämie meist beim Typ-I-Diabetiker.
- Die hyperosmolare Form weist BZ-Werte > 600 mg/dl, die ketoazidotische Form BZ-Werte zwischen 300 und 500 mg/dl auf.
- Therapeutisch wird präklinisch nicht zwischen den beiden Hyperglykämieformen unterschieden.
- Die Addison-Krise ist das lebensbedrohliche Vollbild einer Nebenniereninsuffizienz. Glukokortikoide und Mineralkortikoide werden nicht mehr ausreichend gebildet. Präklinisch kann lediglich eine symptomatische Therapie durchgeführt werden.
- Eine thyreotoxische Krise tritt bei etwa 1% der Patienten mit einer Hyperthyreose auf. Die auslösende Joddosis kann zwischen einer und vier Wochen vor Ausbruch der Krise aufgenommen worden sein. Die endgültige Diagnose wird klinisch durch Bestimmung der Schilddrüsenhormone gestellt.

Sonstige internistische Notfälle 1

Anaphylaktische und anaphylaktoide Reaktionen

Unter einer anaphylaktischen Reaktion versteht man eine lebensbedrohliche IgE-vermittelte Immunreaktion vom Typ I, die binnen Sekunden bis Minuten nach Exposition eines Antigens auftritt. Bei der anaphylaktoiden Reaktion ist die Symptomatik dieselbe, die Typ-I-Reaktion bleibt aber aus. Folgen sind stets eine periphere Vasodilatation und ein Capillary leak am Gefäßendothel mit Ödembildung (z. B. Larynxödem → Atemnot).

Ätiologie

Jeder Stoff kann Auslöser einer anaphylaktischen bzw. anaphylaktoiden Reaktion sein. Die häufigsten Auslöser in der Notfallmedizin sind Nahrungsmittel (Nüsse, Äpfel, Erdbeeren), tierische Allergene (Insektenstiche, -bisse) und Medikamente (Penicilline, Lokalanästhetika, Kontrastmittel).

Pathophysiologie

Anaphylaktische Reaktion

Zugrunde liegt eine IgE-vermittelte Typ-I-Reaktion. Es muss eine Sensibilisierung gegen ein normalerweise harmloses Antigen stattgefunden haben. Das Antigen wird durch Makrophagen phagozytiert und proteolysiert. Die Abbauprodukte lösen T-Zell-vermittelt die B-Zell-Proliferation aus, bei der IgE-Antikörper entstehen. Dadurch kommt es bei erneutem Kontakt zu Antigen-IgE-Antikörper-Komplexen, die an Mastzellen anbinden und die Histamin- und Leukotrienausschüttung auslösen.

Anaphylaktoide Reaktion

Unter anaphylaktoiden Reaktionen werden folgende Reaktionen subsumiert: die komplementvermittelte Mastzelldegranulation (durch Blutprodukte und Plasmaersatzstoffe), die direkte Mastzelldegranulation (durch Analgetika und Lokalanästhetika) und die Prostaglandin- und Leukotrienbildung (durch NSAR).

Stadium 0	Lokal begrenzte, kutane Reaktion
Stadium I	Disseminierte kutane Reaktion mit Ödemen, Erythemen und Juckreiz
Stadium II	Dyspnoe, Tachykardie, Hypotension, leichter Bronchospasmus, Übelkeit, Erbrechen
Stadium III	Schocksymptomatik, Bronchospasmus, Bewusstlosigkeit
Stadium IV	Atem- und Kreislaufstillstand

▌Tab. 1: Stadien der anaphylaktischen und anaphylaktoiden Reaktionen.

Stadium 0	Keine Rettungsdienstindikation
Stadium I	▸ **H_1-Blocker:** 2 – 4 mg Clemastin i. v. ▸ **H_2-Blocker:** 200 – 400 mg Cimetidin i. v.
Stadium II	▸ **H_1-Blocker:** 2 – 4 mg Clemastin i. v. ▸ **H_2-Blocker:** 200 – 400 mg Cimetidin i. v. ▸ **Bronchodilatatoren:** 2 – 4 Hübe Fenoterol p. i. ggf. wiederholen oder 5 mg Suprarenin® über einen Vernebler ▸ **Kortikosteroide:** 250 mg Methylprednisolon i. v. ▸ **Volumen:** 500 – 2000 ml Ringer-Lösung i. v.
Stadium III	▸ **β_2-Sympathomimetika:** 0,1 mg Suprarenin® i. v. alle 1 – 3 min ▸ **Methylxanthine:** 200 – 400 mg Theophyllin i. v. ▸ **Kortikosteroide:** 1000 mg Methylprednisolon i. v. ▸ **Volumen:** 500 – 2000 ml Ringer-Lösung i. v. + HAES 6% im Verhältnis 3 : 1 ▸ **H_1-Blocker:** 2 – 4 mg Clemastin i. v. ▸ **H_2-Blocker:** 200 – 400 mg Cimetidin i. v.
Stadium IV	▸ **kardiopulmonale Reanimation** ▸ **β_2-Sympathomimetika:** 0,1 mg Suprarenin® i. v. alle 1 – 3 min ▸ **Methylxanthine:** 200 – 400 mg Theophyllin i. v. ▸ **Kortikosteroide:** 1000 mg Methylprednisolon i. v. ▸ **Volumen:** 500 – 2000 ml Ringer-Lösung i. v. + HAES 6% im Verhältnis 3 : 1 ▸ **H_1-Blocker:** 2 – 4 mg Clemastin i. v. ▸ **H_2-Blocker:** 200 – 400 mg Cimetidin i. v.

▌Tab. 2: Stufentherapie bei anaphylaktischen und anaphylaktoiden Reaktionen.

Klinik

Präklinisch kann nicht zwischen einer anaphylaktischen und anaphylaktoiden Reaktion unterschieden werden.

Die Reaktionen werden in fünf Stadien unterteilt (▌Tab. 1).

Diagnostik

▸ **notfallmedizinische Standarddiagnostik:** Wichtig sind Informationen über das auslösende Allergen.
▸ **Inspektion:** Aufschluss über das Ausmaß von Ödemen, Urtikaria und Erythemen
▸ **Auskultation:** zur Beurteilung der pulmonalen Beteiligung (Bronchospasmus, Lungenödem).

Therapie

▸ **Entfernung des Allergens:** wichtigste therapeutische Maßnahme. Notfallmedizinisch jedoch in aller Regel nicht durchführbar, da das Allergen bereits inkorporiert wurde.
▸ **notfallmedizinische Standardtherapie.**
▸ **Stufentherapie.** (▌Tab. 2)

Die Gabe von H_1- und H_2-Blocken in den Stadien III und IV ist relativ unwirksam, da sie die Histaminfreisetzung verhindern, diese hat hier jedoch größtenteils bereits stattgefunden.

Störungen des Säure-Basen-Haushalts

Der physiologische pH-Wert des Blutes (7,37 – 7,45) wird von drei Regulationsmechanismen aufrechterhalten:

- **Pufferung:** Extrazelluläre Puffersysteme sind Bikarbonat (HCO_3^-) und Plasmaproteine, intrazelluläre Puffersysteme das Phosphat (HPO_4^{2-}) und das Hämoglobin (Hb).
- **respiratorische Regulation:** Abatmung oder Retention von CO_2
- **renale Regulation:** Ausscheidung von H^+-Ionen über die Niere.

Ätiologie

Durch Ventilationsstörungen, diabetische Entgleisungen, Erbrechen, Diarrhöen oder eingeschränkte Nierenfunktion kommt es zu pH-Veränderungen.

Pathophysiologie

Respiratorische Störungen werden metabolisch kompensiert, metabolische Störungen werden respiratorisch kompensiert. pH-Werte außerhalb der Grenzen zwischen 7,37 und 7,45 werden als nicht kompensierte Störungen bezeichnet.
Einen Überblick über Störungen des Säure-Basen-Haushalts gibt ▮ Tabelle 3.

Metabolische Azidose

Ätiologie

Eine metabolische Azidose kann auf drei Arten entstehen:

- **Additionsazidose:** Hier liegt eine endogene (Ketoazidose, Laktatazidose) oder exogene (Salizylatintoxikation) H^+-Ionen-Bildung zugrunde.
- **Retentionsazidose:** Durch verminderte renale H^+-Ionen-Ausscheidung steigt deren Konzentration an (Niereninsuffizienz).
- **Subtraktionsazidose:** Bei enteralem (Diarrhö) oder renalem (tubuläre Azidose) Bikarbonatverlust kommt es zur Erhöhung der H^+-Ionen-Konzentration.

Klinik

- Kussmaul-Atmung
- Vigilanzstörungen bis hin zum Koma.

Diagnostik

- **notfallmedizinische Standarddiagnostik:** Darüber hinaus sind die Möglichkeiten der präklinischen Diagnostik eingeschränkt.
- **klinische Diagnostik:** Blutgasanalyse.

Therapie

- **notfallmedizinische Standardtherapie:** Da präklinisch keine BGA durchgeführt werden kann und daher keine Grundlage für eine Therapie vorhanden ist, beschränken sich die Maßnahmen hier auf die symptomatische Therapie. In Reanimationssituationen, bei denen eine metabolische Azidose angenommen wird: Bikarbonatgabe und anschließende Hyperventilationsbeatmung.
- **Symptomatische Therapie:** z. B. Volumen 500 – 1500 ml Ringer-Lösung i. v. bei Hypotonie
- **klinische Therapie:** Puffertherapie und $NaHCO_3^-$-Gabe nach BGA.

Respiratorische Azidose

Ätiologie

Alle Erkrankungen, die mit einer Hypoventilation einhergehen, können zu einer respiratorischen Azidose führen, weil unzureichend CO_2 abgeatmet wird.

Klinik

- Hypoventilation.

Diagnostik

- **notfallmedizinische Standarddiagnostik:** Darüber hinaus sind die Möglichkeiten der präklinischen Diagnostik eingeschränkt.
- **klinische Diagnostik:** Blutgasanalyse.

Therapie

- **notfallmedizinische Standardtherapie:** Behebung der Ateminsuffizienz (Intubation, Antagonisierung etc.)
- **symptomatische Therapie**
- **klinische Therapie:** Puffertherapie und $NaHCO_3^-$-Gabe nach BGA.

Metabolische Alkalose

Ätiologie

Verlust von saurem Magensaft durch Erbrechen, Diuretikatherapie oder vermehrte Bikarbonatzufuhr führt u. a. zu einer metabolischen Alkalose.

Klinik

- Hypoventilation als Kompensationsmechanismus
- evtl. Tetanie
- evtl. Extrasystolen.

Diagnostik

- **notfallmedizinische Standarddiagnostik:** Darüber hinaus sind die Möglichkeiten der präklinischen Diagnostik eingeschränkt.
- **klinische Diagnostik:** Blutgasanalyse.

Therapie

- **notfallmedizinische Standardtherapie**
- **Symptomatische Therapie**
- **klinische Therapie:** ggf. Substitution von Cl^- oder H^+-Ionen.

Störung	pH	$PaCO_2$	HCO_3^-	BE	Ursachen
Respiratorische Azidose	↓	↑	↔	↔	Ventilationsstörung, Hypoventilation
Metabolische Azidose	↓	↔	↓	↓	Diabetische Ketoazidose, Laktatazidose
Respiratorische Alkalose	↑	↓	↔	↔	Hyperventilation
Metabolische Alkalose	↑	↔	↑	↑	Erbrechen, Diarrhö, eingeschränkte Nierenfunktion
			Präklinisch nicht feststellbar		

▮ Tab. 3: Störungen des Säure-Basen-Haushalts.

Sonstige internistische Notfälle 2

Respiratorische Alkalose

Ätiologie

Hyperventilation aus psychogenen, kompensatorischen oder zerebralen Gründen führen zu einer respiratorischen Alkalose.

Klinik

- Hyperventilation
- evtl. Tetanie.

Diagnostik

- **notfallmedizinische Standarddiagnostik.** Darüber hinaus ist keine weitere Therapie indiziert.
- **klinische Diagnostik:** Blutgasanalyse.

Therapie

- **notfallmedizinische Standardtherapie:** Rückatmung der Ausatemluft; Sauerstoffinhalation, Intubation und Beatmung bei Hypoxie.
- **Symptomatische Therapie**
- **Sedierung:** 5–10 mg Diazepam i. v., bei psychogener Ursache der Hyperventilation.

Störungen des Wasserhaushalts

Der Wasser- und der Elektrolythaushalt stehen in engem Verhältnis zueinander. Schwankungen von Isovolämie und Isotonie sind eng miteinander gekoppelt.
Abweichungen der Isotonie werden im Wesentlichen durch Veränderungen des Serum-Na^+ verursacht. Darüber hinaus verändern Ionen wie Cl^-, K^+, CO_3^{2-}, HCO_3^- etc. und Zustände wie eine starke Hyperglykämie oder ein Harnstoffanstieg die Isotonie.

Dehydratation

Ätiologie

Abhängig von der Serumosmolarität unterscheidet man isotone, hypotone und hypertone Dehydratation. Sie können präklinisch wegen der fehlenden Möglichkeit einer Labordiagnostik nicht unterschieden werden. Meist liegt eine isotone Dehydratation vor. Ursachen können sein:

- mangelnde Flüssigkeitszufuhr vor allem im Alter
- Vernachlässigung
- renale Verluste bei Diabetes mellitus, Diabetes insipidus, M. Addison, Diuretikatherapie
- enterale Verluste durch Erbrechen, Diarrhö, Pankreatitis
- transdermale Verluste durch Schwitzen, Verbrennungen.

Klinik

- Durst
- Müdigkeit
- Schwindel
- Tachykardie
- Hypotonie.

Diagnostik

- **notfallmedizinische Standarddiagnostik**
- **klinische Diagnostik:** Elektrolyte, ZVD, Blutbild.

Therapie

- **notfallmedizinische Standardtherapie**
- **Volumen:** 500–1500 ml Ringer-Lösung i. v., ggf. orale Rehydratation
- **Lagerung:** Schocklage bei Hypotonie.

Hyperhydratation

Ätiologie

Man unterscheidet je nach Serumosmolarität eine isotone, hypotone und hypertone Hyperhydratation. Zur Hyperhydratation kommt es bei einem relativen Überangebot von Flüssigkeit und/oder Kochsalz durch:

- **Niereninsuffizienz:** übermäßige Flüssigkeitsaufnahme bei Dialysepatienten
- **Herzinsuffizienz**
- **Hypoproteinämie:** Proteinverlust, mangelnde Zufuhr, mangelnde Synthese
- **Regulationsstörungen:** sekundärer Hyperaldosteronismus, Therapie mit Gluko- oder Mineralkortikoiden.

Die hypotone Hyperhydratation führt zur Flüssigkeitszunahme im Gehirn bis hin zum Hirnödem, die hypertone Hyperhydratation zum Flüssigkeitsentzug aus dem Gehirn.

Klinik

- Lungenödem
- periphere Ödeme
- ggf. Hypertonie
- ggf. Pleuraergüsse
- ggf. Aszites.

Diagnostik

- **notfallmedizinische Standarddiagnostik**
- **klinische Diagnostik:** Elektrolyte, ZVD, Blutbild.

Therapie

- **notfallmedizinische Standardtherapie**
- **Diuretika:** 40–80 mg Furosemid i. v.
- **Nitrate:** 2 Hübe Nitrospray s. l., wenn $RR_{syst.} > 120$ mmHg.

Störungen des Elektrolythaushalts

Als Elektrolytstörungen werden alle vom Normwert abweichenden Elektrolytkonzentrationen bezeichnet. Da die Elektrolytkonzentrationen in der klinischen Chemie bestimmt werden, ist eine präklinische Diagnosestellung nur eingeschränkt möglich. Richtungweisend können die Anamnese (z. B. beim dialysepflichtigen Patienten) oder EKG-Befunde sein (▌Abb. 1).

> **Die häufigsten und relevantesten Elektrolytstörungen betreffen die Elektrolyte Natrium, Kalium, Kalzium und Magnesium.**

Hyponatriämie

Das Serum-Natrium liegt < 135 mmol/l.

Ätiologie

Ursachen einer Hyponatriämie können sein:
- **renale Verluste:** Niereninsuffizienz, Diabetes mellitus
- **enterale Verluste:** Diarrhö, Erbrechen, Pankreatitis
- **hypotone Flüssigkeiten:** bei Aufnahme großer Mengen hypotoner Flüssigkeiten.

Klinik

- Kopfschmerzen
- Übelkeit
- Epilepsie
- evtl. Hirnödem.

Diagnostik

- **notfallmedizinische Standarddiagnostik:** Anamnese und EKG-Befunde beachten. Elektrolytbestimmung durch klinische Chemie.

Therapie

- **notfallmedizinische Standardtherapie**
- **Vollelektrolytlösung:** 500–1000 ml Ringer-Lösung i. v.

Hypernatriämie

Das Serum-Natrium liegt > 145 mmol/l.

Ätiologie

Zur Hypernatriämie kommt es durch Flüssigkeitsverluste u. a. bei verminderter Flüssigkeitsaufnahme, Schwitzen, Polyurie, Diuretikatherapie, Lithiumtherapie oder Diabetes insipidus.

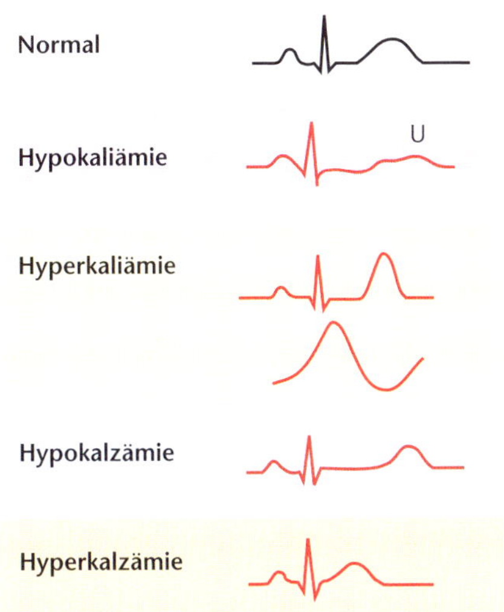

▌Abb. 1: Beeinflussung des EKG durch metabolische Faktoren. [6]

Klinik

- Schwäche
- Epilepsie
- Ödeme
- Bewusstlosigkeit.

Diagnostik

- **notfallmedizinische Standarddiagnostik:** Anamnese und EKG-Befunde beachten, Elektrolytbestimmung durch klinische Chemie.

Therapie

- **notfallmedizinische Standardtherapie**
- **Volumensubstitution:** isotone Elektrolytlösung + Glukosesubstitution.

Hypokaliämie

Das Serum-Kalium liegt < 3,6 mmol/l.

Ätiologie

Zu Hypokaliämie kommt es u. a. durch:
- **verminderte Aufnahme:** Mangelernährung oder Malabsorption (selten)
- **gesteigerte Ausscheidung:** enteral (Erbrechen, Diarrhö, Laxantienabusus) oder renal (Diuretikatherapie, Polyurie)
- **K^+-Verschiebung nach intrazellulär:** Alkalose, Gabe von Insulin, β-Adrenorezeptor-Stimulation, Hypothermie.

Klinik

- EKG: ST-Senkung! Abflachung der T-Welle, U-Welle, TU-Verschmelzung, Extrasystolen
- Adynamie
- Obstipationen.

Diagnostik

- **notfallmedizinische Standarddiagnostik:** Anamnese und EKG-Befunde beachten. Elektrolytbestimmung durch klinische Chemie.

Therapie

- **notfallmedizinische Standardtherapie:** gesicherter i. v. Zugang!
- **Kaliumchlorid:** Substitution von 10–40 mmol/h Kaliumchlorid i. v.

Hyperkaliämie

Das Serum-Kalium liegt > 5,0 mmol/l.

Ätiologie

Zur Hyperkaliämie kommt es u. a. durch:
- **reduzierte Ausscheidung:** Niereninsuffizienz, K^+-sparende Diuretika, Hypoaldosteronismus
- **Verteilungsstörungen:** Azidose, Hämolyse, Chemotherapie, ACE-Hemmer, Angiotensin-II-Rezeptor-Antagonisten, NSAR
- **gesteigerte Aufnahme:** selten.

Klinik

- EKG: überhöhtes, zeltförmiges T, QRS-Verbreiterungen, P-Abflachung, QT-Verkürzung, Kammerflattern/-flimmern bis hin zur Asystolie
- evtl. neuromuskuläre Symptome.

Diagnostik

- **notfallmedizinische Standarddiagnostik:** Anamnese und EKG-Befunde beachten. Elektrolytbestimmung durch klinische Chemie.

Therapie

- **notfallmedizinische Standardtherapie**
- **Volumensubstitution:** 500–1500 ml Ringer-Lösung i. v. zur Verdünnung des Serums
- **Kalzium:** nur bei schweren klinischen Symptomen (z. B. Kammerflimmern beim Dialysepatienten); Antagonisierung des Kaliums mit 10 ml 10%igem Kalziumchlorid langsam i. v.
- **klinische Therapie:** Dialyse, Ionenaustauscher etc.

Sonstige internistische Notfälle 3

Hypokalzämie

Das Serum-Kalzium liegt < 2,2 mmol/l.

Ätiologie

Zur Hypokalzämie kommt es u. a. durch:
- **Hyperventilation:** ≙ einer relativen Hypokalzämie (Ca^{2+}-Shift nach intrazellulär)
- **Medikamente:** Antikonvulsiva, Schleifendiuretika, Gentamicin
- **Alkoholismus**
- **Niereninsuffizienz**
- **Hypoalbuminämie**
- **Pankreatitis.**

Klinik

- Parästhesien
- Pfötchenstellung
- Stimmritzenkrampf
- Tetanie.

Diagnostik

- **notfallmedizinische Standarddiagnostik:** Anamnese und EKG-Befunde beachten. Elektrolytbestimmung durch klinische Chemie.

Therapie

- **notfallmedizinische Standardtherapie**
- **Kalzium:** nur bei schweren klinischen Symptomen 10 ml 10%iges Kalziumchlorid langsam i. v.

Hyperkalzämie

Das Serum-Kalzium liegt > 2,7 mmol/l.

Ätiologie

Zur Hyperkalzämie kommt es u. a. durch maligne Tumoren, Niereninsuffizienz, Hyperparathyreoidismus oder Immobilisation. Hyperkalzämien treten extrem selten auf.

Klinik

- EKG: Arrhythmien, QT-Verkürzungen
- Polyurie
- Polydipsie
- Übelkeit
- Erbrechen
- Psychosen.

Diagnostik

- **notfallmedizinische Standarddiagnostik:** Anamnese und EKG-Befunde beachten. Elektrolytbestimmung durch klinische Chemie.

Therapie

- **notfallmedizinische Standardtherapie**
- **Volumensubstitution:** 500 – 1500 ml Ringer-Lösung i. v. zur Verdünnung des Serums
- **klinische Therapie:** forcierte Diurese, Bisphosphonate, Hämodialyse.

Hypomagnesiämie

Das Serum-Magnesium liegt < 0,65 mmol/l.

Ätiologie

Zur Hypomagnesiämie kommt es u. a. durch Magnesiumverlust (genetisch oder renal bedingt), durch Malabsorption, gesteigerten Bedarf (z. B. in der Schwangerschaft) oder Pankreatitis.

Klinik

- Muskelkrämpfe, u. a. in den Waden
- EKG: Extrasystolen, ST-Senkung, QT-Verlängerung
- Reizbarkeit
- Depressionen
- Darmspasmen.

Diagnostik

- **notfallmedizinische Standarddiagnostik:** Anamnese und EKG-Befunde beachten. Elektrolytbestimmung durch klinische Chemie.

Therapie

- **notfallmedizinische Standardtherapie**
- **Magnesium:** nur bei schweren klinischen Symptomen (z. B. kreislaufrelevanten Arrhythmien) 5 ml 50%iges Magnesium über 30 min i. v.

Hypermagnesiämie

Das Serum-Magnesium liegt > 1,05 mmol/l.

Ätiologie

Meist bei Niereninsuffizienz, aber auch bei Therapie mit Antazida und Magnesiumpräparaten. Hypermagnesiämien treten extrem selten auf.

Klinik

- EKG: verlängerte PQ-Zeit, breite QRS-Komplexe
- Muskelschwäche
- Übelkeit
- Hypoventilation.

Diagnostik

- **notfallmedizinische Standarddiagnostik:** Anamnese und EKG-Befunde beachten. Elektrolytbestimmung durch klinische Chemie.

Therapie

Kalzium: nur bei schweren klinischen Symptomen (z. B. kreislaufrelevanten Arrhythmien): Antagonisierung des Magnesiums mit 10 ml 10%igem Kalziumchlorid langsam i. v.

Notfälle bei Dialysepatienten

Mit einer Anzahl von über 50 000 Dialysepatienten in Deutschland wächst mit steigender Inzidenz eine Patientengruppe, die durch mehrere Krankheitsbilder notfallmedizinische Bedeutung erlangen kann.

> Wegen der erhöhten Thrombose- und Infektionsgefahr sollte der Shuntarm eines Dialysepatienten nicht punktiert werden. Die Ausnahmen stellen Reanimationssituationen dar.

Hyperhydratation

Siehe oben.

Hyperkaliämie

Siehe oben.

Hypertensive Krise

Hypertensive Krisen sind die Folge einer Hyperhydratation, die im Rahmen einer terminalen Niereninsuffizienz entsteht (s. S. 63).

Hypotonie

Ätiologie

Die häufigste Komplikation einer Dialysetherapie ist die Hypotonie. Patienten unter antihypertensiver Medikation sowie Patienten, denen viel Volumen extrahiert wird, sind besonders gefährdet.

Klinik

- Hypotonie
- Bradykardie oder Tachykardie
- verlängerte kapilläre Reperfusionszeit
- Müdigkeit
- Schwindel
- Sehstörungen
- Bewusstseinseintrübungen
- Synkopen.

Diagnostik

Siehe Seite 62.

Therapie

- **notfallmedizinische Standardtherapie**
- **Lagerung:** Schocklage
- **Volumen:** Substitution von Ringer-Lösung i. v., nach Klinik titriert.

> Cave: Die Gefahr beim Dialysepatienten besteht in der Überinfusion. Der Patient könnte aus der initialen Hypovolämie heraus ein Lungenödem entwickeln.

Shuntkomplikationen

Ätiologie

Es kommt zu einem thrombotischen Verschluss der arterio-venösen Fistel.

Klinik

Präklinisch unbedeutend. Durch den Shuntverschluss ist jedoch keine Dialyse möglich.

Diagnostik

- **notfallmedizinische Standarddiagnostik**
- **klinische Diagnostik:** Sonographie.

Therapie

klinische Therapie: chirurgische Revaskularisation, radiologisch-interventionelle Revaskularisation.

Zusammenfassung

- Man differenziert die anaphylaktische von der anaphylaktoiden Reaktion, die jedoch präklinisch nicht voneinander unterschieden werden können.
- Je nach Reaktionsschwere unterteilt man fünf Stadien, die mit einem Stufenschema therapiert werden.
- Der pH-Wert des Blutes wird durch die Mechanismen Pufferung, respiratorische und renale Regulation im Gleichgewicht gehalten.
- Man unterscheidet die respiratorische und metabolische Azidose, sowie die respiratorische und die metabolische Alkalose.
- Metabolische Störungen werden respiratorisch kompensiert, respiratorische Störungen werden metabolisch kompensiert.
- Der Wasser- und der Elektrolyt-, v. a. der Natriumhaushalt stehen in enger Verbindung. Störungen des Wasserhaushalts können als De- und Hyperhydratation in den Formen hypo-, iso- und hyperton auftreten.
- Die relevanten Elektrolytstörungen sind Konzentrationsstörungen von Natrium, Kalium, Kalzium und Magnesium.

Verletzungen im Kopfbereich

Schädel-Hirn-Trauma (SHT)

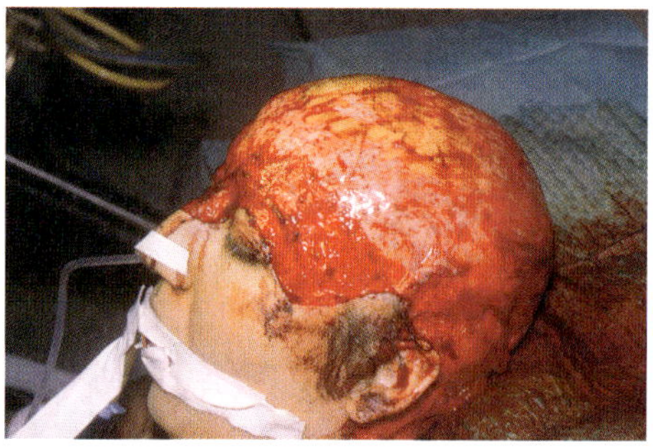

Abb. 1: SHT mit Skalpierungsverletzung. [3]

Ätiologie

Schädel-Hirn-Traumen (SHT) ereignen sich durch stumpfe Gewalt wie Sturz, Schlag oder Anprall. Die Verletzungen treten bei Verkehrs-, Sport- und häuslichen Unfällen auf. In den letzten Jahren ist die Zahl der SHT bei Verkehrsunfällen gesunken, die der SHT bei häuslichen Unfällen gestiegen. Bei einem Schädel-Hirn-Trauma kann es zu Verletzungen des knöchernen Schädels und/oder Verletzungen von Hirnstrukturen kommen.

Epidemiologie

Deutschlandweit ereignen sich nach Angaben der Deutschen Gesellschaft für Neurologie ca. 15–20 schwere SHT pro 100 000 Einwohner und Jahr. Bei 65 % aller Polytraumapatienten ist das SHT eine Komponente des Verletzungsmusters. Es ist meist für die Prognose des Patienten entscheidend.

Einteilung

Es werden zwei Formen unterschieden:

Geschlossenes SHT
Die Dura mater ist intakt, es besteht keine Verbindung des Schädelinneren nach außen.

Offenes SHT
Die Dura mater ist eröffnet, Liquor und Hirnmasse können austreten.
Das SHT wird in drei Schweregrade eingeteilt. Die unmittelbar posttraumatisch erhobene Glasgow Coma Scale (GCS) fließt als Scoringwert für die Vigilanz mit in die Beurteilung ein:

SHT 1°
Gedeckte Hirnverletzung. Bewusstlosigkeit ≤ 5 min, Amnesie möglich, GCS 15–13 (Commotio cerebri).

SHT 2°
Gedeckte oder offene Hirnverletzung, Bewusstlosigkeit ≥ 15 min, GCS 12–9 (Contusio cerebri).

SHT 3°
Gedeckte oder offene schwere Hirnverletzung, Bewusstlosigkeit ≥ 24 h, GCS 8–3 (Compressio cerebri) (Abb. 2).

Pathophysiologie

Bei einem SHT unterscheidet man zwei Arten der Hirnschädigung:

Primäre Hirnschädigung
Unmittelbar durch das Trauma verursachte Verletzungen der Hirnstrukturen. Sie sind notfallmedizinisch nicht therapierbar. Häufig liegt eine sog. Coup-Contre-Coup-Läsion vor. Der Coup beschreibt die Hirnläsion an der Stelle der Gewalteinwirkung, der Contrecoup beschreibt die Hirnläsion an der gegenüberliegenden Seite, da es hier oft durch Massenträgheit zu einem Hirn-Schädel-Kontakt mit folgender Hirnverletzung kommt.

Sekundäre Hirnschädigung
Schäden, die sich im weiteren Verlauf des SHT entwickeln können, sind Hirnödeme oder Blutungen. In Folge dessen kann es zu Hirndrucksteigerung und zerebraler Minderperfusion kommen, die wiederum Bewusstseins- und Kreislaufstörungen hervorrufen. Sekundäre Hirnschäden sind notfallmedizinisch therapierbar, hier liegt der Fokus der notfallmedizinischen Therapie.

Klinik

Die Klinik richtet sich nach der Schwere des SHT:

- Kopfschmerzen
- Übelkeit und Erbrechen
- Vigilanzstörungen bis zur Bewusstlosigkeit
- neurologische Ausfälle: Paresen, Strecksynergismen, Querschnittszeichen
- Pupillendifferenz: Seitenzeichen als Hinweis auf einen raumfordernden Prozess
- Atemstörungen bis zur Apnoe: Cheyne-Stokes-Atmung
- Kreislaufdysregulationen bis zum Herz-Kreislauf-Stillstand
- tastbare Frakturen
- Monokel- oder Brillenhämatom
- Liquorrhö und/oder Blutung aus Nase oder Ohren.

Diagnostik

- **notfallmedizinische Standarddiagnostik:** Hier liegt das Augenmerk auf der Vigilanz, den Seiten- und Querschnittszeichen sowie den Vitalfunktionen.
- **klinische Diagnostik:** Ist die GCS des Patienten ≤ 13, wird unverzüglich eine kraniale Computertomographie (CCT) inkl. HWS angefertigt.

> Bei jedem SHT muss bis zum Beweis des Gegenteils von einer HWS-Beteiligung ausgegangen werden.

Therapie

- **notfallmedizinische Standardtherapie:** Bei einem SHT 2 und 3 sollen zwei großlumige Zugänge etabliert werden.
- **HWS-Immobilisation**
- **Lagerung:** bei geschlossenem SHT Oberkörperhochlagerung, bei offenem SHT Flachlagerung (wegen der Gefahr einer Luftembolie)
- **Wundversorgung:** bei offenem SHT sterile Abdeckung, keine Reposition von ausgetretenem Hirngewebe
- **Intubation und Beatmung:** bei Bewusstlosigkeit, Ateminsuffizienz und GCS ≤ 8 (absolute Intubationsindikation). Hypoventilation ist zu vermeiden, ein $etCO_2$ von ca. 35 mmHg ist anzustreben.
- **Volumen:** Der $RR_{syst.}$ sollte ≥ 120 mmHg, der MAP ≥ 100 mmHg gehalten werden. 500–1500 ml Ringer-Lösung i. v., ggf. 500–1500 ml HAES 6 % i. v.

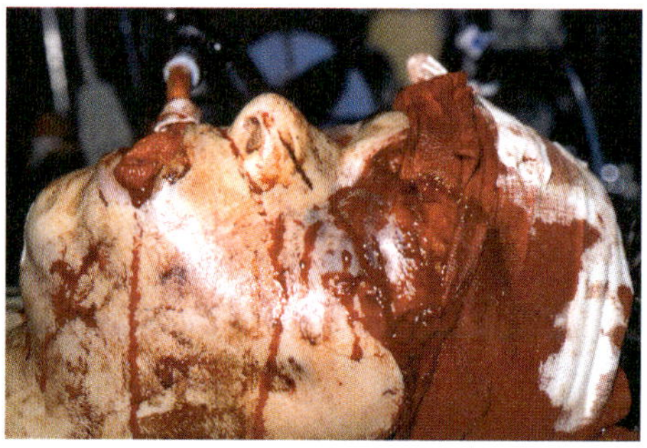

Abb. 2: Offenes SHT 3°. [3]

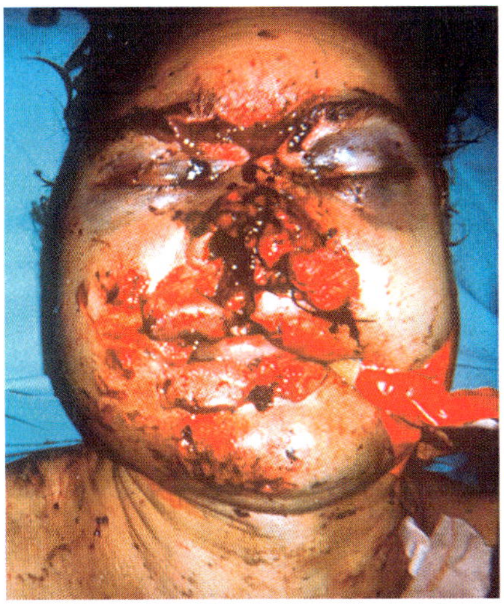

Abb. 3: Schwere Mittelgesichtsverletzung. [14]

- **Katecholamine:** 0,5 – 2 mg Akrinor® i. v., ggf. 0,01 – 0,1 mg Adrenalin repetitiv i. v., falls die Volumensubstitution zur Blutdruckstabilisierung nicht ausreicht.
- **Analgesie:** 7,5 – 15 mg Piritramid i. v., alternativ: spontanatmend: 0,05 – 0,1 mg Fentanyl i. v.; intubiert/beatmet: 0,2 mg Fentanyl i. v. bolusweise
- **Sedierung:** spontanatmend: 2 – 5 mg Midazolam i. v.; intubiert/beatmet: 2 – 5 mg Midazolam i. v. bolusweise alle 5 – 10 min

Durch ausreichende Hirnperfusion ($RR_{syst.}$ ≥ 120 mmHg, MAP ≥ 100 mmHg) und Oxygenierung (O_2-Gabe, Intubation/Beatmung) kann sekundären Hirnschäden entgegengewirkt werden.

Verletzungen des Gesichtsschädels

Ätiologie

Ursachen von Gesichtsschädelverletzungen sind Stürze, Aufprall, Schläge, Stich-, Schnitt- und Schussverletzungen.

Pathophysiologie

Bei Verletzungen des Gesichtsschädels kommt es meist zu Hämatombildung, Weichteildefekten und Blutungen. Sind Strukturen der Schädelbasis (z. B. Lamina cribrosa) beteiligt, kann eine Liquorrhö hinzukommen.

Klinik

- Verletzungen (Abb. 3)
- Blutungen
- Schmerzen
- Übelkeit und Erbrechen
- Sehstörungen.

Diagnostik

- **notfallmedizinische Standarddiagnostik:** Die Anamnese und der Unfallmechanismus sind zur Abschätzung des Verletzungsmusters wichtig. Bei der Inspektion muss vor allem auf eine Beteiligung des Mundraumes und der Augen geachtet werden. Blutungen im Mundraum können zu Atemwegsverlegung durch Koagele oder Erbrechen durch verschlucktes Blut führen, eine Augenbeteiligung bedarf einer ophthalmologischen Abklärung. Eventuell können durch Palpation Frakturen festgestellt werden.
- **Neurologische Untersuchung:** Da bei Gesichtsschädelverletzungen immer auch eine Schädel-Hirn-Beteiligung vorhanden sein kann, müssen das Bewusstsein und die Pupillenreaktion untersucht werden. Bei Frakturen im Orbitabereich kann die Augenmotilität durch Einklemmung von Augenmuskeln eingeschränkt sein.
- **klinische Diagnostik:** CCT. Mittelgesichtsfrakturen werden nach LeFort (I, II, III) eingeteilt, darüber hinaus können Frakturen des Nasenbeins, des Jochbeins, der Mandibula und der Orbitawand vorliegen.

Therapie

- **notfallmedizinische Standardtherapie**
- **Lagerung:** Oberkörperhochlagerung bei kreislaufstabilen Patienten. Bei Schock Schocklage. Bei Blutungen im Bereich Mund-Nase Seitenlagerung, damit das Blut abfließen kann.
- **HWS-Immobilisation**
- **Wundverband:** steriles Abdecken der Wunde, manuelle Kompression oder – falls möglich – Druckverband bei starken Blutungen
- **Analgesie:** 7,5 – 15 mg Piritramid i. v., alternativ: spontanatmend: 0,05 – 0,1 mg Fentanyl i. v.; intubiert/beatmet: 0,2 mg Fentanyl i. v. bolusweise
- **Sedierung:** spontanatmend: 2 – 5 mg Midazolam i. v.; intubiert/beatmet: 2 – 5 mg Midazolam i. v. bolusweise alle 5 – 10 min
- **Volumen:** 500 – 1500 ml Ringer-Lösung i. v., ggf. 500 – 1500 ml HAES i. v.
- **Intubation und Beatmung:** bei Ateminsuffizienz.

Zusammenfassung

- Man unterscheidet das geschlossene SHT ohne Duraeröffnung von dem offenen SHT mit Duraeröffnung.
- Anhand der GCS und der Dauer der Bewusstlosigkeit kann man das SHT in drei Schweregrade einteilen.
- Primäre Hirnschäden sind nicht beeinflussbar, sekundäre Hirnschäden sind therapierbar.
- Bei Verletzungen des Gesichtsschädels muss im Besonderen auf Augenverletzungen, Blutungen im Mundraum und eine Hirnbeteiligung geachtet werden.

Verletzungen an Hals, Wirbelsäule und Rückenmark

Verletzungen des Halsbereichs

Ätiologie

Verletzungen im Halsbereich entstehen zum einen akzidentiell durch Verkehrsunfälle, Stürze etc., zum anderen durch forensische Ursachen wie Suizidversuche oder Körperverletzungen. Bei den akzidentiellen Verletzungen überwiegt die stumpfe Gewalteinwirkung mit HWS-Beteiligung. Bei den forensischen Verletzungen überwiegt die scharfe Gewalt, z. B. mit Stich- und Schnittverletzungen oder Strangulationen im Bereich der Weichteile und großen Halsgefäße. Stumpfe Gewalt durch Schläge und Tritte kommt hier ebenfalls vor.

Klinik

- Verletzungen (Abb. 1)
- (starke) Blutungen
- Schmerzen
- Atemnot.

Diagnostik

- **notfallmedizinische Standarddiagnostik:** Die Anamnese und der Unfallmechanismus sind zur Abschätzung des Verletzungsmusters wichtig. Bei der Inspektion muss vor allem auf eine Beteiligung der großen Halsgefäße geachtet werden. Verletzungen mit Beteiligung von Pharynx und Trachea bergen die Gefahr der Blutaspiration. Es sollte auch eine Untersuchung auf Begleitverletzungen der HWS (einschl. neurologischer Untersuchung) erfolgen.

Therapie

- **notfallmedizinische Standardtherapie:** bei starken Blutungen zwei großlumige Zugänge
- **HWS-Immobilisation**
- **Lagerung:** kreislaufstabile Patienten Oberkörperhochlagerung, bei Schock Schocklage
- **Wundverband:** steriles Abdecken der Wunde, Druckverband bzw. Kompression stark blutender Wunden
- **Analgesie:** 7,5 – 15 mg Piritramid i. v., alternativ: spontanatmend: 0,05 – 0,1 mg Fentanyl i. v.; intubiert/beatmet: 0,2 mg Fentanyl i. v. bolusweise
- **Sedierung:** 2 – 5 mg Midazolam i. v.
- **Volumen:** 500 – 1500 ml Ringer-Lösung i. v., bei größeren Blutverlusten 500 – 1500 ml HAES i. v.
- **Intubation und Beatmung:** bei Ateminsuffizienz.

Wirbelsäulen- und Rückenmarksverletzungen

Einteilung

Wirbelsäulenverletzungen werden nach ihrer Lokalisation eingeteilt in Verletzungen der

- **Halswirbelsäule (HWS)**
- **Brustwirbelsäule (BWS)**
- **Lendenwirbelsäule (LWS).**

Rückenmarksverletzungen werden nach ihrer Schwere eingeteilt in

- **Commotio spinalis:** kurzzeitige neurologische Defizite
- **Contusio spinalis:** neurologische Defizite, die verzögert eintreten und sich evtl. nur unvollständig wieder zurückbilden können
- **Compressio spinalis:** Trauma mit Rückenmarksdurchtrennungen oder raumfordernden Prozessen wie Blutungen.

Ätiologie

Wirbelsäulen- und Rückenmarksverletzungen treten bei Unfällen, Stürzen, Schlägen, Schuss- oder Hieb-, Stich- und Schnittverletzungen auf (Abb. 2).

Klinik

- Schmerzen im Fraktur-/Prellungsgebiet
- Bewegungseinschränkung
- neurologische Ausfälle: Sensibilität, Motorik, Querschnittszeichen
- Ateminsuffizienz bei Rückenmarksläsionen oberhalb C4
- kardiozirkulatorische Dysregulationen: Bei thorakalen Rückenmarksverletzungen kann es durch Läsionen des Sympathikus zum neurogenen Schock kommen.

Diagnostik

- **notfallmedizinische Standarddiagnostik:** Die Anamnese und der Unfallmechanismus sind zur Abschätzung des Verletzungsmusters wichtig.
- **neurologische Untersuchung:** Es muss auf Parästhesien, Paresen oder sensible Ausfälle als Zeichen einer Rückenmarksbeteiligung geachtet werden.
- **klinische Diagnostik:** CT und Röntgen des betroffenen Wirbelsäulenabschnitts (Abb. 3). CCT bei HWS-Traumen zum Ausschluss einer zerebralen Beteiligung.

Therapie

- **notfallmedizinische Standardtherapie**
- **Immobilisation:** Im Zweifelsfall immer immobilisieren. HWS: Halskrause; BWS und LWS: Vakuummatratze oder Spineboard. Bei noch im Fahrzeug sitzenden Patienten: Rettungskorsett (**cave:** Faktor Zeit bei der Anlage des Rettungskorsetts)
- **Freihalten der Atemwege:** Durch den Esmarch-Handgriff werden die Atemwege offen gehalten, ohne dass der Kopf zu stark rekliniert wird.
- **Intubation und Beatmung:** Die Indikation zur Intubation ist wegen der Manipulation im Bereich der HWS streng zu stellen. Optimalerweise sollte die Intubation unter HWS-Immobilisation erfolgen. Ist der Patient intubations-

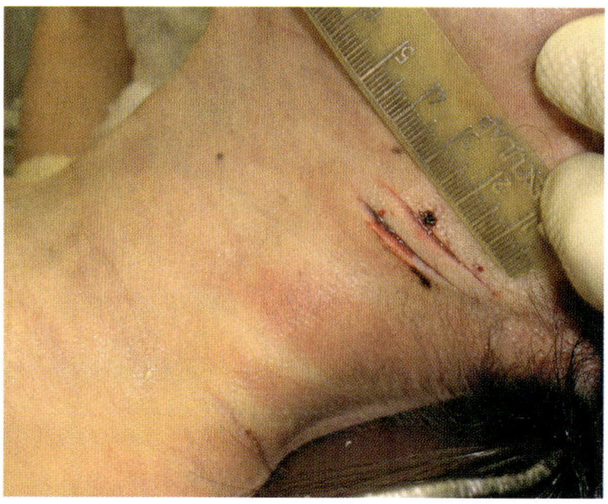

Abb. 1: Verletzung im Halsbereich. [15]

pflichtig und unter HWS-Immobilisation nicht intubierbar, soll die Immobilisation während der Intubation entfernt, und manuell immobilisiert werden.

- **Analgesie:** 7,5–15 mg Piritramid i. v., alternativ: spontanatmend: 0,05–0,1 mg Fentanyl i. v.; intubiert/beatmet: 0,2 mg Fentanyl i. v. bolusweise

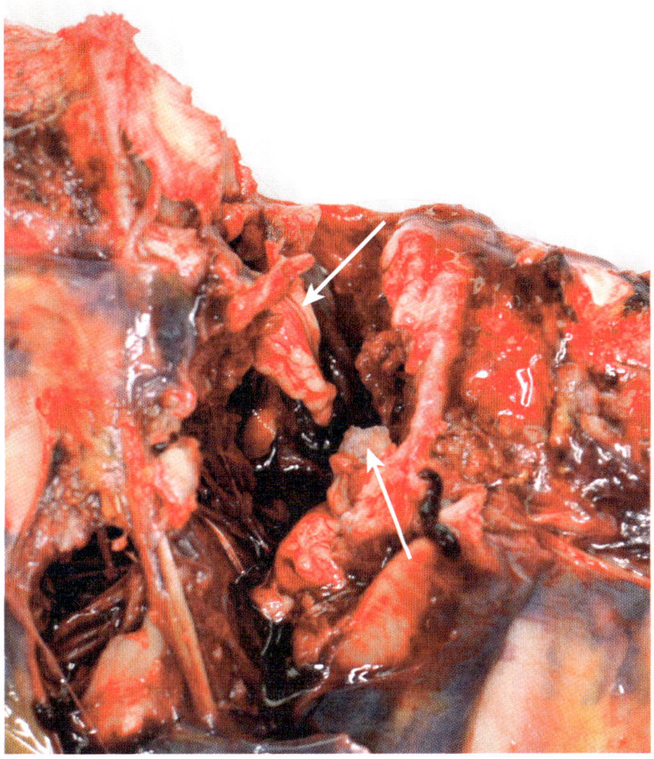

Abb. 2: Sektionssitus Rückenmarksabriss. [15]

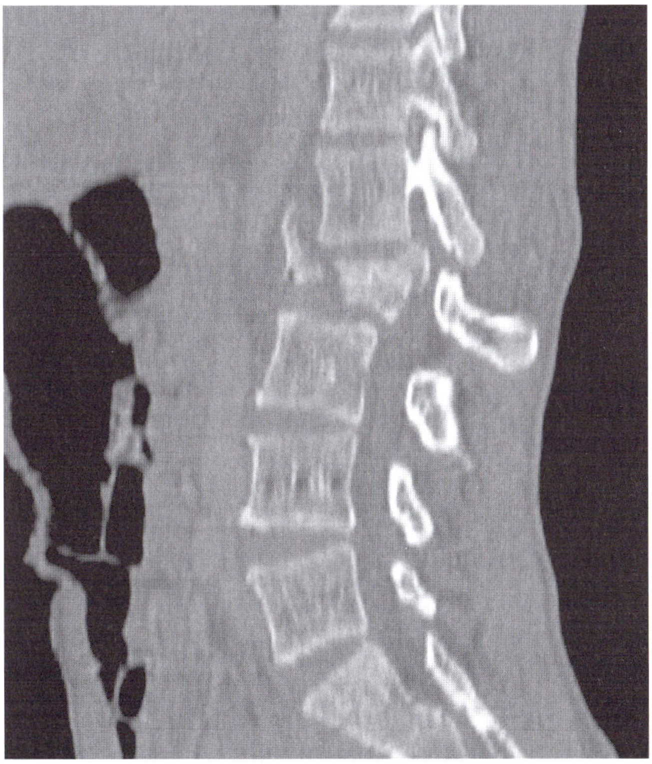

Abb. 3: CT-Befund: LWK-2-Fraktur mit Rückenmarksbeteiligung. [3]

- **Sedierung:** spontanatmend: 2–5 mg Midazolam i. v.; intubiert/beatmet: 2–5 mg Midazolam i. v. bolusweise alle 5–10 min
- **Kortikosteroide:** bei Rückenmarkstrauma 30 mg/kg KG Methylprednisolon i. v. als Bolus, danach 6 mg/kg KG über 24 h. Steroide wirken nach Rückenmarkstrauma im Rückenmarkskanal antiödematös.
- **Volumen:** im neurogenen Schock 500–3000 ml Ringer-Lösung i. v., ggf. 500–1500 ml HAES i. v.

Abnahme der Immobilisationsmaterialien

Leider besteht in vielen Kliniken Unklarheit darüber, zu welchem Zeitpunkt die Immobilisationsmaterialien wieder abgenommen werden können. Sowohl Halskrausen als auch Vakuummatratzen, Vakuum- und Luftkammerschienen sind für Röntgenstrahlung durchgängig.

Halskrause

Hat der Patient keine motorischen und sensiblen Ausfälle, eine GCS von 15, ist er konversationsfähig, hat keine Schmerzen und kann den Kopf frei > 45° bewegen, kann die Halskrause abgenommen werden. Ist dies nicht der Fall, bleibt sie während der Röntgendiagnostik am Patienten und wird erst nach dem Ausschluss eines Wirbelsäulen- und/oder Rückenmarkstraumas entfernt.

Vakuummatratze

Die Vakuummatratze dient der Immobilisation während des Transports. Ist in der Klinik genügend Personal vor Ort, um den Patienten achsengerecht und erschütterungsarm auf den CT- oder Röntgentisch umzulagern, kann der Patient zur bildgebenden Diagnostik aus der Vakuummatratze herausgehoben werden.

Zusammenfassung

- Verletzungen des Halses entstehen traumatisch, häufig aber auch durch forensische Ursachen. Hier ist auf Eigenschutz zu achten.
- Bei allen Verletzungen im Kopf-Hals-Bereich kann die HWS beteiligt sein. Daher sollte stets eine HWS-Immobilisation durchgeführt werden.
- Rückenmarksverletzungen bezeichnet man je nach Schweregrad als Commotio, Compressio oder Contusio spinalis.
- Durch Rückenmarksverletzungen kann es zu respiratorischen und kardiozirkulatorischen Dysregulationen kommen.
- Wichtig bei HWS- und Rückenmarksverletzungen ist die konsequente Immobilisation.
- Sind Vitalfunktionen gefährdet, geht deren Sicherung den wirbelsäulen- und rückenmarksprotektiven Maßnahmen vor.

Thoraxverletzungen 1

Verletzungen der Lunge

Ätiologie

- **stumpfes Trauma:** durch Verkehrsunfälle, Stürze oder Schläge
- **penetrierendes Trauma:** durch Hieb-, Stich-, Schuss- oder Perforationsverletzungen (▌Abb. 1).

Einteilung

- **Verletzungen der Brustwand:** Thoraxprellungen oder Rippen(serien)frakturen
- **Verletzungen der Pleura:** Pneumo-, Spannungspneumo- und Hämatothorax
- **Verletzungen der Lunge und Atemwege:** Lungenkontusion, Tracheal- und/oder Bronchusverletzungen.

Verletzungen der Brustwand

Pathophysiologie

Bei einem Trauma kann es zu Thoraxprellungen, Sternum-, Rippen- und Rippenserienfrakturen kommen. Die Prellungen und die Frakturen sind von der Schmerzintensität nahezu identisch.

> Von einer Rippenserienfraktur spricht man ab mind. drei benachbarten frakturierten Rippen.

Klinik

- Schmerzen
- Prellmarken
- Schonhaltung
- Dyspnoe
- paradoxe Atmung.

Diagnostik

- **notfallmedizinische Standarddiagnostik:** Die Anamnese und der Unfallmechanismus sind zur Abschätzung des Verletzungsmusters wichtig. Suche nach Prellmarken und Wunden bei der Inspektion.

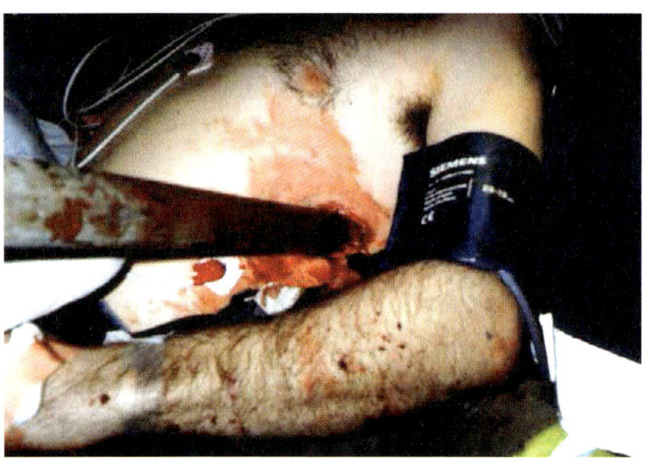

▌Abb. 1: Pfählungsverletzung des linken Thorax. [16]

- **Auskultation und Palpation:** abgeschwächtes oder fehlendes Atemgeräusch, Krepitationen
- **klinische Diagnostik:** CT, Röntgen Thorax, Bronchoskopie.

Therapie

- **notfallmedizinische Standardtherapie**
- **Lagerung:** Oberkörperhochlagerung, bei Bewusstlosigkeit stabile Seitenlage auf die verletzte Seite
- **Analgesie:** 7,5–15 mg Piritramid i. v., alternativ: spontanatmend 0,05–0,1 mg Fentanyl i. v.; intubiert/beatmet; 0,2 mg Fentanyl i. v. bolusweise
- **Sedierung:** spontanatmend: 2–5 mg Midazolam i. v.; intubiert/beatmet: 2–5 mg Midazolam i. v. bolusweise alle 5–10 min

Verletzungen der Pleura: Pneumothorax

Pathophysiologie

Bei Verletzung der Pleura kann Luft in den Pleuraspalt eindringen, es kommt durch den Verlust des Unterdrucks im Pleuraspalt zum Kollaps der Lunge. Ursachen sind meist Rippenfrakturen, jedoch kann ein Pneumothorax auch idiopathisch (z. B. bei Ruptur einer Emphysembulla bei COPD-Patienten) auftreten. Bei einem geschlossenen Pneumothorax gelangt die Luft durch die Atemwege, beim offenen Pneumothorax von außen in den Pleuraspalt. Die kollabierte Lunge trägt nicht mehr zur Ventilation bei.

Klinik

- Dyspnoe
- Tachypnoe
- Zyanose
- Schmerzen
- paradoxe Atmung
- evtl. äußere Verletzungen und/oder Prellungen
- evtl. Hautemphysem.

Diagnostik

- **notfallmedizinische Standarddiagnostik:** Die Anamnese und der Unfallmechanismus sind zur Abschätzung des Verletzungsmusters wichtig. Suche nach Prellmarken und Wunden bei der Inspektion. Hypersonorer Klopfschall und evtl. Krepitationen bei der Palpation.
- **Auskultation und Palpation:** abgeschwächtes oder fehlendes Atemgeräusch. Bei einem Hautemphysem ist ein Knistern zu hören, darüber hinaus auch zu palpieren.
- **klinische Diagnostik:** CT, Röntgen Thorax, ggf. Bronchoskopie.

Therapie

- **notfallmedizinische Standardtherapie**
- **Lagerung:** Oberkörperhochlagerung, bei Bewusstlosigkeit stabile Seitenlage auf die verletzte Seite
- **Wundverband:** steriles und beim spontanatmenden Patienten dichtes Abdecken der Wunde
- **Analgesie:** 7,5–15 mg Piritramid i. v., alternativ: spontanatmend: 0,05–0,1 mg Fentanyl i. v.; intubiert/beatmet: 0,2 mg Fentanyl i. v. bolusweise
- **Sedierung:** spontanatmend; 2–5 mg Midazolam i. v., intubiert/beatmet; 2–5 mg Midazolam i. v. bolusweise alle 5–10 min
- **Intubation und Beatmung:** bei Ateminsuffizienz, $SpO_2 < 85\%$ unter O_2

- **Volumen:** 500–1500 ml Ringer-Lösung i. v., ggf. 500–1500 ml HAES i. v.
- **Thoraxdrainage:** Die Luft kann aus dem Pleuraspalt entweichen und die kollabierte Lunge kann sich wieder entfalten (s. S. 21).

Verletzungen der Pleura: Spannungspneumothorax

Pathophysiologie

Zur Pathophysiologie des Pneumothorax kommt eine Verlegung der Lufteintrittsstelle durch Gewebe hinzu, sodass ein Ventilmechanismus entsteht, durch den Luft in den Pleuraspalt hinein-, aber nicht mehr herauskommt. Es resultiert ein Überdruck mit einer Mediastinalverschiebung in der verletzten Thoraxseite, durch die die großen Gefäße, insbesondere die V. cava, am Herzen abscheren. Die Vorlast sinkt. Der Spannungspneumothorax führt zur kardiozirkulatorischen Beeinträchtigung.

Klinik

- Dyspnoe
- Tachypnoe
- Zyanose
- Schmerzen
- gestaute Halsvenen als typisches Zeichen
- Hautemphysem
- Hypotonie
- paradoxe Atmung
- evtl. äußere Verletzungen und/oder Prellungen.

Diagnostik

- **notfallmedizinische Standarddiagnostik:** Die Anamnese und der Unfallmechanismus sind zur Abschätzung des Verletzungsmusters wichtig. Suche nach Prellmarken und Wunden bei der Inspektion, hypersonorer Klopfschall und evtl. Krepitationen bei der Palpation
- **Auskultation und Palpation:** abgeschwächtes oder fehlendes Atemgeräusch, Krepitationen
- **klinische Diagnostik:** CT, Röntgen Thorax, ggf. Bronchoskopie.

Therapie

- **notfallmedizinische Standardtherapie**
- **Lagerung:** Oberkörperhochlagerung, bei Bewusstlosigkeit stabile Seitenlage auf die verletzte Seite
- **Thoraxdrainage:** Die Luft kann aus dem Pleuraspalt entweichen und die kollabierte Lunge kann sich wieder entfalten (s. S. 21). Gegebenenfalls Thoraxpunktion mit orangebrauner Braunüle zur Druckentlastung vor Anlage der Thoraxdrainage
- **Wundverband:** steriles Abdecken der Wunde
- **Analgesie:** 7,5–15 mg Piritramid i. v., alternativ: spontanatmend: 0,05–0,1 mg Fentanyl i. v.; intubiert/beatmet: 0,2 mg Fentanyl i. v. bolusweise
- **Sedierung:** spontanatmend: 2–5 mg Midazolam i. v., intubiert/beatmet: 2–5 mg Midazolam i. v. bolusweise alle 5–10 min
- **Intubation und Beatmung:** bei Ateminsuffizienz, $SpO_2 < 85\%$ unter O_2
- **Volumen:** 500–1500 ml Ringer-Lösung i. v. ggf. 500–1500 ml HAES i. v.

Verletzungen der Pleura: Hämatothorax

Pathophysiologie

Werden bei einem Trauma Interkostalgefäße, oder große intrathorakale Gefäße verletzt, die in den Pleuraspalt einbluten, spricht man von einem Hämatothorax. Da auch hier die Lunge komprimiert wird, kommt es ebenfalls zu einer Ventilationseinschränkung und darüber hinaus zur Gefahr des Volumenmangelschocks. Häufig tritt in Kombination mit einem Pneumothorax ein sog. Hämatopneumothorax auf.

Klinik

- Dyspnoe
- Tachypnoe
- Zyanose
- Hypotonie
- Schmerzen
- paradoxe Atmung
- evtl. äußere Verletzungen und/oder Prellungen.

Diagnostik

- **notfallmedizinische Standarddiagnostik:** Die Anamnese und der Unfallmechanismus sind zur Abschätzung des Verletzungsmusters wichtig. Suche nach Prellmarken und Wunden bei der Inspektion, hypersonorer Klopfschall und evtl. Krepitationen bei der Palpation
- **Auskultation:** abgeschwächtes oder fehlendes Atemgeräusch
- **klinische Diagnostik:** CT, Röntgen Thorax, ggf. Bronchoskopie.

Therapie

- **notfallmedizinische Standardtherapie**
- **Lagerung:** Oberkörperhochlagerung, bei Bewusstlosigkeit stabile Seitenlage auf die verletzte Seite
- **Thoraxdrainage:** erst Narkose, dann Thoraxdrainage, falls ausreichend Zeit ist (Abb. 2). Gegebenenfalls auch Thoraxdrainage ohne Narkose. Die Luft kann aus dem Pleuraspalt entweichen und die kollabierte Lunge sich wieder entfalten (s. S. 21).
- **Wundverband:** steriles und beim spontanatmenden Patienten dichtes Abdecken der Wunde
- **Analgesie:** 7,5–15 mg Piritramid i. v., alternativ: spontanatmend: 0,05–0,1 mg Fentanyl i. v.; intubiert/beatmet: 0,2 mg Fentanyl i. v. bolusweise
- **Sedierung:** spontanatmend; 2–5 mg Midazolam i. v., intubiert/beatmet; 2–5 mg Midazolam i. v. bolusweise alle 5–10 min
- **Intubation und Beatmung:** bei Ateminsuffizienz, $SpO_2 < 85\%$ unter O_2
- **Volumen:** 500–1500 ml Ringer-Lösung i. v., ggf. 500–1500 ml HAES i. v.

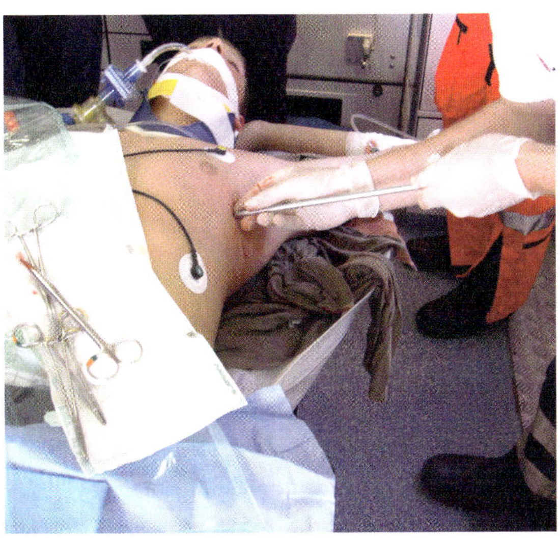

Abb. 2: Anlage einer Thoraxdrainage nach Bülau im RTW. [7]

> Bei Rippenfrakturen der unteren Thoraxapertur muss an abdominelle Verletzungsbeteiligungen wie Leber- oder Milzperforationen gedacht werden.

Thoraxverletzungen 2

Lungenkontusion, Tracheal- und Bronchusverletzungen

Pathophysiologie

Durch stumpfe Traumen wie bei Verkehrsunfällen oder Stürzen kann es zur Lungenkontusion kommen. Lungenparenchym wird hierbei gequetscht oder zerrissen. Je nach Ausmaß kommt es durch interstitielle und alveoläre Blutungen zu Oxygenierungsstörungen.

Klinik

- Dyspnoe
- Tachypnoe
- Hämatopnoe
- Zyanose
- Schmerzen
- evtl. äußere Verletzungen und/oder Prellungen.

> Cave: Kinder können wegen ihres sehr elastischen Thoraxes auch ohne Rippenfraktur eine massive Lungenkontusion erleiden!

Diagnostik

- **notfallmedizinische Standarddiagnostik:** Die Anamnese und der Unfallmechanismus sind zur Abschätzung des Verletzungsmusters wichtig. Suche nach Prellmarken und Wunden bei der Inspektion
- **klinische Diagnostik:** CT, Röntgen Thorax, Bronchoskopie.

Therapie

- **notfallmedizinische Standardtherapie**
- **Lagerung:** Oberkörperhochlagerung, bei Bewusstlosigkeit stabile Seitenlage auf die verletzte Seite
- **Analgesie:** 7,5–15 mg Piritramid i. v., alternativ: spontanatmend 0,05–0,1 mg Fentanyl i. v.; intubiert/beatmet 0,2 mg Fentanyl i. v. bolusweise
- **Sedierung:** spontanatmend; 2–5 mg Midazolam i. v., intubiert/beatmet; 2–5 mg Midazolam i. v. bolusweise alle 5–10 min
- **Intubation und Beatmung:** bei Ateminsuffizienz, $SpO_2 < 85\%$ unter O_2
- **Volumen:** 500–1500 ml Ringer-Lösung i. v., ggf. 500–1500 ml HAES i. v.

Verletzungen des Herzens

Ätiologie

- **stumpfe Gewalt:** Durch Kompression des Herzens zwischen Sternum und BWS kommt es zu myokardialen Einblutungen, Perikardergüssen, Myokardrupturen oder Gefäßabrissen.
- **scharfe Gewalt:** Hieb-, Stich-, Schnitt-, Schuss- oder Penetrationsverletzungen führen zu myokardialen Verletzungen und Gefäßverletzungen, die mit großen Blutverlusten einhergehen (▮ Abb. 1).

Klinik

- Schmerzen
- Arrhythmien
- abgeschwächte Herzgeräusche bei Perikarderguss
- gestaute Halsvenen bei Perikarderguss
- ggf. kardiogener Schock
- ggf. hypovolämischer Schock.

Diagnostik

- **notfallmedizinische Standarddiagnostik:** Die Anamnese und der Unfallmechanismus sind zur Abschätzung des Verletzungsmusters wichtig. Suche nach Prellmarken, Wunden und Blutungen bei der Inspektion. Die Hauptkomplikation sind Arrhythmien, daher sollte das EKG kontinuierlich beobachtet werden.
- **klinische Diagnostik:** CT, Röntgen Thorax.

Therapie

- **notfallmedizinische Standardtherapie**
- **Lagerung:** Oberkörperhochlagerung; im Schock Schocklagerung
- **Analgesie:** 7,5–15 mg Piritramid i. v., alternativ: spontanatmend 0,05–0,1 mg Fentanyl i. v.; intubiert/beatmet; 0,2 mg Fentanyl i. v. bolusweise
- **Sedierung:** spontanatmend; 2–5 mg Midazolam i. v., intubiert/beatmet; 2–5 mg Midazolam i. v. bolusweise alle 5–10 min
- **Intubation und Beatmung:** bei Ateminsuffizienz, $SpO_2 < 85\%$ unter O_2
- **Volumen:** 500–3000 ml Ringer-Lösung i. v., ggf. 500–1500 ml HAES i. v.
- **Perikardpunktion:** bei Herz-Kreislauf-Stillstand. Kontraindikation: Perikarderguss nach stumpfer Gewalt
- **klinische Therapie:** Die einzige kausale Therapie ist die schnelle chirurgische Intervention.

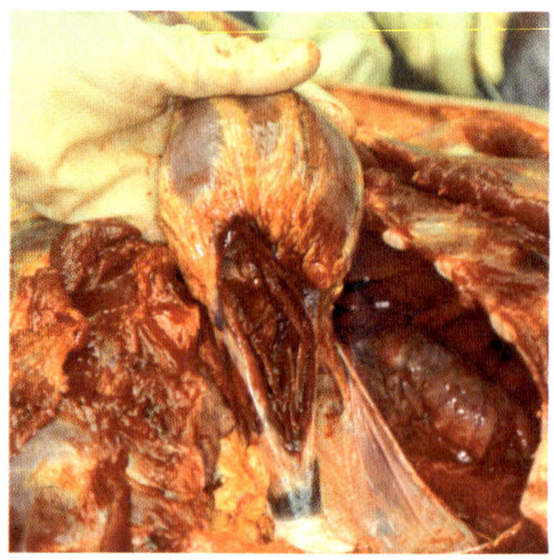

▮ Abb. 1: Sektionssitus: Herzabriss nach Anpralltrauma auf Lenkrad. [15]

Zusammenfassung

- ✖ Lungenverletzungen werden unterteilt in Verletzungen der Brustwand, der Pleura, der Lunge und Atemwege.
- ✖ Thoraxverletzungen können zu einem Pneumo-, Spannungspneumo- oder Hämatothorax führen, der durch Anlage einer Thoraxdrainage unverzüglich entlastet werden muss.
- ✖ Bei stumpfen Thoraxtraumen muss immer an eine Herzbeteiligung gedacht werden. Es sollte stets das EKG beobachtet werden. Die Hauptkomplikation sind Arrhythmien.

Ätiologie

- **stumpfe Abdominalverletzungen:** Unfälle, Stürze, Rohheitsdelikte
- **penetrierende Abdominalverletzungen:** Hieb-, Stich-, Schnitt-, Schuss- oder Pfählungsverletzungen.

Klinik

Die allgemeinen Symptome sind die des akuten Abdomens: sichtbare Verletzungen (Abb. 1), evtl. Prellmarken, Bauchschmerzen, Abwehrspannung, Schonhaltung, Schocksymptomatik.

Diagnostik

- **notfallmedizinische Standarddiagnostik:** Anamnese und Unfallmechanismus zur Abschätzung des Verletzungsmusters. Erfragen von Schmerzlokalisation und -charakter. Bei der Inspektion lassen sich evtl. Prellmarken feststellen. Das Abdomen muss palpiert werden. Eventuell präklinischen Sonographie.

Therapie

- **notfallmedizinische Standardtherapie:** zwei großlumige Zugänge
- **Lagerung:** halbsitzende Lagerung mit angewinkelten Beinen (Knierolle), bzw. wie der Patient möchte, bei Hypotension Schocklagerung
- **Wundverband:** steriles Abdecken der Wunde. In der Wunde steckende Gegenstände werden darin belassen. Heraustretende Organteile werden nicht repositioniert.
- **Analgesie:** 7,5–15 mg Piritramid i. v., alternativ: spontanatmend; 0,05–0,1 mg Fentanyl i. v.
- **Sedierung:** 2–5 mg Midazolam i. v.
- **Volumen:** 4 ml/kg KG HyperHAES® i.v über 2–5 min, dann 500–3000 ml Ringer-Lösung i. v., 500–1500 ml HAES i. v.; liegt kein SHT zusätzlich vor, dann permissive Hypotension

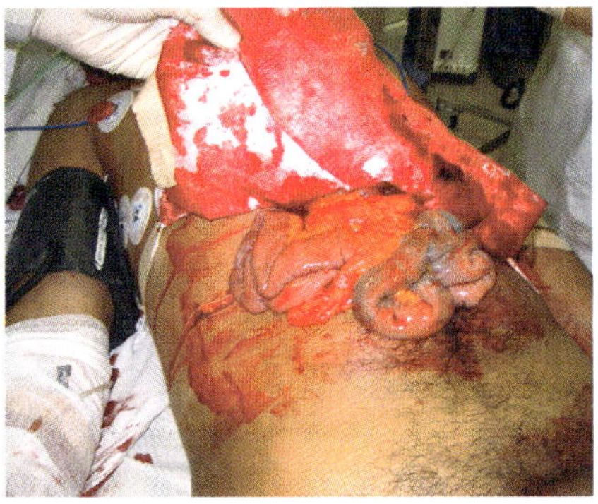

Abb. 1: Austritt von Dünndarmschlingen nach scharfer Gewalteinwirkung. [3]

- **ggf. Katecholamine:** 0,5–2 ml Akrinor® i. v., bei Hypotension trotz Volumensubstitution
- **Intubation und Beatmung:** bei schwerem Abdominaltrauma
- **Transport:** schnellstmöglicher Transport bei intraabdomineller Blutung (Scoop and run).

> Die einzige kausale Therapie der kreislaufrelevanten intraabdominellen Blutung ist die schnelle chirurgische Intervention!

Organverletzungen

Milz

Ätiologie und Pathophysiologie

Die Milz wird bei Abdominaltraumen am häufigsten verletzt. Sie kann zweizeitig rupturieren. Werden Milzparenchym und Milzkapsel verletzt, kommt es zur freien abdominellen Blutung (einzeitige Milzruptur). Bleibt die Milzkapsel initial intakt, kommt es zunächst zu Einblutungen ins Milzparenchym. Diese gehen mit geringem Volumenverlust einher, da sie durch die Kapsel tamponiert werden. Perforiert die Milzkapsel durch den stetig steigenden Druck nach einigen Tagen, kommt es nun zur intraabdominellen Blutung. Dieser Pathomechanismus wird als zweizeitige Milzruptur bezeichnet.

Klinik und Diagnostik

S. o. Bei linksseitigen Prellmarken oder Rippenfrakturen in der unteren Thoraxhälfte sollte stets an eine Milzverletzung gedacht und diese sonographisch ausgeschlossen werden.

Therapie

Siehe oben. Zwei großlumige Zugänge auch bei kreislaufstabilen Patienten!

Leber

Ätiologie und Pathophysiologie

Leberrupturen entstehen ebenso durch stumpfe Gewalteinwirkung. In 20% aller Abdominaltraumen ist die Leber beteiligt.

Klinik und Diagnostik

S. o. Bei rechtsseitigen Prellmarken oder Rippenfrakturen in der unteren Thoraxhälfte sollte stets an eine Leberverletzung gedacht und diese sonographisch ausgeschlossen werden.

Nieren

Ätiologie und Pathophysiologie

Die Verletzungsschwere reicht von Kontusionen über Parenchymblutungen bis hin zur Ruptur.

Klinik und Diagnostik

S. o. Bei Prellmarken und tastbaren Tumoren im Bereich der Flanken und bei Makro-/Mikrohämaturie besteht der hochgradige Verdacht einer Nierenverletzung.
Cave: Schock durch umfangreiche retroperitoneale Blutung!

Pankreas

Ätiologie und Pathophysiologie

Pankreasverletzungen sind eher selten. Der typische Unfallmechanismus ist eine Hyperreflektion im BWS-Bereich. Durch die Verletzung gelangen Amylasen und Lipasen in die Bauchhöhle und leiten eine Autolyse ein, die Folgen sind u. U. langwierige Komplikationen.

Magen-Darm-Trakt

Ätiologie und Pathophysiologie

Traumatische Magen-Darm-Perforationen sind äußerst selten. Es kann zum Abriss von Mesenterialgefäßen kommen, die erheblich ins Abdomen einbluten können. Ursachen können u. a. Hochrasanztraumen, aber auch Erkrankungen wie der M. Hirschsprung oder die Appendizitis sein.

Blase

Ätiologie und Pathophysiologie

Bei Beckenverletzungen oder Druckerhöhung auf eine volle Blase kann es zur Blasenruptur kommen.

Klinik und Diagnostik

Siehe oben. Bei einer Blasenruptur liegt meist eine Hämaturie oder Anurie vor.

Verletzungen des Bewegungsapparats 1

Frakturen

Ätiologie

Bei Verkehrsunfällen, Stürzen, Arbeitsunfällen, Körperverletzungen, Osteoporose etc. kann es zu Frakturen des Bewegungsapparates kommen.

Einteilung

Frakturen werden folgendermaßen unterschieden:

Geschlossene Fraktur

Die Haut um die Frakturstelle ist intakt, es tritt kein Knochen heraus.

Offene Fraktur

Die Haut wird durch Knochenfragmente penetriert.
Offene Frakturen werden weiter eingeteilt:
- **Grad 1:** punktförmige Wunde, fehlende oder geringe Weichteilschäden
- **Grad 2:** Durchtrennung der Haut mit umschriebenen Haut- und Weichteilschäden
- **Grad 3:** komplexe Verletzung mit großen Haut- und Weichteilschäden, evtl. Beteiligung von Nerven und Gefäßen (▮ Abb. 1)
- **Grad 4:** subtotale Amputationsverletzung.

Pathophysiologie

Durch die Dislokation des Knochens in Kombination mit der Muskelkontraktion kommt es zu Frakturstellungen, die mit Verletzungen von Muskeln, Nerven, Gefäßen, Bändern und Sehnen einhergehen können. Bei offenen Frakturen liegt ein erhöhtes Infektionsrisiko durch Keimeintritt vor.

Klinik

Sichere Frakturzeichen

- abnorme Beweglichkeit
- Dislokation
- Krepitation.

Unsichere Frakturzeichen

- Schmerzen
- Schwellung
- Funktionseinschränkung.

Diagnostik

- **notfallmedizinische Standarddiagnostik:** Die Anamnese und der Unfallmechanismus sind zur Abschätzung des Verletzungsmusters wichtig. Bei der Inspektion muss auf Fehlstellungen, Schwellungen und offene Verletzungen geachtet werden.
- **Durchblutung, Motorik, Sensibilität:** Sie müssen im Seitenvergleich unmittelbar geprüft werden, da z. B. bei fehlender Durchblutung die gesamte Extremität in Gefahr ist.

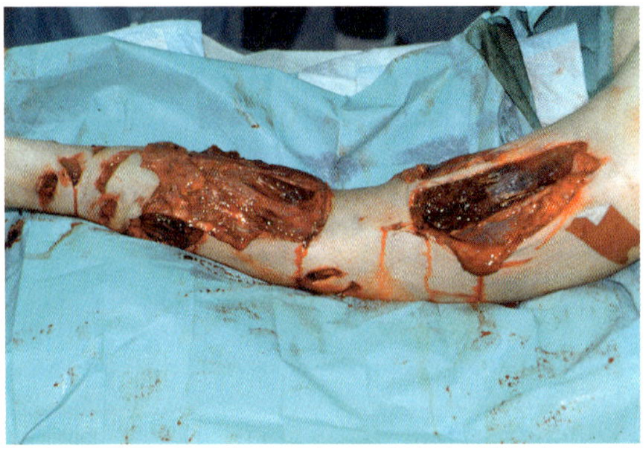

▮ Abb. 1: Oberschenkelfraktur mit ausgedehnten Weichteilverletzungen durch Häcksler. [14]

Therapie

- **notfallmedizinische Standardtherapie:** Etablierung von zwei großlumigen Zugängen bei größeren Blutungen
- **Lagerung:** Schocklagerung bei Hypotension
- **Immobilisation:** Die Extremität wird unter Zug in Längsrichtung achsengerecht extendiert und mittels Vakuum-, Luftkammer- oder Alu-Polsterschienen immobilisiert. Die proximalen und distalen Gelenke müssen ebenfalls mit immobilisiert werden. Herausragende Knochenfragmente sind auszusparen.
- **Reposition:** bei Fehlstellungen, in Analgosedierung. Reposition nicht erzwingen!
- **Kompression:** Druckverband bei stark blutenden Wunden
- **Wundverband:** gegebenenfalls steriles Abdecken und Kühlen der Wunde
- **Analgesie:** 7,5–15 mg Piritramid i. v., alternativ: 0,1 mg Fentanyl i. v., alternativ: Ketamin-Midazolam
- **Analgosedierung:** 0,5–1 mg/kg KG Ketamin i. v. plus 0,1 mg/kg KG Midazolam i. v. in Kombination
- **Volumen:** nach Kreislaufverhältnissen und/oder vermutetem Blutverlust (▮ Abb. 2) 500–3000 ml Ringer-Lösung i. v., ggf. 500–1500 ml HAES i. v.

Frakturformen

Klavikulafraktur

Ätiologie und Pathophysiologie
Meist durch Sturz auf die Schulter oder den Arm oder durch Stoß- und Schlagverletzungen.

Klinik und Diagnostik
Siehe oben. Functio laesa des Schultergürtels. An Beteiligung des Plexus brachialis und der A. subclavia denken.

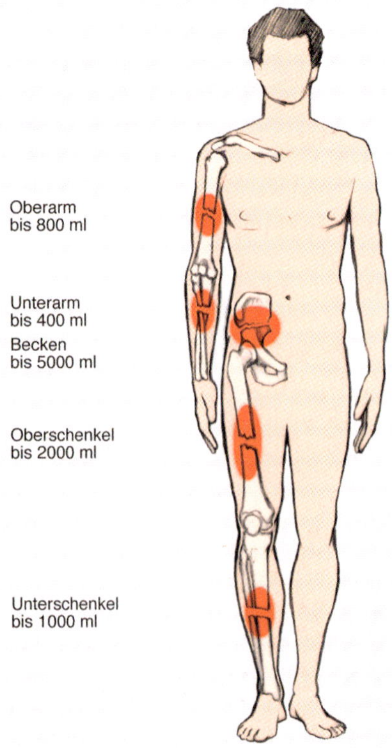

▮ Abb. 2: Möglicher Blutverlust bei Frakturen. [7]

Therapie
Siehe oben.

Oberarmfraktur

Ätiologie und Pathophysiologie
Meist durch Sturz auf den ausgestreckten Arm.

Klinik und Diagnostik
Siehe oben. An Gefäß- und Nervenläsionen denken: V. a. Läsion des N. radialis (Fallhand), aber auch Läsion des N. medianus (Schwurhand), Läsion des N. ulnaris (Krallenhand).

Therapie
Siehe oben.

Unterarmfraktur

Ätiologie und Pathophysiologie
Meist durch Sturz auf die Hand. Die distale Radiusfraktur ist die häufigste Fraktur des Menschen.

Klinik und Diagnostik
Siehe oben (▮ Abb. 3).

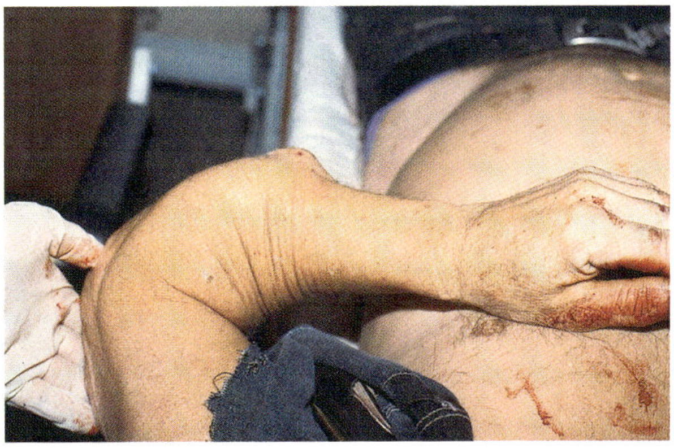

▮ Abb. 3: Geschlossene Unterarmfraktur. [7]

Therapie
Siehe oben. Die Immobilisation sollte in Funktionsstellung erfolgen.

Frakturen der Hand

Ätiologie und Pathophysiologie
Meist durch Stürze oder Auseinandersetzungen.

Klinik und Diagnostik
Siehe oben.

Therapie
Siehe oben. Besonders geeignet sind hier die Alu-Polsterschienen, die es auch im Kleinformat für die Schienung einzelner Finger gibt.

Beckenfraktur

Ätiologie und Pathophysiologie
Beckenfrakturen unterteilt man in Beckenrandfrakturen (u. a. Frakturen von Beckenschaufel, Steiß-/Sitzbein), Beckenringfrakturen (Frakturen von Schambein, Sitzbein, Os sacrum, Symphysenrupturen und ISG-Rupturen) und Beckenfrakturen i. e. S.

Klinik und Diagnostik
Siehe oben. Stauchungs-, Kompressions- und Bewegungsschmerz, aufklappbare Beckenschaufel, eingeschränkte Bewegung im Hüftgelenk, asymmetrische Beckenkontur.

Therapie
Siehe oben. Immobilisation mittels Vakuummatratze als einzige Möglichkeit. Da es bei Beckenfrakturen zu Blutverlusten von bis zu 5000 ml kommen kann, die zum hämorrhagischen Schock und letztlich zum Tod führen, ist die Möglichkeit der Zugurtung auf der Vakuummatratze essentiell.

Oberschenkelfraktur

Ätiologie und Pathophysiologie
Die häufigsten Oberschenkelfrakturen sind im Bereich des Halses lokalisiert, sie kommen meist bei älteren Patienten vor.

Klinik und Diagnostik
Siehe oben. Hauptsymptome sind die Außenrotation und die Verkürzung des Beins.

Therapie
Siehe oben. Immobilisation mittels Vakuummatratze.

Patellafraktur

Ätiologie und Pathophysiologie
Meist bei Anpralltraumen. Zusätzlich kommt es häufig zu einer Patellaluxation.

Klinik und Diagnostik
Siehe oben.

Therapie
Siehe oben. Immobilisation in leichter Flektionsstellung.

Unterschenkelfraktur

Ätiologie und Pathophysiologie
Frakturen treten im distalen Bereich des Unterschenkels durch Supinations- oder Pronationstraumen auf. Bei Verkehrs- oder Sportunfällen kommt es zu medialen bis proximalen Unterschenkelfrakturen (▮ Abb. 4).

Klinik und Diagnostik
Siehe oben.

Therapie
Siehe oben.

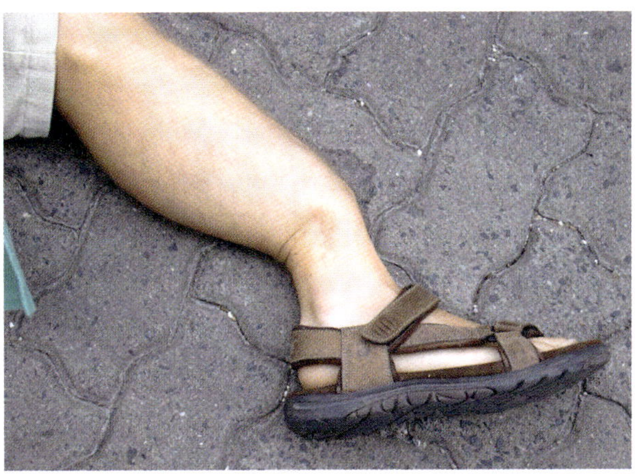

▮ Abb. 4: Geschlossene Unterschenkelfraktur. [7]

Verletzungen des Bewegungsapparats 2

Luxationen

Ätiologie

Luxationen treten meist bei Stürzen oder Sportunfällen auf. Nach einer stattgefundenen Luxation kann es immer wieder zu Rezidiven kommen.

Pathophysiologie

Durch die Gewalteinwirkung kommt es zur Diskontinuität der Gelenkpartner. 45% der Luxationen sind Schulterluxationen, gefolgt von Patella-, Hand- und Hüftluxationen.

Klinik

- Schmerzen
- Fehlstellungen
- Funktionseinschränkung
- neurologische Defizite
- Durchblutungsstörungen.

Diagnostik

- **notfallmedizinische Standarddiagnostik:** Die Anamnese und der Unfallmechanismus sind zur Abschätzung des Verletzungsmusters wichtig. Bei der Inspektion muss auf Fehlstellungen und Funktionseinschränkungen geachtet werden. Bei der Palpation lässt sich der Gelenkkopf an einer atypischen Stelle tasten.
- **Durchblutung, Motorik, Sensibilität:** Sie müssen im Seitenvergleich unmittelbar geprüft werden, da z. B. bei fehlender Durchblutung die gesamte Extremität in Gefahr ist.

Therapie

- **notfallmedizinische Standardtherapie**
- **Reposition:** bei Fehlstellungen, in Analgosedierung. Reposition nicht erzwingen! Keine Reposition bei V. a. Luxationsfraktur!
- **Immobilisation:** Die Extremität wird unter Zug in Längsrichtung achsengerecht extendiert und mittels Vakuum-, Luftkammer- oder Alu-Polsterschienen immobilisiert. Die proximalen und distalen Gelenke müssen ebenfalls mit immobilisiert werden.
- **Analgesie:** 7,5–15 mg Piritramid i. v., alternativ 0,1 mg Fentanyl i. v., alternativ Ketamin-Midazolam
- **Analgosedierung:** 0,5–1 mg/kg KG Ketamin i. v. plus 0,1 mg/kg KG Midazolam i. v. in Kombination
- **Volumen:** 500–1000 ml Ringer-Lösung i. v.

Luxationsformen

Schulterluxation

Ätiologie und Pathophysiologie
Die häufigste Luxationsrichtung ist nach anterior.

Klinik und Diagnostik
Siehe oben.

Therapie
Siehe oben. Reposition nach Hippokrates: Der Patient liegt, der luxierte Arm wird mit beiden Händen gefasst, ein Fuß wird in der Axilla positioniert und somit Gegendruck gegen den manuellen Zug nach distal aufgebaut. Alternative: Reposition nach Arlt.

Patellaluxation

Ätiologie und Pathophysiologie
Traumatisches Auftreten bei Gewalteinwirkung, aber auch durch Bindegewebsschwächen.

Klinik und Diagnostik
Siehe oben.

Therapie
Siehe oben. Reposition in Überextension des Kniegelenks.

Hüftluxation

Ätiologie und Pathophysiologie
Durch Sturz oder Anpralltrauma im Sitzen auf den distalen Oberschenkel; Hüftluxationen sind Zeichen einer erheblichen Gewalteinwirkung. Gefährdet sind die A. femoralis und der N. ischiadicus.

Klinik und Diagnostik
Siehe oben.

Therapie
Siehe oben. Immobilisation mittels Vakuummatratze. Zügige Reposition, jedoch wegen des Muskelzugs nur unter Narkose (mit Muskelrelaxation) und in der Klinik.

Amputationsverletzungen

Ätiologie

Amputationsverletzungen ereignen sich akzidentiell bei Arbeitsunfällen, Verkehrsunfällen, hier im Besonderen durch Überrolltraumen, aber auch durch Detonationen oder Gewaltdelikte mit scharfen Gegenständen.

Einteilung

Amputationsverletzungen werden wie folgt unterteilt:

Subtotale Amputation
Amputation mit noch vorhandenen Gefäß-, Nerven- und/oder Gewebsbrücken.

Totale Amputation
- glatte Amputation ohne Weichteilquetschung (z. B. durch Messer)
- Amputation mit Weichteilzerreißung (z. B. durch Kreissäge)
- Ausrissamputation mit Dehnung von Gefäßen und Nerven (z. B. durch Mahlwerk, Abb. 1)
- Quetschamputation mit ausgedehntem Weichteilschaden (z. B. durch Überrolltrauma).

Pathophysiologie

In der Akutphase ist der Blutverlust das vordergründige Problem. Im weiteren Verlauf kann es bei erfolgter Replantation zu Nekrosen und Infektionen kommen, sodass das Replantat nicht erhalten werden kann. Bei der Rehabilitation kommt es zu Funktions- und Bewegungseinschränkungen, Phantomschmerzen etc.

Klinik

- Amputationsverletzung
- Blutung
- Schmerzen.

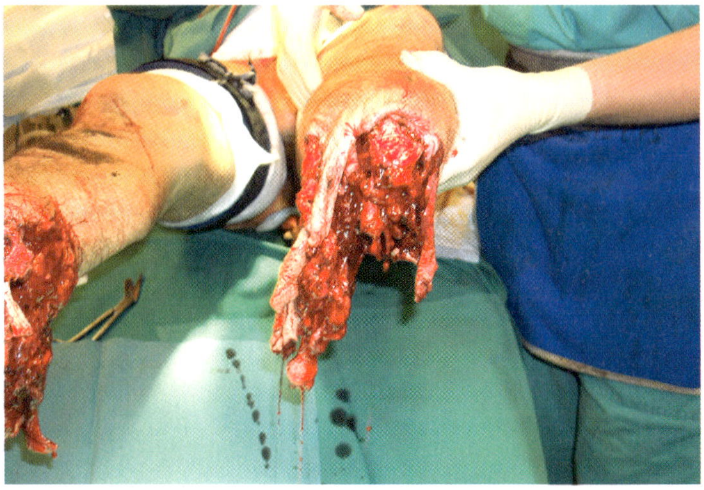

Abb. 1: Ausrissamputationsverletzung. [14]

Diagnostik

- **notfallmedizinische Standarddiagnostik:** Feststellen von Lokalisation und Intensität der Blutungsquelle. Prüfung peripherer Durchblutung, Motorik und Sensibilität bei Teilamputation.

Therapie

- **notfallmedizinische Standardtherapie:** Etablierung von zwei großlumigen Zugängen
- **Lagerung:** Hochlagerung der betroffenen Extremität; bei Hypotension Schocklagerung
- **Analgosedierung:** 7,5–15 mg Piritramid i. v; alternativ 0,05–0,1 mg Fentanyl i. v. plus 2–5 mg Midazolam i. v.; alternativ 1 mg/kg KG Ketamin i. v. und 0,1 mg/kg KG Midazolam i. v.
- **manuelle Kompression:** manuelle Kompression zuführender Gefäße (Art. brachialis, femoralis etc.)
- **ggf. Verband:** Häufig führt eine kurzzeitige manuelle Kompression bereits zum Sistieren einer arteriellen Blutung. Hier reicht die Anlage eines sterilen Wundverbandes aus.
- **Druckverband:** unter Analgosedierung
- **ggf. Immobilisation:** Anlage von Vakuum-/Luftkammerschienen bzw. Vakuummatratze an die betroffene Extremität
- **Amputatversorgung:** Bei subtotaler Amputation ist die noch bestehende Gewebsbrücke mit allen zur Verfügung stehenden Mitteln zu erhalten. Bei totalen Amputationen wird das Amputat in einem Amputatbeutel (Abb. 2) gekühlt und trocken asserviert. Amputatbeutel gibt es in verschiedenen Größen für Finger/Zehen, Hand/Fuß, Arm/Bein. Ist das Amputat nicht unmittelbar auffindbar und der Patient vital gefährdet, muss er unverzüglich in eine geeignete Klinik verbracht und das Amputat durch ein weiteres Rettungsmittel nachtransportiert werden.
- **Volumen:** 500–3000 ml Ringer-Lösung i. v., ggf. 500–1500 ml HAES i. v.

> Das vollständige Abdrücken mittels Blutdruckmanschette oder das Setzen von Gefäßklemmen stellen die Ultima Ratio dar, sie werden nur bei anderweitig nicht stillbaren Blutungen gewählt.

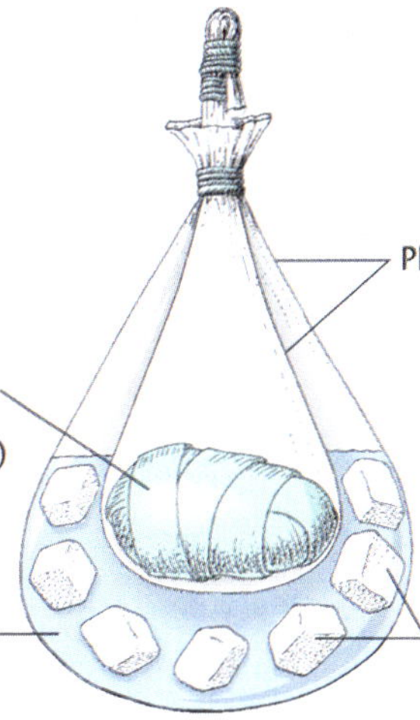

Abb. 2: Replantatbeutel. [7]

Zusammenfassung

- Bei Frakturen werden offene und geschlossene Frakturen unterschieden. Die offenen Frakturen werden je nach Schwere in vier Grade unterteilt.
- Die direkte Prüfung von Durchblutung, Motorik und Sensibilität ist wichtig, da diese so schnell wie möglich wiederhergestellt werden müssen.
- Frakturen können mit erheblichen Blutverlusten ins umliegende Gewebe einhergehen.
- Der Status von Durchblutung, Motorik und Sensibilität ist vor und ggf. nach Reposition zu dokumentieren.
- Amputationen werden unterschieden in die subtotale Amputation mit noch vorhandenen Gefäß-, Nerven- und Gewebsbrücken und die totalen Amputation mit kompletter Abtrennung des Amputats.
- Bei der subtotalen Amputation muss die noch bestehende Brücke unbedingt erhalten werden, bei der totalen Amputation muss das Amputat unbedingt asserviert werden.
- Das vollständige Abdrücken mittels Blutdruckmanschette oder das Setzen von Gefäßklemmen sind die Ultima Ratio bei anderweitig nicht stillbaren Blutungen.

Polytrauma

> Von einem Polytrauma spricht man, wenn Verletzungen mehrerer Körperregionen oder Organsysteme vorliegen, von denen mindestens eine oder aber deren Kombination lebensbedrohlich ist (Definition nach Tscherne).

Ätiologie

Polytraumen (▮ Abb. 1) entstehen durch stumpfe Gewalt, scharfe Gewalt oder eine Kombination aus beiden. Eine Komponente, die zu den z. T. sehr komplexen Verletzungsmustern führt, ist die hohe kinetische Energie, die häufig durch den Unfallmechanismus auf den Patienten einwirkt.

Pathophysiologie

Die bei einem Polytrauma entstehenden schweren Verletzungen spielen sich in den Körperhöhlen Schädel, Thorax und Abdomen sowie in den Extremitäten ab. Im weiteren Verlauf können schwere Folgeerkrankungen von initial unbeteiligten Systemen auftreten.
Die akuten und längerfristigen Komplikationen eines polytraumatisierten Patienten sind:

- **Hypovolämie:** Sie führt zu kardialen und vasoregulatorischen Komplikationen.
- **Hypoxämie:** Zum einen besteht durch nervale Reaktionen auf das Trauma ein erhöhter Sauerstoffbedarf im Gewebe, zum anderen kommt es durch Hypovolämie zur schlechteren O_2-Versorgung des Gewebes, da weniger Sauerstofftransportkapazität zur Verfügung steht.
- **traumatisiertes Gewebe:** Es laufen eine Vielzahl an Reaktionen wie die Aktivierung zellulärer und humoraler Mediatorsysteme oder die Freisetzung von Stoffwechselprodukten ab, wodurch ebenfalls ein erhöhter Sauerstoffumsatz besteht.

Es liegt eine Sauerstoffschuld des Körpers vor, da Sauerstoffangebot und -bedarf im Ungleichgewicht sind. Dies führt wegen des resultierenden anaeroben Stoffwechsels und des sich ergebenden Laktatanstiegs zu einer azidotischen Stoffwechsellage.
Nach einem Polytrauma können durch Leber-, Lungen-, Nieren-, Atmungs- und Herz-Kreislauf-Dysfunktionen Störungen im Säure-Basen-Haushalt und/oder im Stoffwechsel-, Energie-, Wasser- und Elektrolythaushalt, im Gerinnungssystem und in der Temperaturregulation Komplikationen auftreten. Diese reichen von Thrombosen über einzelne Organausfälle bis hin zum Multiorgandysfunktionssyndrom (MODS).
Bei einem Polytrauma sind Infektionen sowohl durch die Eintrittspforten für Keime als auch durch die systemischen Störungen und die langen Klinikaufenthalte sehr häufig.
Man unterscheidet die kritischen Phasen des Polytraumas und deren Todesursachen:

- **erste Minuten:** Soforttod durch schwerste Blutungen, SHT, Herzverletzung oder Aortenruptur
- **erste Stunden:** Akuttod durch hämorrhagischen Schock oder Lungenverletzungen
- **erste zwei Tage:** früher Tod durch prolongierten Schock und schwere Einzelverletzungen
- **2–5 Tage:** SIRS, Organdysfunktionen
- **> zwei Wochen:** später Tod durch MODS, SHT oder Sepsis.

Epidemiologie

Laut DGU werden in Deutschland pro Jahr ca. 30 000 Polytraumen registriert, wobei der Altersgipfel zwischen dem 25. und 35. Lebensjahr liegt. Die Letalität liegt zwischen 15 und 40%.
Betroffene Körperregionen sind:

- 85% Extremitäten
- 65% Schädel-Hirn
- 50% Thorax
- 30% Becken
- 25% Abdomen
- 10% Wirbelsäule.

Klinik

- Verletzungen
- Ateminsuffizienz
- Schocksymptomatik
- Schmerzen
- Vigilanzstörungen
- auffällige Neurologie.

Diagnostik und Therapie

> Steht die Diagnose Polytrauma, muss klar sein, dass ab sofort die sog. Golden Hour für den Patienten läuft. Ziel ist es, den Patienten von nun an innerhalb einer Stunde in der Zielklinik zur definitiven Therapie einzuliefern (▮ Abb. 2 und 3).

- **notfallmedizinische Standarddiagnostik:** Die Eigen- oder Fremdanamnese und der Unfallmechanismus sind zur Abschätzung des Verletzungsmusters wichtig.

> Vorgehen nach dem Advanced Trauma Life Support (ATLS®, s. S. 33),

A) Airway & Spine

- **Intubation und Beatmung:** Freimachen/Freihalten der Atemwege, O_2-Gabe, Intubation (Indikation großzügig stellen)
- **Immobilisation:** HWS-Immobilisation.

B) Breathing

- **Beatmung:** Intubation, kontrollierte Beatmung, PEEP: 5–10 cmH_2O (kein PEEP bei SHT mit Hirndruck)
- **Analgesie:** 7,5–15 mg Piritramid i. v.,

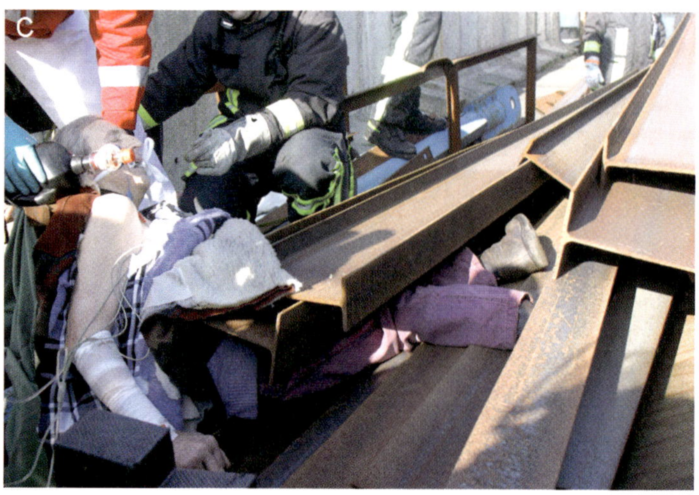

▮ Abb. 1: Polytrauma präklinisch. [7]

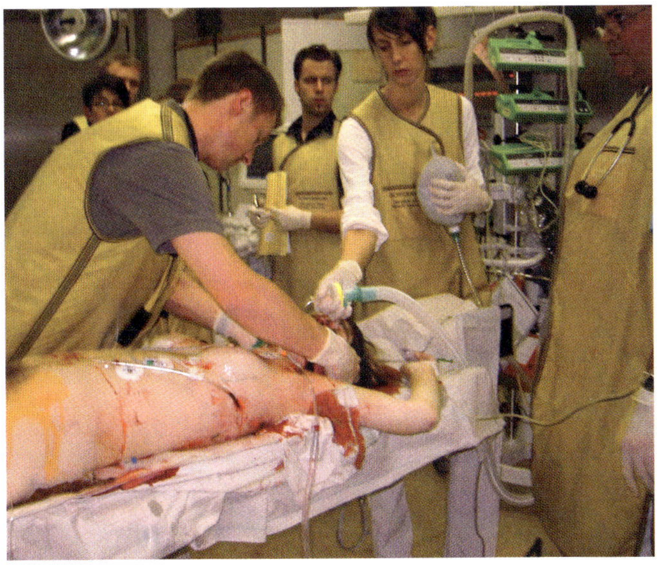

Abb. 2: Polytrauma nach Übernahme durch das Schockraumteam. [3]

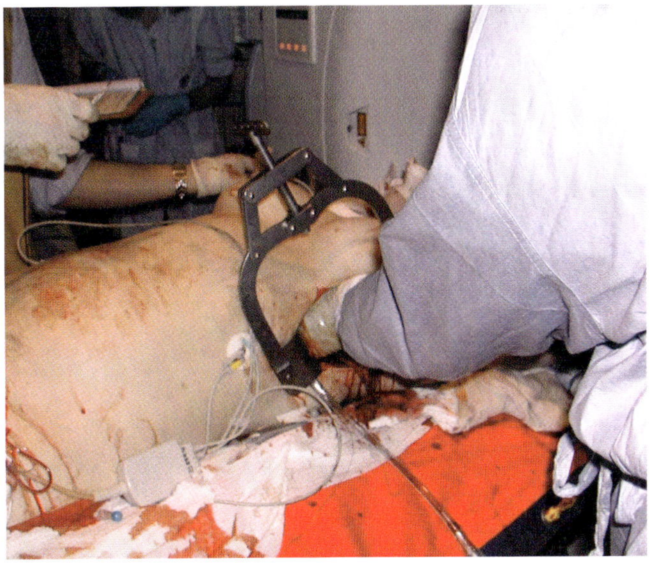

Abb. 3: Thorakotomie während der Akutphase im Schockraum. [3]

alternativ 0,05–0,1 mg Fentanyl i. v., deutlich mehr bei Narkose

- **Sedierung:** 2–5 mg Midazolam i. v., deutlich mehr bei Narkose
- **Narkose im Schock:** 1 mg/kg KG Ketamin i. v., 0,1 mg/kg KG Midazolam i. v.
- **Thoraxdrainage:** bei Pneumo-, Spannungspneumo- oder Hämatothorax.

C) Circulation

- **Zugänge:** Etablieren von mindestens zwei großlumigen Zugängen
- **Volumen:** 4 ml/kg KG HyperHAES® i.v über 2–5 min, 500–3000 ml Ringer-Lösung i. v., ggf. 500–1500 ml HAES i. v. im Verhältnis 3 : 1
- **Katecholamine:** ggf. 0,5–2 ml Akrinor® i. v., ggf. 0,01–0,1 mg Adrenalin i. v., falls Volumentherapie nicht ausreicht
- **Blutstillung:** ggf. Druckverband, Beckenkompression etc.

D) Disability

Bei Narkoseeinleitung vor Narkose!

- **GCS**
- **Seiten-/Querschnittszeichen.**

E) Exposure & Environment

- **Lagerung:** ggf. Schocklagerung, Oberkörperhochlagerung bei SHT
- **Immobilisation:** Vakuummatratze, Vakuumschienen
- **Wundverband:** steriles Verbinden der Wunde
- **Wärmeschutz:** Schutz vor Auskühlung
- **Transport:** zügiger Transport nach Stabilisierung, ggf. rechtzeitige Nachforderung eines RTH, rechtzeitige Voranmeldung im Schockraum.

Bei unstillbaren Blutungen kann durch aggressive Volumentherapie und medikamentöse Blutdrucksteigerung ein Verbluten nach innen und/oder außen forciert werden. Daher gilt in diesen Fällen (ausgenommen schweres SHT in Kombination) der Grundsatz: unter Tolerierung einer permissiven Hypotension von $RR_{syst.}$ 90 mmHg hat ein schnellstmöglicher Transport zur chirurgischen Blutstillung oberste Priorität, da nicht die Volumentherapie, sondern die rasche Blutstillung das Überleben des Patienten entscheidet. Know when it is time to go, know when it is time to play (s. S. 38).

Zusammenfassung

- Von einem Polytrauma spricht man, wenn Verletzungen mehrerer Körperregionen oder Organsysteme vorliegen, von denen mindestens eine oder aber die Kombination mehrerer lebensbedrohlich ist.
- Pathophysiologisch kommt es zur Hypoxie, Hypovolämie und einer Traumatisierung des Gewebes.
- Diagnostik und Therapie folgen dem Advanced Trauma Life Support (ATLS®)
- Die klinische Versorgung sollte binnen der sog. Golden Hour begonnen haben.
- Bei unstillbaren Blutungen wird eine permissive Hypotension von ca. 90 mmHg systolisch toleriert und der Patient zügig in eine geeignete Klinik verbracht (ausgenommen bei schwerem SHT in Kombination).
- Über einen RTH-Transport und eine geeignete Zielklinik muss frühzeitig nachgedacht werden. Die Schockraumanmeldung muss rechtzeitig erfolgen.

Neurologische Notfälle 1

Vigilanzstörungen

Einteilung

Die Dauer von Vigilanzstörungen ist zum einen länger als die der Synkopen, zum anderen sind mehrere Tiefengrade der Bewusstseinsstörung möglich:

Somnolenz
Der Patient ist schläfrig, jedoch auf Anruf erweckbar.

Stupor
Der Patient ist wach, Bewegungen werden nicht oder nur sehr langsam ausgeführt.

Sopor
Schlafähnlicher Zustand. Der Patient ist nur durch starke Reize lediglich unvollständig erweckbar. Die Schutzreflexe sind noch erhalten.

Koma
Der Patient ist auch durch stärkste Stimuli nicht zu erwecken. Die Schutzreflexe sind nicht mehr erhalten.

Ätiologie

- **Erkrankungen des Gehirns:** Apoplex, Meningitis, Epilepsie, Hirntumor
- **metabolische Ursachen:** Hyper-/Hypoglykämie, Hypoxie, Leber-/Nierenversagen
- **toxikologische Ursachen:** Alkohol, Opioide, Barbiturate, Benzodiazepine
- **kardiozirkulatorische Ursachen:** Schock, Hypo-/Hypertonie.

Klinik

Vigilanzstörung von Somnolenz bis zum Koma.

Diagnostik

- **notfallmedizinische Standarddiagnostik.**

Therapie

- **notfallmedizinische Standardtherapie**
- **Lagerung:** stabile Seitenlage bei Bewusstlosigkeit
- **Intubation und Beatmung:** bei anhaltender Bewusstlosigkeit trotz Therapie
- **Medikamente:** nach Grunderkrankung, z. B. bei Hypoglykämie 8 g Glukose i. v., 8 g Glukose in die Infusion, nach Vigilanz titrieren; bei Opioidintoxikation Maskenbeatmung, stabile Seitenlage, ggf. Antagonisierung. **Cave:** Entzug! Bei Hypotension Schocklagerung, 500–1500 ml NaCl i. v., ggf. Katecholamine 0,5–2 ml Akrinor® i. v.
Bei ausbleibendem Erfolg ggf. 2–10 µg/kg KG/min Dobutamin i. v., bei Bradykardie 0,5–1 mg Atropin i. v.

Krampfanfälle

Krampfanfällen können viele Ursachen zugrunde liegen:

- **metabolisch:** durch Medikamente, Alkohol, Hypoglykämie, Eklampsie oder bei Alkohol-/Drogenentzug
- **(post)traumatisch:** durch Schädel-Hirn-Traumen
- **hypoxisch:** z. B. nach Reanimation
- **hirnorganisch:** durch intrakranielle Blutungen oder Tumoren
- **infektiös:** durch Fieberkrämpfe im Kindesalter (Infektion betrifft hier nicht das Gehirn) oder Meningitiden.

Einteilung

Je nach Ausbreitungsgebiet wird folgende Einteilung vorgenommen:

Generalisierter Krampfanfall
Verlauf und Symptome geben keinen Hinweis auf einen anatomisch lokalen Herd. Es gibt 3 Formen eines generalisierten Anfalls:

- **konvulsiver (Grand Mal) Anfall:** Sturz, Krampfäquivalente (tonisch-klonische oder atone Extremitätenaktivität), Vigilanzstörungen
- **nicht-konvulsiver (Petit Mal oder Absence) Anfall:** kurze Bewusstseinspausen, kein Sturz, keine Verkrampfungen
- **myoklonischer Anfall:** isolierte Zuckungen einzelner Muskelgruppen, keine Vigilanzstörungen.

Partieller (fokaler) Krampfanfall
Verlauf und Symptome lassen auf einen anatomisch lokalisierbaren Herd schließen. Es kann zu einer sekundären Generalisierung kommen.

Begriffsdefinitionen

Aura
Als Aura wird das mehr oder weniger spezifische Vorgefühl vor einem Anfall bezeichnet. Auren treten in der Aktivierungsphase der krampfauslösenden Neurone auf und können durch die Art ihres Auftretens Aufschluss über die anatomische Herdlokalisation geben. Optische oder akustische Auren sind häufig.

Klonus
Rhythmische Muskelkontraktionen.

Tonus
Dauermuskelkontraktion.

Pathophysiologie

Zu Krampfanfällen kommt es bei Hyperexzitabilität von Neuronen oder bei abnorm gesteigerter elektrischer Aktivität von neuronalen Netzen. Es besteht ein Überwiegen erregender Synapsen. Dieses Überwiegen entsteht entweder durch Eigenschaftsveränderungen der Neuromembranen oder durch Neurotransmitterfreisetzung. Erregende Neurotransmitter sind Glutamat und Aspartat, die an den NMDA- und AMPA-Rezeptoren andocken. Ein hemmender Neurotransmitter ist die γ-Aminobuttersäure, die an GABA-Rezeptoren bindet.

Klinik

Präkonvulsive Phase

- evtl. Aura
- Kopfschmerzen.

1. Konvulsive Phase (erste 30 s)

- Sturz
- Vigilanzstörungen
- evtl. Initialschrei
- evtl. Zungenbiss
- tonische Extremitätenstreckungen.

2. Konvulsive Phase (erste 2 min)

- evtl. Einnässen, Einkoten
- klonische Extremitätenkontraktionen.

Postkonvulsive Phase

- postiktaler Nachschlaf.

Diagnostik

- **notfallmedizinische Standarddiagnostik:** Anamnese des Krampfverlaufs: tonisch, klonisch, generalisiert oder fokal. Untersuchung auf Begleitverletzungen wie Zungenbiss oder Wunden durch den Sturz. Die Blutzuckerbestimmung dient dem Ausschluss einer Hypoglykämie als Ursache.
- **neurologische Untersuchung:** Pupillenreaktion, Vigilanzprüfung.

Therapie

> In der Regel befindet sich der Patient bei Eintreffen bereits in der postiktalen Nachschlafphase, sodass keine weitere Therapie erforderlich ist. Ist der Patient alleine oder der Krampfanfall erstmalig aufgetreten, muss er zur Abklärung in die Klinik. Ist ein Krampfleiden bekannt, der Patient gut medikamentös eingestellt und momentan betreut, kann von einer Klinikeinweisung abgesehen werden.

- **notfallmedizinische Standardtherapie**
- **Lagerung:** im Anfall Beseitigung aller Gegenstände mit Verletzungspotential; postkonvulsiv: Oberkörperhochlagerung; bei Bewusstlosigkeit stabile Seitenlage
- **Intubation und Beatmung:** In der Regel sollten nur Patienten im Status epilepticus intubiert werden.
- **Antikonvulsiva:** 1–2 mg Clonazepam i. v. oder anderes Benzodiazepin. Da beim andau-

ernden Krampf das Etablieren eines periphervenösen Zugangs schwierig ist, besteht die Möglichkeit, Diazepam als Rectiole zu applizieren: 10 mg > 15 kg KG, 2–5 mg < 15 kg KG

- **Barbiturate:** bei Therapieresistenz 50–100 mg Thiopental i. v.; im Status epilepticus 250–350 mg Thiopental i. v., Narkoseeinleitung und Intubation
- **kausale Therapie:** Glukoseapplikation bei Hypoglykämie, Antagonisierung bei medikamentöser Ursache.

Es hat sich gezeigt, dass das Einführen von Beißkeilen im Krampfanfall zum Schutz vor Zungenbissverletzungen ein zur Effektivität der Maßnahme unverhältnismäßig hohes Verletzungsrisiko birgt. Die Maßnahme ist somit kontraindiziert.

Epilepsie

Ätiologie

Epilepsie ist definiert als Krankheitsbild mit mindestens zwei wiederholt spontan auftretenden Krampfanfällen, die nicht durch eine erkennbare Ursache hervorgerufen wurden.

Pathophysiologie

Die Prozesse, die zur Epilepsie führen, sind noch weitgehend unbekannt. Es besteht eine erhöhte Reizempfindlichkeit, die immer wieder zu epileptischen Anfällen führt.

Status epilepticus

Die Deutsche Gesellschaft für Neurologie definiert einen Status epilepticus als epileptischen Anfall, dessen Dauer 5 min beim generalisierten tonisch-klonischen Anfall und 20–30 min beim fokalen Anfall oder bei einer Absence überschreitet, bzw. eine Sequenz von einzelnen epileptischen Anfällen in kurzen Abständen mit gleicher Mindestdauer, zwischen denen klinisch oder im EEG keine vollständige Restitution erfolgt. Es kann zu lebensbedrohlichen Hypoxien und kardiozirkulatorischen Dysfunktionen kommen.

Generalisierter tonisch-klonischer Anfall

Häufigste Form des Status epilepticus. Ursachen können sein: reduzierter Antikonvulsivaspiegel bei bekannter Epilepsie, Alkohol, Tumoren, SHT und zerebrovaskuläre sowie metabolische Erkrankungen. Seltene Folgen können sein: progrediente zerebrale Schädigung mit Hirnödem und hypoxischen Schädigungen, metabolische Azidosen, Rhabdomyolyse, Lungenödem und Nierenversagen.

Konvulsiver oder non-konvulsiver fokaler Anfall

Die konvulsive Form geht mit Vigilanzstörungen einher. Die non-konvulsive Form bietet klinisch eine psychomotorische Verlangsamung, Desorientiertheit, kognitive Defizite und motorische Automatismen; Vigilanzstörungen können hier ausbleiben.

Absence-Status

Vigilanzstörungen mit evtl. motorischen Automatismen. Abgrenzung zur non-konvulsiven Form nur klinisch mittels EEG möglich.

Subtiler Status epilepticus

Meist generalisierter Status epilepticus bei schweren Hirnschädigungen. Prognostisch ungünstig. Vigilanzstörungen bis hin zum Koma.

Klinik

Siehe Krampfanfälle bzw. einzelne Epilepsieformen.

Diagnostik

Siehe Krampfanfälle.

Therapie

Siehe Krampfanfälle.

Apoplexie, TIA und PRIND

Ätiologie

Durch arteriosklerotische Gefäßwandveränderungen (z. B. bei Karotisstenosen) können Thrombosen entstehen, die die zerebrale Perfusion einschränken. Bei kardialen Vorerkrankungen, z. B. einem Vorhofflimmern, kann sich ein Embolus lösen und eine hirnversorgende Arterie verlegen. Die Inzidenz liegt in Deutschland bei etwa 100/100 000 Einwohner und Jahr.

Einteilung nach Verlauf

Zerebrovaskuläre Störungen werden nach Dauer der bestehenden Symptome eingeteilt, womit eine notfallmedizinische Einteilung nicht möglich ist:

Apoplexie

60 % der Fälle. Regional begrenzte zerebrovaskuläre Störung mit anhaltender Symptomatik

Transitorische ischämische Attacke (TIA)

33 % der Fälle. Regional begrenzte zerebrovaskuläre Störung mit Remission der Symptomatik binnen 24 h.

Prolongiertes reversibles ischämisches neurologisches Defizit (PRIND)

7 % der Fälle. Regional begrenzte zerebrovaskuläre Störung mit Remission der Symptomatik nach mehr als 24 h.

Einteilung nach Schweregrad

Der letztendliche Schweregrad ist in der Notfallsituation ebenfalls nicht festlegbar:

Minor Stroke

Reversible oder nicht behindernde Defizite.

Major Stroke

Irreversible oder behindernde Defizite.

Neurologische Notfälle 2

Apoplexie, TIA und PRIND

Hirnversorgende Arterien

▮ Tabelle 1 gibt einen Überblick über die hirnversorgenden Arterien und die Symptomatik bei mangelnder Durchblutung.

Pathophysiologie

In 80% der zerebrovaskulären Störungen liegt ein ischämischer Insult vor. Die restlichen 20% entstehen durch Blutungen, wobei in ca. 15% der Fälle intrazerebrale Blutungen, in ca. 5% Subarachnoidalblutungen vorliegen. Folge jeder zerebrovaskulären Störung sind hypoxiebedingte Hirnödeme und Gewebsazidosen, die die Prognose wiederum verschlechtern. Man unterscheidet zwei Schädigungszonen: die zentrale Kernzone, in der Gewebe irreversibel geschädigt ist, und die Penumbra, eine Zone um die Kernzone, deren Gewebe zwar geschädigt, aber noch behandelbar ist. Hier setzt die notfallmedizinische Therapie an.

Klinik

Typische Zeichen

- neurologische Ausfälle
- Seitenzeichen: (senso)motorische Hemisymptomatik, hängende Mundwinkel (bei Beteiligung des N. facialis)
- Aphasien: bei betroffener linken Hirnhälfte (Broca = motorische, Wernicke = sensorische Aphasie)
- Sehstörungen: bei Beteiligung im posterioren Stromgebiet
- Einnässen, Einkoten.

Unspezifische Zeichen

- Kopfschmerzen
- Übelkeit
- Erbrechen
- Vigilanzstörungen
- ggf. kardiovaskuläre Dysregulationen.

Diagnostik

- **notfallmedizinische Standarddiagnostik:** Einem Apoplex geht häufig eine flüchtige Symptomatik voraus, die evtl. anamnestisch geschildert wird. Darüber hinaus Erfragen von bereits stattgefundenen zerebrovaskulären Störungen und Risikofaktoren: Hypertonie, Dyslipoproteinämie, Diabetes mellitus etc.
- **klinische Diagnostik:** CCT.

> Präklinisch kann man durch das meist zeitnahe Eintreffen bei Symptombeginn nicht zwischen Apoplex, TIA und PRIND unterscheiden. Es kann auch nicht zwischen Ischämie und Blutung unterschieden werden, weshalb die Gabe von Heparin oder die Thrombolyse bis zur definitiven Diagnosestellung nach CCT kontraindiziert ist. Das präklinische Versorgungskonzept lautet: O_2-Gabe, Blutdruckstabilisation, dann Load and go.

Therapie

- **notfallmedizinische Standardtherapie**
- **Lagerung:** 30 °-Oberkörperhochlagerung, Kopf in Mittellage (venöser Abfluss) bei $RR_{syst.}$ > 100 mmHg.

Bei Hypertonie

- **Antihypertensivum:** 25 – 50 mg Urapidil i. v., titrierte Gabe von Boli à 5 – 10 mg. Bei $RR_{syst.}$ > 220 mmHg oder $RR_{diast.}$ > 120 mmHg langsame Blutdrucksenkung um max. 20% unter Ausgangswert.

Bei Hypotonie

- **Volumen:** 500 – 1000 ml Ringer-Lösung, ggf. HAES bei $RR_{syst.}$ < 140 mmHg
- **Katecholamine:** 0,5 – 2 ml Akrinor® i. v. bei Hypotonie ($RR_{syst.}$ < 110 mmHg)
- **Intubation und Beatmung:** bei Vigilanzstörungen Narkose mit 0,1 – 0,2 mg Fentanyl i. v. und 250 – 350 mg Thiopental i. v. Mäßige Hyperventilation zur Senkung des Hirndrucks bei V. a. beginnendes Hirnödem. **Cave:** Patienten mit TIA klaren evtl. schnell wieder auf.
- **Kontraindikationen:**
  - Osmotisch wirksame Substanzen, z. B. Glukoselösungen, sind wegen der Prognoseverschlechterung kontraindiziert!
  - Die Gabe von Heparin und die Thrombolyse sind wegen der fehlenden Möglichkeit, eine Blutung auszuschließen, präklinisch kontraindiziert!

Gefäß	Versorgung	Symptomatik		
A. cerebri anterior	Frontal- und Parietallappen, präfrontaler und prämotorischer Kortex, Gyrus prae- und postcentralis	beinbetonte (senso-) motorische Hemiparese 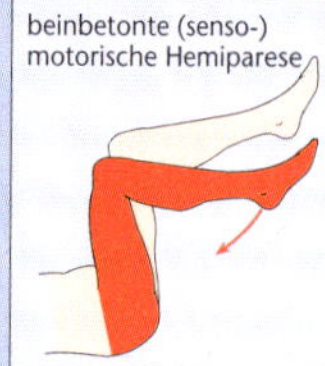	zerebrale Blasenstörung 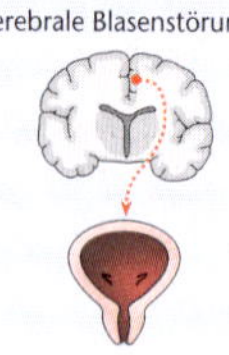 Mastdarmstörung	a
A. cerebri media	Frontal-, Parietal- und Temporallappen, Basalganglien, Insel, Broca- und Wernicke-Areal, frontales Blickzentrum, motorischer Kortex, somatosensibler Kortex	brachiofazial betonte (senso-) motorische Hemiparese 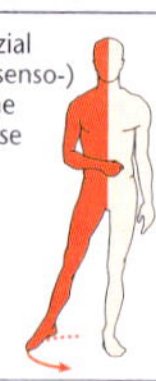	Aphasie 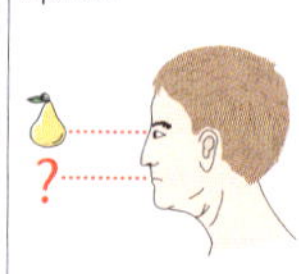	b
A. cerebri posterior	Temporal- und Okzipitallappen, Sehrinde, Thalamus, Hippokampus, Mittelhirn, Hypothalamus	Hemihypästhesie 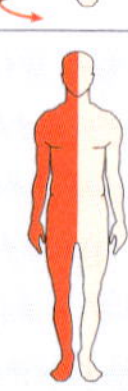	Hemianopsie 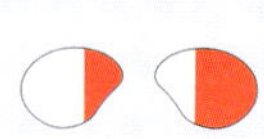	c

▮ Tab. 1: Hirnversorgende Arterien.

Infektionen des ZNS

Ätiologie

Das Gehirn, die Hirnhäute und das Rückenmark sind trotz Blut-Hirn-Schranke als Barriere Infektionen ausgesetzt. Der häufigste Infektionsweg ist hämatogen, aber auch infiltrativ, z. B. aus den Nasennebenhöhlen, oder traumatisch nach einem Schädel-Hirn-Trauma treten Infektionen auf.

Einteilung

Je nach Lokalisation unterscheidet man:

- **Meningitiden:** Entzündungen der Hirnhäute
- **Enzephalitiden:** Entzündungen des Hirns
- **Meningoenzephalitiden:** Entzündungen in Kombination.

Je nach Erreger unterscheidet man:

- **bakterielle Entzündungen:**
  - **akute eitrige Meningitis:** Pneumo-, Meningo-, Staphylokokken und Listerien
  - **tuberkulöse Meningitis:** Mycobacterium tuberculosis
  - **Hirnabzesse:** Strepto-, Pneumo-, Enterokokken
  - **Neuroborreliose:** Borrelia burgdorferi
  - **Neurolues:** Treptonoma pallidum
  - **Tetanus:** Clostridium tetani und botulinum.
- **virale Entzündungen:**
  - **virale Meningitis:** u. a. Zoster- und Mumpsviren
  - **akute Virusenzephalitis:** Herpesviren, Flaviviren (FSME), Coxsackieviren, Poliomyelitis acuta anterior (Polio), Rabies, Epstein-Barr-Viren, Zytomegalieviren
  - **HIV-Enzephalopathie:** human immunodeficiency virus.

- **sonstige Entzündungen:**
– **Creutzfeldt-Jakob-Krankheit:** Prionen
– **Wurm- oder Pilzinfektionen.**

Klinik

- Prodromalstadium: Kopf- und Gliederschmerzen
- meningeale Zeichen als Leitsymptom
- heftigste Kopfschmerzen
- Übelkeit
- Erbrechen
- Fieber bei bakteriellen Infektionen, mehr als bei viralen Infektionen
- Vigilanzstörungen
- Krampfanfälle
- neurologische Ausfälle.

Diagnostik

- **notfallmedizinische Standarddiagnostik**
- **neurologische Untersuchung:** meningeale Zeichen: Lasègue (Schmerzen bei passiver Beugung des gestreckten Beins im Hüftgelenk), Brudzinski (Anwinkeln der Beine im Kniegelenk bei passiver Kopfvorbeugung), Kernig (Durchstrecken des Knies im Sitzen nicht möglich)
- **klinische Diagnostik:** BSG, Blutbild, CT, Lumbalpunktion, Bakteriologie/Virologie.

Therapie

- **notfallmedizinische Standardtherapie**
- **Analgesie:** 1–2,5 g Metamizol i. v. (zusätzlich: antipyretischer Effekt)
- **Antikonvulsiva:** bei Bedarf 1–2 mg Clonazepam i. v. oder 5–10 mg Diazepam i. v.
- **Volumen:** 500–1500 ml Ringer-Lösung i. v.
- **klinische Therapie:** antibiotische bzw. antivirale Therapie.

> Meningitiden sind meldepflichtige Erkrankungen nach dem Infektionsschutzgesetz. Der Patiententransport muss als „Infektionstransport" mit allen dazugehörigen Maßnahmen und Vorkehrungen (Schutzkleidung, Desinfektion) für Patient, Personal und Fahrzeug durchgeführt werden. Gegebenenfalls prophylaktische antibiotische Abdeckung des Rettungsdienstpersonals.

Dyskinesien

Ätiologie

Nach Einnahme von Neuroleptika, aber auch von Metoclopramid können Dyskinesien auftreten. Der Einsatz atypischer Neuroleptika (Clozapin, Olanzapin, Risperidon usw.) reduziert die Dyskinesierate.

> Bei psychiatrischen Patienten mit Neuroleptikamedikation ist beim plötzlichen Auftreten von Dyskinesien an Suizidalität zu denken.

Einteilung

Frühdyskinesien
Sie treten nach 1–7 Tagen oder nach Dosissteigerung auf und sind reversibel.

Spät-(tardive)Dyskinesien
Sie treten nach Monaten oder Jahren auf und sind meist irreversibel.

Parkinsonoid
Tritt nach Wochen auf, ist durch Parkinsonmedikamente ausgelöst und reversibel.

Pathophysiologie

Früh- und Spätdyskinesien entstehen durch Antagonisierung der inhibierenden Dopaminrezeptoren, wodurch Dopamin jenseits der Blut-Hirn-Schranke in der Körperperipherie wirken kann. Beim Parkinsonoid kommt es zu dopaminagonistisch induzierten Dyskinesien. Dyskinesien sind ein Bestandteil des extrapyramidalen Syndroms. Es kommt zu Funktionsstörungen der glatten und quergestreiften Muskulatur. Notfallmedizinisch relevant sind nur die Funktionsstörungen der quergestreiften Muskulatur.

Klinik

- Zungenmuskulaturkrämpfe
- Schlundmuskulaturkrämpfe
- Blickkrämpfe
- Gesichtsmuskulaturkrämpfe
- Akinesie: Bewegungsarmut.
- Tremor: rhythmische Bewegungen der antagonistischen Muskulatur
- choreatische Bewegungen: blitzartig einschießende, meist distale Extremitätenbewegungen
- athetotische Bewegungen: langsame, wurmförmige, meist distale Extremitätenbewegungen
- dystone Bewegungen: langsame Muskelkontraktionen, die Sekunden bis Stunden andauern können
- Akathisie: allgemeine motorische Unruhe
- Vigilanzstörungen
- Hypotension
- Tachykardie/Tachyarrhythmie.

Diagnostik

- **notfallmedizinische Standarddiagnostik:** Überwachung des SpO_2, da durch die Zungen- und Schlundkrämpfe relevante Hypoxien entstehen können. EKG-Veränderungen bei Neuroleptikaintoxikation: QT-Verlängerung, Torsade-de-pointes-Tachykardie.
- **neurologische Untersuchung:** Beobachtung der Dyskinesieform.

> Häufig sind die Patienten durch die Zungen- und Schlundkräfte motorisch nicht in der Lage zu antworten. Hier sollte durch Nicken oder die Gabe von Zeichen eine Ja/Nein-Abfrage stattfinden, wenn Angaben des Patienten zu z. B. Art und Menge der eingenommenen Neuroleptika bei einem Suizidversuch wichtig sind.

Therapie

- **notfallmedizinische Standardtherapie**
- **Lagerung:** Lagerung zum Schutz vor Begleitverletzungen
- **Anticholinergika:** 3–5 mg Biperidin i. v.
- **Volumen:** bei Hypotension: 500–1500 ml Ringer-Lösung i. v.
- **Giftelimination:** bei Intoxikation: Ggf. 40–100 g Aktivkohle via Magensonde
- **Intubation und Beatmung:** bei Ateminsuffizienz.

Intrakranielle Blutungen

Ätiologie

Sowohl durch Traumen, Tumoren oder Aneurysmen, aber auch infolge von Hypertonie und Gerinnungsstörungen kann es zu intrakraniellen Blutungen kommen.

Einteilung

Je nach Blutungslokalisation wird folgende Unterscheidung vorgenommen:

Extrazerebrale Blutungen
- Epiduralblutung
- Subduralblutung
- Subarachnoidalblutung.

Intrazerebrale Blutungen

Klinik

- Kopfschmerzen
- Sehstörungen
- Vigilanzstörungen
- Krampfanfälle
- Beuge- und/oder Strecksynergismen
- vegetative Symptome: Blutdruck-, Herzfrequenz- und Temperaturdysregulationen, Hyperhidrosis, Übelkeit, Erbrechen.

Neurologische Notfälle 3

Intrakranielle Blutungen

Diagnostik

- **notfallmedizinische Standarddiagnostik:** vor allem Beobachtung der Symptomatik im Verlauf
- **neurologische Untersuchung:** Pupillenreaktion, Hemiparesen, Vigilanzstörungen
- **klinische Diagnostik:** Letztlich kann nur eine Bildgebung durch CT oder MRT Aufschluss über Ausmaß und Lokalisation der Blutung geben (ggf. kontinuierliche Hirndruckmessung).

Therapie

- **notfallmedizinische Standardtherapie**
- **Lagerung:** Oberkörperhochlagerung, bei Bewusstlosigkeit stabile Seitenlage
- **Analgesie:** 7,5 – 15 mg Piritramid i. v., alternativ: spontanatmend; 0,05 – 0,1 mg Fentanyl i. v.; intubiert/beatmet; 0,2 mg Fentanyl i. v. bolusweise
- **Volumen:** 500 ml Ringer-Lösung i. v. bei isolierter intrakranieller Blutung
- **Antikonvulsivum:** bei Krampfanfällen 1 – 2 mg Clonazepam i. v. oder 5 – 10 mg Diazepam i. v.
- **Intubation und Beatmung:** Narkoseeinleitung mit 250 – 350 mg Thiopental i. v., Narkoseaufrechterhaltung mit 0,2 mg Fentanyl i. v. bolusweise und 2 – 5 mg Midazolam bolusweise i. v., alle 5 – 10 min; mäßige Hyperventilation
- **klinische Therapie:** ggf. Anlage einer Hirndrucksonde. Hirndrucksenkung, Schädeltrepanation.

> Thiopental reduziert den zerebralen Sauerstoffbedarf und wirkt hirndrucksenkend, sodass es das Narkotikum der Wahl ist und neben der mäßigen Hyperventilation die einzige präklinisch kausale Therapie des Hirndrucks darstellt.

Extrazerebrale Blutungen: Epiduralblutung

Ätiologie und Pathophysiologie

Epiduralblutungen entstehen meist traumatisch. Es kommt zur arteriellen Blutung, v. a. aus der Art. meningea media. Die Blutung breitet sich zwischen Schädelknochen und Dura mater aus.

Klinik

Initial kommt es zur Bewusstlosigkeit, die nach kurzer Zeit in ein Minuten bis Stunden andauerndes symptomfreies Intervall übergeht. Danach kommt es wieder zu Vigilanzstörungen bis zur Bewusstlosigkeit. Durch den ansteigenden Hirndruck resultieren eine ipsilaterale Pupillenerweiterung, eine kontralaterale Hemiparese und Krampfanfälle.

Therapie

Siehe oben. Klinisch: Die einzig kausale Therapie ist die rasche Schädeltrepanation mit Entlastung des Hämatoms. Bei schneller Versorgung ist eine Restitutio ad integrum möglich.

Extrazerebrale Blutungen: Subduralblutung

Ätiologie und Pathophysiologie

Subduralblutungen ereignen sich zwischen Dura mater und Arachnoidea. Die Blutung ist venös, durch Ruptur von Brückenvenen oder eines Sinus. Sie entsteht wie die Epiduralblutung traumatisch. Man unterscheidet einen akuten Verlauf, bei dem die Blutung binnen 72 h auftritt, und einen chronischen Verlauf, der nach Bagatelltraumen erst nach > 20 Tagen auftritt (**cave:** bei Stürzen alter Patienten).

Klinik

Bewusstlosigkeit. Durch den ansteigenden Hirndruck kommt es zur ipsilateralen Pupillenerweiterung, einer kontralateralen Hemiparese und Krampfanfällen. Die chronische Form entwickelt sich sehr langsam.

Therapie

Siehe oben. Klinisch: Meist ist die Einlage einer Hirndrucksonde ausreichend (▮ Abb. 1), ggf. Schädeltrepanation.

Extrazerebrale Blutungen: Subarachnoidalblutung

Ätiologie und Pathophysiologie

Subarachnoidalblutungen treten überwiegend bei der Ruptur eines arteriellen Aneurysmas im Circulus arteriosus Willisii, aber auch traumatisch auf. Durch Druck, z. B. bei Hypertension oder Pressen im Rahmen der Defäkation, rupturiert ein Gefäß, sodass sich das Blut im Subarachnoidalraum und Hirnparenchym ausbreiten kann. So kommt es zum zerebralen Vasospasmus, der wiederum zu zerebralen Ischämien führen kann.

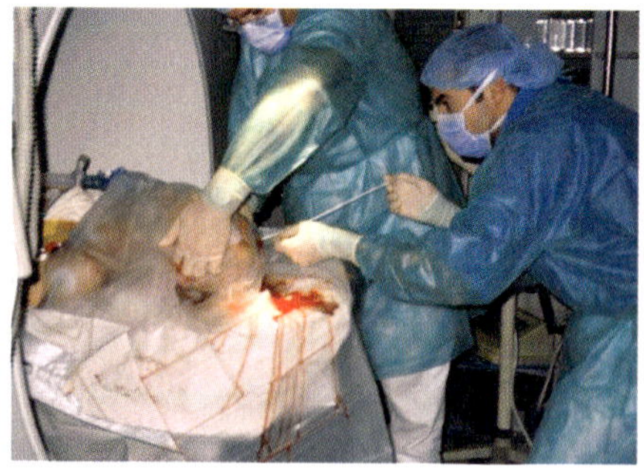

▮ Abb. 1: Einlage einer Hirndrucksonde im Schockraum. [3]

Klinik

Schlagartig einsetzende heftigste Kopfschmerzen, Übelkeit, Erbrechen, Vigilanzstörungen, Krampfanfälle, vegetative Symptome und meningeale Zeichen nach einigen Stunden: Lasègue (Schmerzen bei passiver Beugung des gestreckten Beins im Hüftgelenk), Brudzinski (Anwinkeln der Beine im Kniegelenk bei passiver Kopfvorbeugung), Kernig (Durchstrecken des Knies im Sitzen nicht möglich).

Diagnostik

Siehe oben. Klinisch: CCT, Lumbalpunktion, Doppler-Sonographie, Angiographie.

Therapie

Siehe oben. Klinisch: interventionelles Clipping des Aneurysmas.

> Epiduralblutungen sind arteriell, v. a. aus der Art. meningea media. Subduralblutungen sind venös, aus Brückenvenen oder dem Sinus. Subarachnoidalblutungen sind überwiegend arteriell aus dem Circus arteriosus Willisii.

Intrazerebrale Blutungen

Ätiologie und Pathophysiologie.

Traumen, aber auch 20% der Apoplexe gehen mit lokalen intrazerebralen Gewebs- und Gefäßschäden sowie Blutungen einher. Wird die Blutung nicht gestoppt, besteht die Gefahr der Ausdehnung, die mit einem Anstieg des intrakraniellen Drucks korreliert. Dieser Druckanstieg wird forciert, wenn die Blutung bis ins Ventrikelsystem reicht. Von einer Massenblutung spricht man, wenn Hirngewebe durch die Blutungsausdehnung verdrängt wird.

Erhöhung des intrakraniellen Drucks

Der intrakranielle Druck (intracranial pressure, ICP) steht unter dem Einfluss der Komponenten: Hirnparenchymdruck, Blut- und Liquordruck.
Um Aussagen über die Druckverhältnisse machen zu können, benötigt man folgende Messparameter:

Mittlerer arterieller Druck (MAP)

Der MAP errechnet sich an zentralen Gefäßen durch die Formel:
$RR_{diast.} + {}^{1}/_{2}\,(RR_{syst.} - RR_{diast.})$,
an peripheren Gefäßen durch die Formel:
$RR_{diast.} + {}^{1}/_{3}\,(RR_{syst.} - RR_{diast.})$.

Intrakranieller Druck (ICP)

Der Normwert des ICP liegt zwischen 5 und 10 mmHg.

Zerebraler Perfusionsdruck (CPP)

Der zerebrale Perfusionsdruck errechnet sich aus der Formel:
CPP = MAP – ICP.

> Bei erhöhtem Hirndruck muss der MAP so hoch gehalten werden, dass ein ausreichender CPP gewährleistet wird.

Bei einer Blutung oder einem Tumor kommt es von deren Lokalisationsort ausgehend zu einer sog. Massenverschiebung von Hirngewebe.

Ätiologie

- **intrakranielle Blutungen:** Alle intrakraniellen Blutungen gehen mit intrakraniellen Druckanstiegen einher.
- **Tumoren**
- **Liquorabflusstörungen:** z. B. durch Hydrozephalus
- **Hirnödeme:** Hirnödeme entstehen traumatisch, ischämisch, metabolisch oder toxisch.

Pathophysiologie

Alle intrakraniellen Drucksteigerungen wirken sich auf die Blut- und Liquorzirkulation aus. Es kommt zur Vasodilatation, die durch periphere Blutdrucksteigerung, autoregulatorische Vasokonstriktion und CO_2-Abatmung kompensiert wird. Dennoch ist das Hirn einer Hypoxie und einer Azidose ausgesetzt, durch die es bei längerem Anhalten zur Insuffizienz der Blut-Hirn-Schranke und zum Hirnödem kommt. So entsteht ein Kreislauf, aus dem eine kontinuierliche Hirndrucksteigerung hervorgeht.

Klinik

- Kopfschmerzen
- meningeale Zeichen: Lasègue, Brudzinski, Kernig
- Vigilanzstörungen
- Sehstörungen
- Krampfanfälle
- vegetative Symptome: Blutdruck-, Herzfrequenz- und Temperaturschwankungen, Hyperhidrose, Übelkeit, Erbrechen
- Beuge- und/oder Strecksynergismen
- Ateminsuffizienz.

Diagnostik

- **notfallmedizinische Standarddiagnostik:** insbesondere Beobachtung der Symptomatik im Verlauf
- **neurologische Untersuchung:** Pupillenreaktion, Hemiparesen, Vigilanzstörungen
- **klinische Diagnostik:** Bildgebung durch CT oder MRT. Gegebenenfalls kontinuierliche Hirndruckmessung; hier stehen Verfahren wie die Einlage eines Ventrikelkatheters, epidurale Druckaufnehmer oder fiberoptische Messungen zur Verfügung.

Therapie

- **notfallmedizinische Standardtherapie**
- **Lagerung:** Oberkörperhochlagerung; bei Bewusstlosigkeit stabile Seitenlage
- **Analgesie:** 7,5–15 mg Piritramid i. v., alternativ: spontanatmend; 0,05–0,1 mg Fentanyl i. v.; intubiert/beatmet; 0,2 mg Fentanyl i. v. bolusweise
- **Volumen:** 500 ml Ringer-Lösung i. v. bei isolierter intrakranieller Blutung
- **Antikonvulsivum:** bei Krampfanfällen 1–2 mg Clonazepam i. v. oder 5–10 mg Diazepam i. v.
- **Intubation und Beatmung:** Narkoseeinleitung mit 250–350 mg Thiopental i. v., Narkoseaufrechterhaltung mit 0,2 mg Fentanyl i. v. bolusweise und 2–5 mg Midazolam bolusweise i. v., alle 5–10 min; mäßige Hyperventilation
- **klinische Therapie:** ggf. Anlage einer Hirndrucksonde, Hirndrucksenkung. Schädeltrepanation.

Zusammenfassung

- Vigilanzstörungen dauern länger an als Synkopen, die Bewusstseinslage kann zwischen somnolent und komatös liegen.
- Man unterscheidet den generalisierten Krampfanfall mit den Formen konvulsiver, nicht-konvulsiver und myoklonischer Krampfanfall vom parietalen (fokalen) Krampfanfall.
- Klonische Krämpfe sind rhythmische, tonische Krämpfe sind Dauermuskelkontraktionen.
- Der Krampfanfall verläuft in den Phasen: präkonvulsive, erste konvulsive, zweite konvulsive und postkonvulsive Phase.
- Zerebrovaskuläre Störungen werden nach Dauer der bestehenden Symptome in Apoplex, TIA und PRIND eingeteilt.
- In 80% der Fälle liegen ischämische Störungen, in 20% Blutungen vor.
- Es kann präklinisch nicht zwischen Ischämie und Blutung unterschieden werden, weshalb die Gabe von Heparin oder die Thrombolyse bis zur definitiven Diagnosestellung nach CCT kontraindiziert ist.
- Unter Neuroleptika- oder Metoclopramideinnahme können Dyskinesien entstehen.
- Intrakranielle Blutungen werden in extrazerebrale Blutungen mit Epidural-, Subdural- und Subarachnoidalblutungen und intrazerebrale Blutungen unterteilt.
- Epiduralblutungen und Subarachnoidalblutungen sind arterielle, Subduralblutungen sind venöse Blutungen.

Psychiatrische Notfälle

Affektive Störungen

Ätiologie

Affektive Störungen, also Störungen der Grundstimmung des Patienten, treten akut, chronisch oder episodisch auf. Sekundär sind vegetative Begleitsymptome häufig.

Einteilung

Zu den affektiven Störungen zählen die Krankheitsbilder:
- Depression
- Manie
- Zyklothymie.

Affektive Störungen werden unterteilt in:

Unipolare Störungen
Depression oder Manie herrschen schubweise vor, zwischen den Schüben kann es Remissionsphasen geben.

Bipolare Störungen
Rasch aufeinanderfolgende manische und depressive Phasen.

Therapie

Affektive Störungen werden notfallmedizinisch relevant, wenn es zu eskalierenden Situationen kommt. Die sicherlich häufigste dieser Situationen stellt die Suizidalität dar. Eine kausale Akuttherapie der affektiven Störungen gibt es nicht, da sowohl Medikamente als auch die psychotherapeutischen Möglichkeiten erst nach Wochen wirken. Es ist lediglich eine symptomatische Therapie möglich.

- **Beruhigung**
- **Sedierung:** 5–10 mg Diazepam i. v.
- **Neuroleptika:** 5–10 mg Haloperidol i. v.

Depression

Ätiologie

- **genetische Faktoren:** Depressionen treten familiär gehäuft auf.
- **psychosoziale Faktoren:** sog. Life Events
- **somatische Faktoren:** z. B. Wochenbettdepression
- **Neurotransmitterstörung:** Mangel an Noradrenalin und/oder Serotonin.

Klinik

Man unterscheidet Haupt- und Nebensymptome, von denen über mindestens zwei Wochen zwei Haupt- und vier Nebensymptome vorhanden sein müssen:
- **Hauptsymptome:** depressive Stimmung, Interessenverlust, Energieverlust
- **Nebensymptome:** Konzentrationsstörungen, Reduktion des Selbstwertgefühls, Schuldgefühle, Schlafstörungen, Zukunftsängste, Appetitreduktion, Suizidalität.

Manie

Ätiologie

- **genetische Faktoren:** Manien treten familiär gehäuft auf.
- **Neurotransmitterstörung:** Überexpression von Noradrenalin und/oder Serotonin.

Klinik

- Antriebssteigerung, z. B. Kaufrausch
- Distanzlosigkeit, enthemmtes Verhalten
- Ideenflucht, Größenwahn.

Zyklothymie

Als Zyklothymie wird eine dauerhaft instabile Grundstimmung zwischen leichter Depression und leichter Manie bezeichnet.

Suizidalität

Epidemiologie

Alleine in Deutschland ereignen sich ca. 130 000 Suizidversuche, was bedeutet: alle vier Minuten ein Suizidversuch und 12 000 vollbrachte Suizide. Dies bedeutet: alle 1,5 h ein vollbrachter Suizid.
Häufigste Todesarten:
- 50% Erhängen/Ersticken
- 10% Sturz in die Tiefe
- 8% Intoxikation
- 5% Schusswaffen
- 5% Sturz vor Fahrzeuge.

Ätiologie

Suizide ereignen sich auf der Basis psychiatrischer Erkrankungen wie Psychosen und affektiver Störungen, aber auch durch sog. Life Events wie Tod einer nahestehenden Person, Eröffnung einer infausten Diagnose, Sucht, familiäre oder finanzielle Probleme. Sonderfälle sind der Alterssuizid durch altersbedingte Selbstaufgabe, der Doppelsuizid innerhalb einer Lebensgemeinschaft oder der Massensuizid, z. B. von Sektenmitgliedern.

Klinik

- geäußerte Suizidabsichten
- vollzogener Suizidversuch
- Verletzungen als Folge des Suizid(-versuchs).

Diagnostik

- **notfallmedizinische Standarddiagnostik**
- **Situation einschätzen:** ggf. Kräfte nachalarmieren (z. B. Krisenintervention, Sprungkissen)

Therapie

- **notfallmedizinische Standardtherapie**
- **Beruhigung:** empathisches, beruhigendes Auftreten
- **Sedierung:** 5–10 mg Diazepam i. v.
- **weitere Therapie nach Erkrankungsmuster:** Volumensubstitution, Antidotgabe, CPR
- **Klinikeinweisung:** Jeder Patient mit suizidalen Absichten oder stattgefundenem Suizidversuch wird einer stationären psychiatrischen Therapie zugeführt.

> Jede Suizidandrohung ist ernst zu nehmen. Notfallmedizinisches Personal kann die Suizidalität wegen unzureichender Kenntnis des Patienten und seiner Lebensumstände nur schwer einschätzen.

Erfolgter Suizid

Bei erfolgtem Suizid ist auf Folgendes zu achten:
- **Polizei:** Zur Einleitung weiterer Maßnahmen muss die Polizei verständigt werden.
- **Auffindesituation:** Da evtl. ein Verbrechen nicht auszuschließen ist, sollten für eine anschließende Spurensicherung so wenige Veränderungen wie möglich an der Einsatzstelle (▮ Abb. 1) getätigt werden.
- **Todesbescheinigung:** Suizid ist ein „nicht natürlicher Tod“.

Angstsyndrom

Ätiologie

Angstsyndrome oder Phobien sind psychische Erkrankungen, bei denen eine mehr oder weniger unspezifische Angst vor Personen, Objekten oder Situationen vorherrscht. Je nach Schwere erkennt der Patient zumindest temporär, dass die Ängste unbegründet sind. Angststörungen sind notfallmedizinisch relevant, da bei der gebotenen Symptomatik immer auch eine somatische Erkrankung, oder Suizidalität vorliegen kann.
Von einem Angstsyndrom spricht man, wenn:
- die Reaktion der Situation unangemessen ist
- die Reaktion chronisch ist
- der Patient nicht zur Bewältigung in der Lage ist
- der Patient im Alltag beeinträchtigt ist.

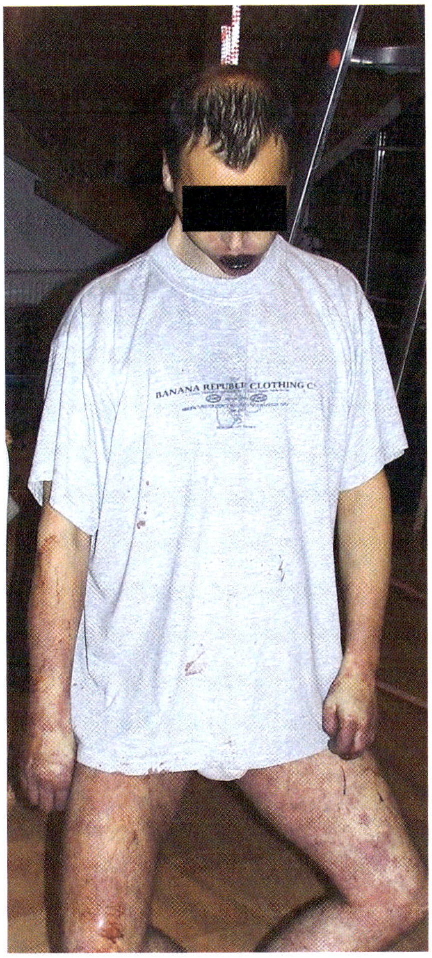

Abb. 1: Auffindesituation nach Suizid durch Erhängen. [15]

> Angstsyndrome sind notfallmedizinisch relevant, da immer auch eine somatische Erkrankung Ursache der Symptome sein kann.

Einteilung

Je nach Auslöser des Angstsyndroms wird folgende Einteilung vorgenommen:

- **soziale Phobie:** Angst vor Situationen
- **Agoraphobie** (*griech.* Agora: der Marktplatz): Angst vor Menschenmengen oder öffentlichen Plätzen
- **spezifische Phobien:** Tiere, Höhe, Flüge, Aufzüge, Blut etc.

Klinik

- **somatische Beschwerden:** Atemnot, Tachykardie, Hypertonie, Engegefühl in der Brust
- **Zittern.**

Diagnostik

- **notfallmedizinische Standarddiagnostik:** Ausschluss somatischer Ursachen.

Therapie

- **notfallmedizinische Standardtherapie:** Beruhigung, Empathie
- **Benzodiazepine:** 5–10 mg Diazepam i. v.

Verwirrtheitssyndrom

Ätiologie

Verwirrtheitssyndrome können folgende Ursachen haben:

- hirnorganische Veränderungen: hirnorganisches Psychosyndrom (HOPS) als häufigste Ursache
- Medikamente und Drogen
- Exsikkose
- Stoffwechselstörungen
- psychiatrische Erkrankungen.

Klinik

Wacher, wahrnehmungsgestörter Patient, inadäquate Äußerungen, Amnesie, Halluzinationen, Aggressivität.

Diagnostik

- **notfallmedizinische Standarddiagnostik:** Ausschluss somatischer Ursachen.

Therapie

- **notfallmedizinische Standardtherapie:** Beruhigung, Empathie.
- **Benzodiazepine:** 5–10 mg Diazepam i. v.
- **kausale Therapie:** z. B. Glukose bei Hypoglykämie, Antagonisierung bei Intoxikation etc.
- **Klinikeinweisung:** ggf. Einweisung des Patienten in eine Psychiatrie. **Cave:** internistische Ursachen!

Delirantes Syndrom

Ätiologie

Das delirante Syndrom ist ein akutes psychiatrisches Krankheitsbild mit organischer Ursache. Es entsteht entweder durch Entzug, Überdosierung oder Kombination von Stoffen. Das häufigste delirante Syndrom ist das Alkoholentzugsdelir (Delirium tremens), gefolgt vom Medikamenten- oder Drogenentzugsdelir.

Klinik

Vigilanzstörungen, Desorientierung, Halluzinationen, motorische Unruhe, Angst, Euphorie, Aggressivität, Übelkeit, Tachy- oder Bradykardie, thermoregulatorische Störungen, Hyper- oder Hypotonie, Schwitzen.

> Vegetative Symptome wie Fieber, Hypertonie, Tachykardie und Hyperhidrose gehen mit einer Letalität von 15% einher.

Diagnostik

- **notfallmedizinische Standarddiagnostik:** Ausschluss somatischer Ursachen.

Therapie

- **notfallmedizinische Standardtherapie:** Beruhigung, Empathie
- **Neuroleptika:** 5–10 mg Haloperidol i. v.
- **Klinikeinweisung:** Patienten im akuten Delir sollten in eine Klinik mit Intensivkapazität transportiert werden, erst später sollte die Verlegung in eine psychiatrische Abteilung vorgenommen werden.

Zusammenfassung

- ✖ Zu den affektiven Störungen zählen: Depression, Manie und Zyklothymie.
- ✖ Affektive Störungen erlangen notfallmedizinische Relevanz, wenn es zu Eskalationssituationen wie Suizidalität kommt.
- ✖ Suizidalität ist stets ernst zu nehmen.
- ✖ Bei erfolgtem Suizid ist die Polizei zu verständigen, die Auffindesituation nicht zu verändern und der „nicht natürliche Tod" in der Todesbescheinigung zu dokumentieren.
- ✖ Bei Patienten mit Angst- oder Verwirrtheitssyndrom muss stets eine somatische Ursache ausgeschlossen werden.
- ✖ Ein delirantes Syndrom hat stets eine organische Ursache. Es entsteht durch Entzug, Überdosierung oder Kombination von Stoffen. Häufige Auslöser sind Alkohol-, Drogen- oder Medikamentenentzug.

Gynäkologische Notfälle 1

Gynäkologische Blutungen außerhalb der Schwangerschaft

Blutungen bei jungen Frauen

Kohabitationsverletzungen

Bei Defloration kann es durch Ruptur des Hymens zu harmlosen Blutungen kommen. Bei jungen Frauen können Blutungen auch durch einen noch nicht vollständig entwickelten Genitaltrakt entstehen.

Zyklusanomalie

Blutungen außerhalb des Zyklus können mit Dysmenorrhö (krampfartige Schmerzen) und Metrorrhagie (azyklische Menstruation) einhergehen.

Blutungen bei älteren Frauen (postmenopausal)

Postmenopausale Blutungen

Bei älteren, postmenopausalen Frauen können Blutungen durch eine reduzierte Elastizität und Schleimhautatrophie des Vaginaltraktes entstehen.

Karzinogene Blutungen

Eine Vielzahl gynäkologischer Tumoren führen zu vaginalen Blutungen. Unter anderem bluten Myome, Endometrium- und Zervixkarzinome vaginal nach außen.

Blutungen durch Verletzungen

Ätiologie

Vergewaltigung und inadäquate Sexualpraktiken
Durch Vergewaltigung oder inadäquate Sexualpraktiken können äußeres und inneres Genital verletzt werden, was Blutungen zur Folge hat.

Pfählungsverletzungen
Pfählungsverletzungen im Genitalbereich entstehen durch Unfälle (Sturz auf Lenkstange) oder durch inadäquate Sexualpraktiken mit verschiedenen Gegenständen. Hierbei kann es zu Rupturen der umliegenden Gewebe und Organe kommen. Betroffen sein können u. a. äußeres und inneres Genital, Uterus, Harnblase, Rektum und Abdomen.

Klinik

Vaginaler Blutverlust, häufig Schmerzen, sichtbare Verletzungen bei Kohabitations- und Pfählungsverletzungen, selten Hypotension, selten Tachykardie, selten Vigilanzstörungen.

Diagnostik

- **notfallmedizinische Standarddiagnostik:** Frage nach bestehender Schwangerschaft
- **Kontraindikation:** vaginale Untersuchung!

> Die wichtigste anamnestische Frage bei Frauen im gebärfähigen Alter ist die Frage nach der Möglichkeit einer bestehenden Schwangerschaft.

Therapie

- **notfallmedizinische Standardtherapie:** in der Regel mäßige Blutung. Ggf. je nach Schockzeichen zwei großlumige Zugänge
- **Beruhigung und Empathie:** Insbesondere junge Patientinnen und Patientinnen nach Vergewaltigung sind sehr ängstlich und aufgeregt.
- **Lagerung:** Schocklagerung oder Beckenhochlagerung, Fritsch-Lagerung (▮ Abb. 1)
- **Analgesie:** ggf. 7,5 – 15 mg Piritramid i. v., alternativ 0,05 – 0,1 mg Fentanyl i. v.
- **Sedierung:** ggf. 2 – 5 mg Midazolam i. v.
- **Volumen:** 500 – 1000 ml Ringer-Lösung i. v. und ggf. 500 – 1500 ml HAES 6% i. v. (nach Kreislaufstatus).

Gynäkologische Blutungen während der Schwangerschaft

Abort (Frühschwangerschaft)

Die nicht beabsichtige Beendigung einer Schwangerschaft vor der 28. SSW wird als Abort bezeichnet. Ursachen können sein: mütterliche Gründe (Anomalien, endokrine Störungen), fetoplazentare Gründe (chromosomale Aberration), andere Ursachen (iatrogen, medikamentös, psychosozial).

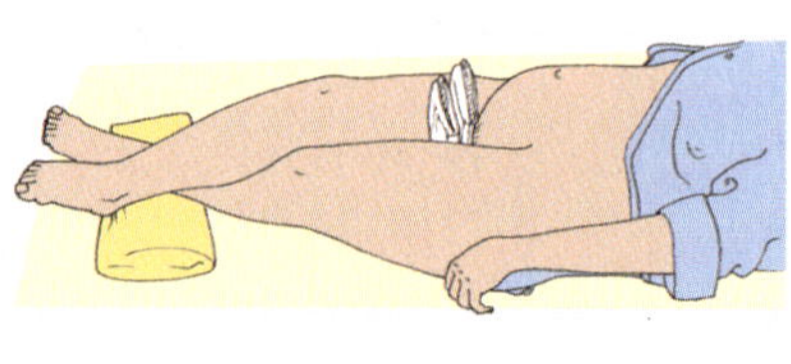

▮ Abb. 1: Lagerung nach Fritsch. [7]

- **Frühabort:** < 16. SSW
- **Spätabort:** 16.–28. SSW (▮ Abb. 2)
- **Abortformen:** Je nach Stadium und Verlaufsform wird eine Vielzahl an Aborten unterschieden: u. a. drohender, beginnender, vollständiger, unvollständiger oder verhaltener Abort.

Aborte sind mit 10 – 20% die häufigsten Schwangerschaftskomplikationen. Ein Großteil der Frühaborte wird mit Unregelmäßigkeiten im Menstruationszyklus verwechselt und kann daher nicht registriert werden.

Extrauteringravidität (Frühschwangerschaft)

Bei einer Extrauteringravidität nistet sich die befruchtete Eizelle im Gewebe außerhalb des Cavum uteri ein. Gründe hierfür können sein: mechanische Hindernisse (Adnexitis, Operationen), funktionelle Störungen (fehlende Tubenmotilität) oder ein Intrauterinpessar. Sowohl das Endometrium als auch die Tubenschleimhaut wandeln sich dezidual um. Ist die Eizelle bis zum Tag fünf oder sechs nicht ins Cavum uteri vorgedrungen, nistet sie sich an der Stelle ein, an der sie sich momentan befindet. Hiernach beginnt ein tumorartig invasives Wachstum des Fetus, auch über Organgrenzen hinaus. Es kann zur Erosion der A. uterina mit einer massiven intraabdominellen Blutung als Folge kommen. 99% aller Extrauteringraviditäten sind in den Tuben lokalisiert, 1% in Ovar, Peritoneum oder Cervix uteri.

Klinik

Die Klinik ist von der Lokalisation abhängig.

Unterbauchschmerzen, sekundäre Amenorrhö, Schmierblutungen bei Tubenruptur, Volumenmangelschock bei Tubenruptur; je nach Ausmaß binnen Minuten letal!, unsichere Schwangerschaftszeichen.

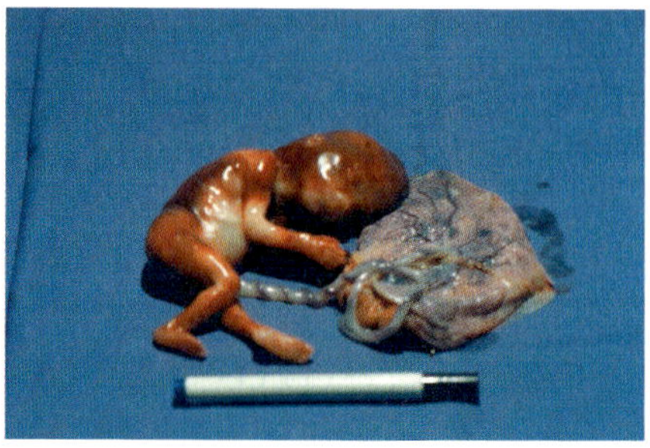

▮ Abb. 2: Abort in der 16. SSW. [17]

Diagnostik

- **notfallmedizinische Standarddiagnostik.**

Therapie

- **notfallmedizinische Standardtherapie:** zwei großlumige Zugänge
- **Lagerung:** Flachlagerung in Rückenlage mit angewinkelten Beinen, ggf. Schocklagerung
- **Volumen:** 4 ml/kg KG HyperHAES® i.v über 2–5 min, dann 500–3000 ml Ringer-Lösung i. v., 500–1500 ml HAES i. v.
- **Analgesie:** 7,5–15 mg Piritramid i. v.
- **Sedierung:** 2–5 mg Midazolam i. v.
- **Versorgungskonzept:** Load and go, Voranmeldung in Zielklinik
- **klinische Therapie:** sofortige operative Blutstillung.

Placenta praevia (Spätschwangerschaft)

Der Geburtskanal ist durch suboptimale Lage der Plazenta verlegt. Je nach Lage unterscheidet man die Placenta praevia marginalis, partialis und totalis. Durch Einnistung der Eizelle im kaudalen Uterusabschnitt entwickelt sich die Plazenta im Bereich der Zervix. Es resultieren zwei Probleme: Zum einen wird eine natürliche Geburt unmöglich, zum anderen wird die Plazenta im letzten Trimenon der Schwangerschaft, spätestens aber mit einsetzender Wehentätigkeit abgelöst. Setzt die Wehentätigkeit ein, wird die Plazenta grob vom Uterus getrennt, was mit Blutungen einhergeht.

Klinik

Leichte bis massive vaginale Blutungen, geringe bis keine Schmerzen.

Diagnostik

- **notfallmedizinische Standarddiagnostik:** Kontrolle des Mutterpasses.

Therapie

Häufig bereitet die Placenta praevia keine notfallmedizinischen Schwierigkeiten, da sie frühzeitig durch Sonographie erkannt, und eine geplante Sectio durchgeführt wird.

- **notfallmedizinische Standardtherapie**
- **Lagerung:** Schocklagerung oder Beckenhochlagerung, Fritsch-Lagerung
- **Tokolyse:** bei unerwartet einsetzenden Wehen. β_2-Sympathomimetika: 2–4 Hübe Fenoterol p. i.
- **Volumen:** 500–1500 ml Ringer-Lösung i. v. und/oder 500–1500 ml HAES 6% i. v., nach Kreislaufsituation
- **Analgesie:** ggf. 7,5–15 mg Piritramid i. v., zurückhaltend, da plazentagängig!
- **Sedierung:** 2–5 mg Midazolam i. v. zurückhaltend, da plazentagängig!
- **Versorgungskonzept:** Load and go, Voranmeldung in Zielklinik.
- **klinische Therapie:** sofortige Sectio.

> Die beste Therapie für das Kind ist die Kreislaufstabilisierung der Mutter.

vorzeitige Plazentaablösung (Spätschwangerschaft)

Nach Einwirkung stumpfer Gewalt oder auch durch eine vorbestehende maternale Grunderkrankung (Anämie, Diabetes mellitus, Hypertonus etc.) kann es zur vorzeitigen Plazentaablösung kommen. Durch die verminderte plazentare Funktionsfähigkeit entsteht ein Missverhältnis zwischen Nährstoff- und Sauerstoffangebot und -bedarf. Folgen sind die Minderversorgung des Fetus sowie eine Blutung zwischen Uterus und Plazenta.

Klinik

Schwache vaginale Blutung, heftige Schmerzen, hartes Abdomen, reduzierte kindliche Herztöne klinisch im CTG.

Diagnostik

- **notfallmedizinische Standarddiagnostik:** Kontrolle des Mutterpasses.

Therapie

- **notfallmedizinische Standardtherapie:** ggf. zwei großlumige Zugänge
- **Lagerung:** je nach Kreislaufsituation Schocklagerung oder Beckenhochlagerung, Fritsch-Lagerung
- **Volumen:** 500–1500 ml Ringer-Lösung i. v. und/oder 500–1500 ml HAES 6% i. v.
- **Analgesie:** ggf. 7,5–15 mg Piritramid i. v., zurückhaltend, da plazentagängig!
- **Versorgungskonzept:** Load and go, Voranmeldung in Zielklinik
- **klinische Therapie:** sofortige Sectio.

Postpartale Blutungen

Siehe Seite 108.

Schwangerschaftskomplikationen

Aortokavales Syndrom

Das aortokavale Syndrom oder auch Vena-cava-Kompressionssyndrom genannt, ist ein Symptomenkomplex während der Schwangerschaft, der mit Blutdruckabfall und Synkopen einhergeht. Ursache ist eine Kompression der Vena cava inferior durch den Uterus.
Das aortokavale Syndrom tritt gehäuft im 3. Trimenon auf. Die Vena cava inferior und im geringerem Maße auch die Aorta abdominalis werden besonders in Rückenlage durch den Uterus komprimiert, wodurch der venöse Rückstrom zum Herzen behindert wird.

Klinik

Die Klinik entspricht der einer Synkope: Schwindel, Kollaps, Tachykardie, Dyspnoe.

Diagnostik

- **notfallmedizinische Standarddiagnostik:** Kontrolle des Mutterpasses.

Therapie

- **notfallmedizinische Standardtherapie**
- **Lagerung:** Linksseitenlage.

> Jede Schwangere ab dem 3. Trimenon wird abgesehen von Schock- und Blutungspatientinnen in Linksseitenlage transportiert.

Schwangerschaftskomplikationen

Präeklampsie

Als Präeklampsie (Synonym: schwangerschaftsinduzierte Hypertonie, SIH) wird das Auftreten von Hypertonie und Proteinurie während der Schwangerschaft bezeichnet. Sie ist die Vorstufe der Eklampsie. Als Ursache für Präeklampsie und Eklampsie wird eine vermehrte Thromboxanbildung im Uterus vermutet.
Die Präeklampsie ist ein pathophysiologisch sehr komplexer Prozess, an dem alle mütterlichen Organe beteiligt sein können:

- **Nieren:** Fibrinablagerung in Glomeruli → gesteigerte Permeabilität → Proteinurie
- **RAAS:** Aktivierung des Renin-Angiotensin-Aldosteron-Systems → Hypertonie, Ödembildung
- **Leber:** Gerinnungsstörungen, Hämolyse, Thrombozytopenie

Gynäkologische Notfälle 2

- **Blut:** Thrombozytenaggregation
- **Uterus:** gesteigerte Uterusaktivität
- **Plazenta:** Ischämie
- **Fetus:** Wachstumsstörungen, Placenta praevia.

Klinik

Hypertonie > 140/90 mmHg, Proteinurie > 0,3 g/d, Ödeme.

Eklampsie

Die Eklampsie stellt die Steigerung der Präeklampsiesymptome bis zu tonisch-klonischen Krampfanfällen und komatösen Zuständen dar. Der eklamptische Anfall kündigt sich mit Kopfschmerzen, Schwindel, Sehstörungen etc. an. Durch die pathologischen Prozesse der Präeklampsie kommt es u. a. auch zur zerebralen Arteriopathie mit komplexen Durchblutungsstörungen und regionaler oder generalisierter Hypo- und Hyperperfusion.

Klinik

Hypertonie > 140/90 mmHg, Proteinurie > 0,3 g/d, Ödeme, Krampfanfall bei Eklampsie.

HELLP-Syndrom

Das HELLP-Syndrom ist eine Komplikation der schweren Präeklampsie und der Eklampsie. Etwa 4–12% der Schwangeren mit (Prä-) Eklampsie bilden ein HELLP-Syndrom aus:

- **H**aemolysis (hämolytische Anämie)
- **E**levated **L**iver Enzyme Levels (GOT ↑, GPT ↑, GLDH ↑, LDH ↑, AP ↑, γGT ↑, Bilirubin ↑)
- **L**ow **P**latet Count (Thrombozytopenie)

Klinik

Symptome der (Prä-)Eklampsie, Leberschwellung: Gefahr der Hepatomegalie mit intraabdomineller Blutung → Schock, klinische Chemie: Hämolyse, Leberenzymanstieg, Thrombozytopenie.

Diagnostik

- **notfallmedizinische Standarddiagnostik:** Kontrolle des Mutterpasses.

Therapie

- **notfallmedizinische Standardtherapie**
- **Lagerung:** Oberkörperhochlagerung, leicht nach links geneigt bei Bewusstseinsklarheit; bei Bewusstlosigkeit: stabile Linksseitenlage
- **Antihypertensiva:** 10–25 mg Dihydralazin i. v.
- **Diuretika:** 10–40 mg Furosemid i. v.
- **Antikonvulsiva:** z. B. 1–2 mg Clonazepam i. v.

Geburt

Epidemiologie

Pro Jahr werden in Deutschland ca. 700 000 Kinder geboren. Bei 90–95% aller Geburten findet eine regelhafte Geburt statt (37.–42. SSW, 2500–4000 g, vordere Hinterhauptslage). Die Geburtsdauer beträgt bei Erstgebärenden 10–12 h, bei Mehrfachgebärenden 6–8 h.

Verlauf

Während der Schwangerschaft unterscheidet man drei Phasen:

Ruhephase
Bis zur 36.–38. SSW.

Vorbereitungsphase
Zunehmende Kontraktionsbereitschaft des Myometriums.

Stimulationsphase
Auftreten regelmäßiger Wehen.
Der Verlauf der Geburt wird in drei Perioden eingeteilt:

Eröffnungsperiode
Regelmäßige Wehen im Abstand von 10 min. Der Muttermund weitet sich von ca. 3 auf ca. 10 cm. Die Wehen werden stärker und länger (45–60 s), die Intervalle verkürzen sich auf bis zu 2 min. Es kommt zum Blasensprung.

Austreibungsperiode
Sie beginnt, wenn der Muttermund vollständig geöffnet ist. Das Kind wird nun durch den Geburtskanal gebracht. Passiert der Kopf den Beckenboden, kommt es zum vegetativen Pressreiz der Mutter. Der Kindskopf liegt normalerweise in Hinterhauptslage (Gesicht zum Rücken der Mutter). Ist der Kopf sichtbar, drehen sich Kopf und Schultern um 90 °, damit die Schultern den Geburtskanal besser passieren können. Sind die Schultern geboren, folgt der restliche Körper mit der nächsten Wehe.

Nachgeburtsperiode
Die Nachgeburtsperiode folgt der Austreibungsperiode und endet mit dem Ausstoßen der Plazenta. Blutverluste bis zu 500 ml sind physiologisch.

Notgeburt

Geburten, die im Rettungsdienst stattfinden, werden als Notgeburten bezeichnet.

Instrumentarium (Geburts-Set)

Sterile Tücher, sterile Klemmen und Scheren, sterile Unterlage, sterile Handschuhe, Wärmeschutzfolie, warme Laken.

Geburtshilfliche Maßnahmen

Verbale Unterstützung
Anleitung zum Atmen und Pressen.

Dammschutz
Mit einer Hand und einem Tuch gegen den Damm drücken, mit der anderen Hand den Kopf langsam führen (Abb. 1).

Episiotomie (Dammschnitt)
Nur bei verzögerter Geburt und maximal gespanntem Damm. Während einer Wehe wird mit einer sterilen Schere 2–4 cm vom untersten Punkt der Vaginalöffnung 30–45 ° nach lateral, nie in Richtung Anus geschnitten. **Cave:** Verletzungen Analsphinkter.

Schulterentwicklung
Kopf bei physiologischer Rotation unterstützen und um 90 ° rotieren. Mit der nächsten Wehe den Kopf zur Entwicklung der oberen Schulter leicht nach unten drücken, im Anschluss die untere Schulter entwickeln.

Abnabelung
15 cm distal des Kindes.

Nachgeburt
Die Plazenta kann bis zur Ankunft in der Klinik in utero belassen werden. Niemals Zug auf die Plazenta ausüben, ggf. geborene Plazenta zur Kontrolle auf Vollständigkeit mit in die Klinik nehmen.

Therapie

Sie richtet sich nach dem Geburtsstadium zum Zeitpunkt des Eintreffens.

Eröffnungsperiode

In dieser Periode werden die Notrufe „drohende Geburt" zu 99% abgesetzt.

- Voranmeldung in geburtshilflicher Klinik
- Tokolyse: bei langem Transport oder Risikoschwangerschaft β_2-Sympathomimetika: 2–4 Hübe Fenoterol p. i.
- zügiger Transport.

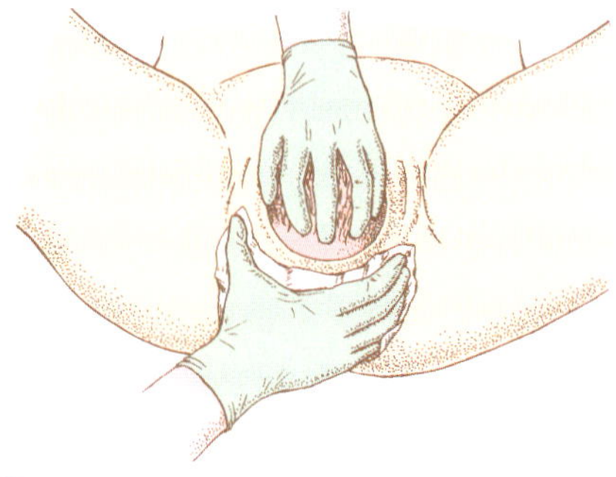

Abb. 1: Dammschutz. [18]

Austreibungsphase

- Entbindung am Einsatzort bzw. im RTW. Gegebenenfalls Nachalarmierung eines Inkubators, Neugeborenen- oder Kindernotarztes.

Nachgeburtsphase

- Tonisierung des Uterus bei größeren Blutverlusten: 3 IE Oxytocin i. v. und 10 IE Oxytocin in die Infusion.

> Hochschwangere werden stets mit um 180° gedrehter Trage ins Fahrzeug eingeladen, damit genug Platz für eine eventuelle Geburt vorhanden ist.

Geburtskomplikationen

Nabelschnurvorfall

Ätiologie

Die Nabelschnur kann durch Fruchtwasserabgang im Geburtskanal vor den Kindskopf zu liegen kommen.

Pathophysiologie

Die Nabelschnur wird unter der Geburt abgedrückt, dem Kind droht eine Hypoxie.

Diagnostik

- **notfallmedizinische Standarddiagnostik:** Kontrolle des Mutterpasses.
- **tastbare Nabelschnur als pulsierende Wulst.**

Therapie

- **notfallmedizinische Standardtherapie**
- **Beckenhochlagerung**
- **Tokolyse:** β_2-Sympathomimetika: 2–4 Hübe Fenoterol p. i.
- **Repositionsversuche**
- **Versorgungskonzept:** Load and go, da die Notsectio die einzige kausale Therapie darstellt.

Lageanomalie

Formen

- **Beckenendlage (Steißlage):** 5 % aller Geburten
- **Quer- und Schräglage:** 1 % aller Geburten.

Diagnostik

- **notfallmedizinische Standarddiagnostik:** Kontrolle des Mutterpasses, der auch die Lage des Kindes dokumentiert.
- **Leopold-Handgriff:** Durch Palpation von Becken und Abdomen kann die Kindslage bestimmt werden. Er ist präklinisch wenig sinnvoll, da er viel Erfahrung bedarf und mit Zeitverlust einhergeht.

Therapie

- **notfallmedizinische Standardtherapie**
- **Beckenhochlagerung**
- **äußere Wendung:** nur durch erfahrenen Geburtshelfer
- **Tokolyse:** bei langem Transport oder Risikoschwangerschaft β_2-Sympathomimetika: 2–4 Hübe Fenoterol p. i.

> Kinder in Quer- und Schräglagen sind nicht normal zu gebären, das Kind wird mittels elektiver Sectio geboren.

Nachgeburtsperiode

Uterusatonie

Ätiologie

Nach dem Abstoßen der Plazenta kontrahiert sich meist der Uterus. Bleibt die Kontraktion aus, fehlt der wichtigste Mechanismus zur Blutstillung.

Pathophysiologie

Durch Überdehnung des Uterus, Uterusfehlbildungen oder einen Mangel an Oxytocin und/oder Prostaglandinen kann es zur Uterusatonie kommen.

Klinik

Blutverlust < 500 ml, häufig intrauterin!, Hypotension, Tachykardie, Vigilanzstörungen.

Therapie

- **notfallmedizinische Standardtherapie**
- **Beckenhochlagerung**
- **Volumen:** 1000–1500 ml Ringer-Lösung i. v., ggf. 1000–3000 ml HAES 6 % i. v.
- **Tonisierung des Uterus** bei größeren Blutverlusten: 10 IE Oxytocin i. v.
- **manuelle Uteruskompression:** in der Regel sehr erfolgreich. Credé-Handgriff (äußere Kompression des Uterusfundus zwischen Daumen und Finger. Weiterer Handgriff nach Hamilton (eine Hand wird in der Scheide zur Faust geballt, die Knöchel drücken gegen den Uterus. Die zweite Hand drückt von außen den Korpus gegen die innere Hand).
- **klinische Therapie:** operative Intervention.

Zusammenfassung

- Die Komplikation der Extrauteringravidität ist eine Tubenruptur mit Blutungen als Folge.
- Beim aortokavalen Syndrom kommt es durch Kompression von Vena cava inferior und Aorta abdominalis zu Schwindel bis hin zum Kreislaufkollaps.
- Bei der Eklampsie kommen zu Symptomen der Präeklampsie Krampfanfälle hinzu.
- Das HELLP-Syndrom beinhaltet Symptome der (Prä-)Eklampsie, Leberschwellung und Hämolyse, Leberenzymanstieg und Thrombozytopenie in der klinischen Chemie.
- Bei allen die Plazenta betreffenden Erkrankungen besteht die Gefahr der Nährstoff- und Sauerstoffminderversorgung des Kindes und des Blutverlustes nach außen und innen bei der Mutter.
- Bei Eintreffen in der Eröffnungsperiode sollten die Tokolyse und der Transport, bei Eintreffen in der Austreibungsperiode die Entbindung vor Ort angestrebt werden.
- Bei einem Nabelschnurvorfall ist die manuelle Reposition der Nabelschnur bis zum Beginn der Notsectio durchzuführen.
- Bei einer Uterusatonie kann es zu erheblichen Blutverlusten kommen, die eine schnelle operative Intervention erfordern.

Pädiatrische Notfälle 1

Erstversorgung des Neugeborenen

Epidemiologie

Studien haben gezeigt, dass die Anzahl reif geborener Kinder mit postpartaler Anpassungsstörung nach normal verlaufender Schwangerschaft bei etwa 1% liegt. Meist hat eine kurzzeitige Masken-Beutel-Beatmung zur Stabilisierung des Neugeborenen geführt. Liegt eine Risikoschwangerschaft vor, steigt je nach Erkrankung die Reanimationswahrscheinlichkeit.

Einteilung

- **Frühgeborenes:** < 37. vollendete SSW
- **Reifgeborenes:** vollendete 37. SSW bis Ende 41. SSW
- **Neonatalperiode:** 1.–28. Lebenstag
- **Lebendgeburt:** Vorhandensein von mindestens einem Vitalzeichen: Herzschlag, Atmung, Nabelschnurpulsation
- **Todgeburt:** keine Vitalzeichen, Geburtsgewicht > 1000 g.

Geburtsort

Der wohl sicherste Geburtsort eines Kindes ist die Klinik. Gerade im Rettungsdienst wird man jedoch mit Geburten an den unterschiedlichsten Stellen konfrontiert (▮ Abb. 1). Es sollte versucht werden, für folgende Voraussetzungen zu sorgen:

- warmer Raum
- heller Raum
- zugluftfreier Raum
- warme Tücher und Laken: Bei Frühgeburten < 28. SSW empfiehlt sich das Einhüllen des Kindes in Haushaltsfolie (Wärmeerhalt)
- Abnabelungsbesteck: Das Kind wird lang (15 cm distal des Kindes) abgenabelt, wenn die Nabelschnur nicht mehr pulsiert.
- Reanimationsbereitschaft.

> Bei jeder Geburt muss eine Reanimationsbereitschaft hergestellt werden.

Klinische Beurteilung des Kindes

Die Vitalität des Kindes wird nach dem Apgar-Score nach 1, 5 und 10 min beurteilt (s. S. 18).

- **≥ 8 Punkte:** Kind ist gesund.
- **4–7 Punkte:** intensive Untersuchung, Sauerstoffgabe, Atemwegssicherung
- **≤ 3 Punkte:** Reanimation.

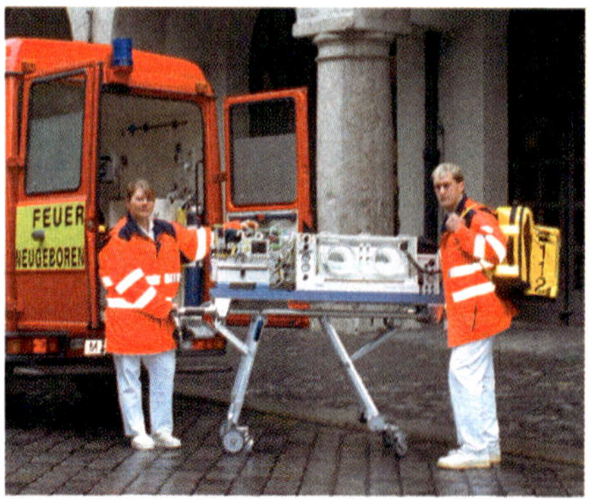

▮ Abb. 1: Neugeborenennotarztwagen mit Inkubator. [1]

Der Paediatric Life Support der ERC-Empfehlungen teilt die Neugeborenen in vier Gruppen ein:

Gruppe 1
- **Klinik:** kräftiges Atmen, guter Muskeltonus, rosiges Hautkolorit, HF > 100/min
- **Therapie:** abtrocknen, Kind in warme Tücher, Kind der Mutter übergeben.

Gruppe 2
- **Klinik:** insuffiziente Atmung oder Apnoe, Zyanose, normaler oder reduzierter Muskeltonus, HF < 100/min
- **Therapie:** taktile Stimulation, Sauerstoffinsufflation, ggf. Beutel-Masken-Beatmung, Wärmeerhalt.

Gruppe 3
- **Klinik:** insuffiziente Atmung oder Apnoe, Zyanose, schlaffer Muskeltonus, HF < 100/min
- **Therapie:** Beutel-Masken-Beatmung, Herzdruckmassage, Wärmeerhalt.

Gruppe 4
- **Klinik:** insuffiziente Atmung oder Apnoe, Blässe, schlaffer Muskeltonus, Asystolie
- **Therapie:** Kontrolle der Atemwege, Beatmung, Herzdruckmassage, Medikamente, Wärmeerhalt.

> Zeichen einer perinatalen Asphyxie sind respiratorische Insuffizienz und Bradykardie.

Reanimation des Neugeborenen

Atemwege

Das Kind soll in Rückenlage verbracht werden. Bei schlaffem Tonus: Esmarch-Handgriff oder Einlage eines Guedel-Tubus. Absaugung soll nur bei Fruchtwasser, Blut oder Mekonium in den Atemwegen erfolgen. Abgesaugt wird mit einem sog. Orosauger. **Cave:** Schleimhautschwellung mit Atemwegsobstruktion nach Absaugen mit zu hohem Sog.

Atmung

Zur besseren Lungenentfaltung wird initial ein inspiratorisches Beatmungsplateau von 2–3 s empfohlen. Meist steigen die Herz- und Atemfrequenz nach 30 s Beatmung an. Steigt lediglich die Herzfrequenz, wird mit einer Frequenz von 30/min, 1 Atemhub/s weiterbeatmet. (Trotz laufender kontroverser Diskussionen wird mit 100%igem Sauerstoff beatmet. Ob und wann intubiert wird, richtet sich nach Erfahrung und Fähigkeiten der Versorgenden.)

Herzdruckmassage

Herzdruckmassage ist nur bei einer erfolgreich ventilierten Lunge sinnvoll. Begonnen wird die Herzdruckmassage bei einer Frequenz von < 100/min. Der Thorax wird im unteren Drittel mit einer Eindrucktiefe von 1/3 Thoraxdurchmesser durchgeführt.

> Das Kompressions-Ventilations-Verhältnis beim Neugeborenen beträgt 3 : 1, die Frequenz 120/min.

Medikamente

Die Medikamentengabe ist beim Neugeborenen äußerst selten notwendig.

- **Adrenalin:** 10–30 µg/kg KG i. v.
- **Natriumbikarbonat:** bei V. a. myokardiale Azidose, 1–2 mmol/kg KG i. v.
- **Volumen:** bei Schockzeichen, Kristalloide: 10–20 ml/kg KG i. v.

Respiratorische Notfälle

Pseudokrupp (subglottische Laryngotracheitis)

Ätiologie

Meist viral, durch Parainfluenza-, RSV- oder Adenoviren ausgelöste Erkrankung der Larynx- und Trachealschleimhaut. Pseudokrupp tritt gehäuft in den Herbst- und Wintermonaten auf.

Pathophysiologie

Durch die Entzündung kommt es zum Anschwellen der Schleimhaut unterhalb der Stimmritze. Der Verlauf ist normalerweise harmlos.

Klinik

- bellender Husten: Leitsymptom
- inspiratorischer Stridor: Leitsymptom
- Heiserkeit
- Dyspnoe
- inter-, subkostale und juguläre Einziehungen
- Temperatur: < 38 °C.

Einteilung

- **Stadium I:** bellender Husten
- **Stadium II:** Stridor, Einziehungen
- **Stadium III:** Dyspnoe, Tachykardie, Blässe, Unruhe, Einziehungen
- **Stadium IV:** Stridor, schwerste Dyspnoe, Tachykardie, Zyanose, Vigilanzstörungen, Einziehungen.

Diagnostik

- **notfallmedizinische Standarddiagnostik.**

> Keine Racheninspektion, da die respiratorische Situation zusätzlich verschlechtert werden kann.

Therapie

- **notfallmedizinische Standardtherapie:** Die Indikation zur peripheren Venenpunktion ist streng zu stellen, da sie mit einer weiteren Aufregung des Kindes einhergeht und die respiratorische Lage verschlechtert werden kann.
- **Lagerung:** Oberkörperhochlagerung in den Stadien I–III
- **Beruhigung des Kindes:** optimalerweise durch die Mutter
- **Beatmung:** bei Ateminsuffizienz Maskenbeatmung präferieren. Intubationsversuche nur in Reanimationssituationen, da äußerst schwierig
- **Luftbefeuchtung:** durch Kaltvernebler. Alternativ feuchte, kalte Luft durch Wasser im Badezimmer laufen lassen und Fenster öffnen.
- **Steroide:** 100 mg Prednison Supp. ab Stadium III.
- **Sedierung:** Diazepam Rectiole: 10 mg > 15 kg KG, 2–5 mg < 15 kg KG.

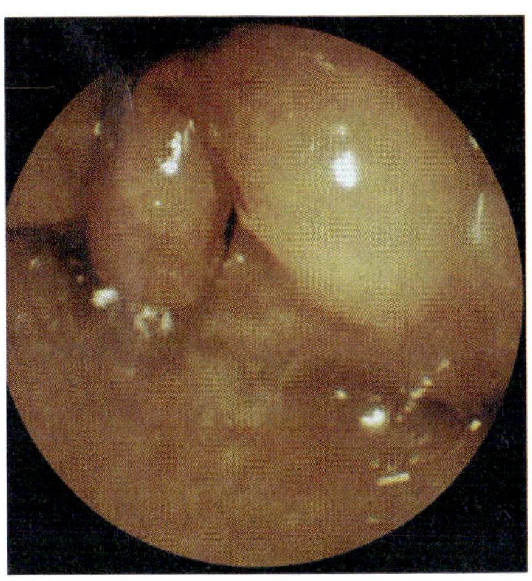

Abb. 2: Massive supraglottische Schwellung in der Laryngoskopie. [7]

Epiglottitis (supraglottische Laryngotracheitits)

> Die Epiglottitis ist ein akut lebensbedrohlicher Notfall!

Ätiologie

Meist bakterielle, durch Haemophilus influenzae Typ B ausgelöste supraglottische Ödembildung. Seltener sind Staphylokokken und Streptokokken die Erreger. Das Krankheitsbild tritt binnen weniger Stunden auf (Abb. 2). Seit Einführung der Hib-Impfung stark rückläufige Tendenz.

Pathophysiologie

Es kommt zu einem ausgeprägten supraglottischen Ödem mit leukozytärer Infiltration.

Klinik

- Fieber > 40 °C, fiebriges Hautkolorit
- inspiratorischer Stridor als Leitsymptom
- Dyspnoe bis Apnoe
- kein Husten
- Zyanose
- Dysästhesie
- Dysphagie: Sputum läuft aus dem Mund heraus.

Diagnostik

- **notfallmedizinische Standarddiagnostik.**

> Keine Racheninspektion, da sich die Schwellung durch Manipulation noch weiter ausdehnen kann.

Therapie

- **notfallmedizinische Standardtherapie:** Die Indikation zur peripheren Venenpunktion ist streng zu stellen, da sie mit einer weiteren Aufregung des Kindes einhergeht und die respiratorische Lage verschlechtert werden kann.
- **Lagerung:** Oberkörperhochlagerung beim bewusstseinsklaren Kind
- **Beruhigung des Kindes:** optimalerweise durch Mutter
- **antipyretische Analgetika:** Paracetamol Supp.: Säuglinge: 125 mg, Kleinkinder: 250 mg, Schulkinder: 500 mg
- **Intubation und Narkose:** nur in Reanimationssituationen. Die Intubation sollte in der Klinik und durch einen erfahrenen Fach-/Oberarzt erfolgen.
- **Koniotomie:** als Ultima Ratio
- **Reanimationsbereitschaft.**

Asthma bronchiale

Siehe Seite 73.

Klinik

- anfallsweise Dyspnoe mit exspiratorischem Stridor als Leitsymptom
- Husten
- Tachypnoe
- Tachykardie
- evtl. Zyanose.

Diagnostik

- **notfallmedizinische Standarddiagnostik:** Besonderen Stellenwert haben die Pulsoxymetrie und die Auskultation der Lunge. Im Anfall ist der SpO_2 erniedrigt und sind ein exspiratorischer Stridor, Giemen und Brummen zu hören.

Therapie

- **notfallmedizinische Standardtherapie**
- **Lagerung:** Oberkörperhochlagerung, optimal auf dem Schoß der Mutter
- **Bronchodilatation:** kurzwirksame β_2-Sympathomimetika (3-mal wirksamer als Theophyllin): Terbutalin 0,01 mg/kg KG i. v.; Methylxanthine: 5 mg/kg KG Theophyllin langsam i. v.
- **Glukokortikoide:** 4 mg/kg KG Prednison i. v. oder rektal
- **Sekretolyse:** 20–40 ml/kg KG Ringer-Lösung i. v. sind als notfallmedizinische Sekretolyse ausreichend.
- **Sedierung:** Sedierende Medikamente (z. B. Diazepam) sind wegen der atemdepressiven Wirkung nur mit großer Vorsicht zu verwenden.
- **Intubation und Beatmung:** nur bei schwerster Hypoxie!

Pädiatrische Notfälle 2

Fremdkörperaspiration

Siehe Seite 74.

Klinik

- Dyspnoe
- Husten: Bei Kindern mit lang anhaltendem Husten sollte an eine Fremdkörperaspiration gedacht werden.
- Zyanose
- inspiratorischer und/oder exspiratorischer Stridor
- Tachypnoe
- Tachykardie.

Diagnostik

- **notfallmedizinische Standarddiagnostik**
- **Auskultation:** inspiratorischer und/oder exspiratorischer Stridor.

Therapie

- **notfallmedizinische Standardtherapie**
- **Manöver zur Fremdkörperexkorporation:** bei Säuglingen bis zu fünf Schläge auf die Mitte des Rückens, danach Thoraxkompressionen (Abb. 1), kein Heimlich-Manöver
- **Bergung des Fremdkörpers:** entweder digitales Ausräumen oder mittels Laryngoskopie und Magill-Zange
- **Intubation und Beatmung:** Ist der Fremdkörper nicht zu bergen, und die Atemwegsverlegung respiratorisch relevant, muss der Patient intubiert werden.

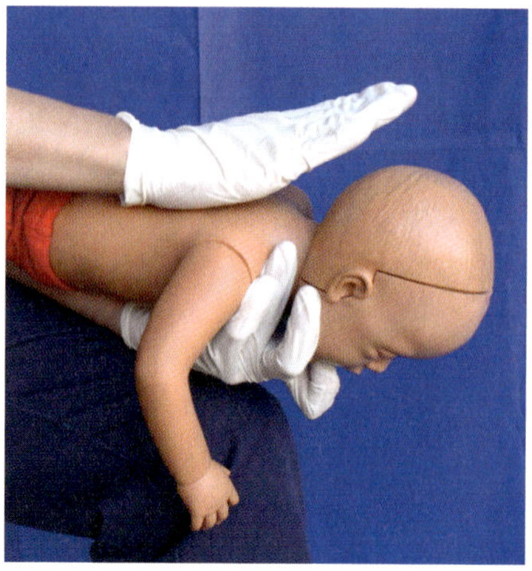

Abb. 1: Manöver zur Fremdkörperexkorporation beim Säugling. [2]

Sonstige pädiatrische Notfälle

Fieberkrampf

Ätiologie

Fieberkrämpfe entstehen durch Fieberanstieg (> 38 °C) im Rahmen eines banalen Infektes. Es handelt sich um Krampfanfälle ohne Hinweis auf eine intrakranielle Infektion oder eine andere zerebrale Ursache.

Pathophysiologie

Fieber führt zu einer Herabsetzung der Krampfschwelle im ZNS. Die Geschwindigkeit des Fieberanstiegs trägt erheblich zur Entstehung des Fieberkrampfes bei.

Epidemiologie

Der Fieberkrampf ist der häufigste Krampfanfall im Kindesalter. 2–5% aller Kinder erleiden ihn bis zu ihrem 5. Lebensjahr. Der Häufigkeitsgipfel liegt zwischen dem 14. und 18. Lebensmonat.

> Fieberkrämpfe treten selten vor dem 9. Lebensmonat und nach dem 5. Lebensjahr auf.

Klinik

Einfacher Fieberkrampf

- Krampf: 90% generalisierte, tonisch-klonische Anfälle von kurzer Dauer
- postiktale Phase nach stattgefundenem Krampf
- Fieber.

Schwerer Fieberkrampf

- Auftreten vor dem 9. Lebensmonat und nach dem 5. Lebensjahr
- Symptome zerebraler Schädigung
- fokale Anfälle
- Dauer > 15 min
- > 2 Anfälle in 24 h
- > 4 Rezidive
- persistierende EEG-Veränderungen
- Fieber.

Diagnostik

- **notfallmedizinische Standarddiagnostik:** insbesondere Temperaturmessung und Blutzuckerbestimmung.

Therapie

- **notfallmedizinische Standardtherapie:** Beim einfachen Fieberkrampf wird ein i. v. Zugang nicht zwingend benötigt.
- **Antikonvulsiva:** Diazepam als Rectiole: 10 mg > 15 kg KG, 2–5 mg < 15 kg KG bzw. 1 mg/kg KG i. v.
- **antipyretische Analgetika:** Paracetamol Supp.: Säuglinge 125 mg, Kleinkinder 250 mg, Schulkinder 500 mg.

Exsikkose

Ätiologie

Bei Kindern ist die Wasser- und Elektrolythomöostase sehr störanfällig. Die häufigste Form ist mit ca. 70% die isotone Dehydratation, meist durch Gastroenteritis, aber auch durch Blutverlust oder Vernachlässigung bedingt. Zur hypotonen Dehydratation kommt es durch Salzverluste (Mukoviszidose, Niereninsuffizienz). Hypertone Dehydratation basiert meist auf einer inadäquaten Ernährung (hyperosmolare Milchnahrung).

Klinik

- halonierte Augenringe
- eingesunkene große Fontanelle bei Säuglingen
- trockene Schleimhäute
- stehende Bauchfalten.

Diagnostik

- **notfallmedizinische Standarddiagnostik**
- **Ausmaß der Dehydratation:** am besten bestimmbar durch die Ermittlung des Gewichtsverlustes.

Therapie

- **notfallmedizinische Standardtherapie**
- **Rehydratation:** Die Rehydratationsmenge richtet sich nach der Summe aus Basisbedarf und Defizit. Der Basisbedarf beträgt: **1500 ml/m² KOF/d.** Orale Rehydratation kann bis zu einer Dehydratation von < 10% versucht werden. Die Rehydratation sollte in einer Kinderklinik langsam (über 48 h) mit einer 1 : 1-Mischung aus Glukose 5% und NaCl 0,9% erfolgen. Ist ein erfahrener Notarzt vor Ort (Abb. 2), kann auch hier bereits mit der Rehydratation über einen

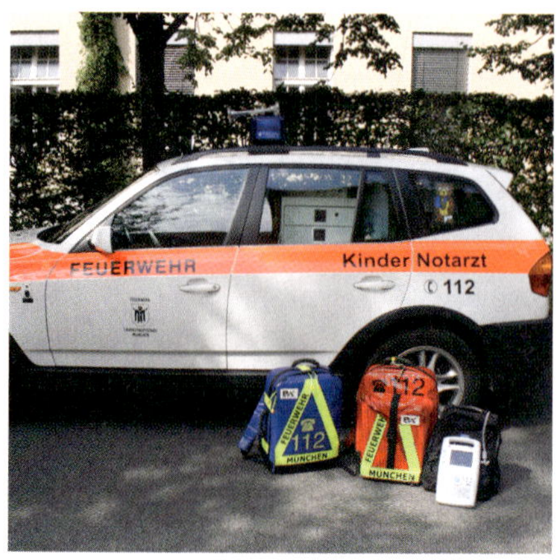

Abb. 2: Kinder-NEF der Berufsfeuerwehr München. [2]

i. v. Zugang mit 10–20 ml/kg KG NaCl 0,9% begonnen werden, ansonsten ist ein zügiger Transport in eine Kinderklinik anzustreben.

Sudden Infant Death Syndrome (SIDS)

Das Sudden Infant Death Syndrome (SIDS, Synonym: plötzlicher Kindstod) ist das plötzliche, unvorhersehbare Versterben eines über einen Monat alten Säuglings ohne adäquate Todesursache in der Obduktion.

Ätiologie

Die Ursachen des SIDS sind nach wie vor ungeklärt. Derzeit gilt die Hypothese einer ZNS-Funktionsstörung mit Atemdysregulation als Folge.

Epidemiologie

SIDS ist mit 40–50% die häufigste Todesursache im Säuglingsalter. Kinder versterben hieran selten vor Ende des ersten Lebensmonats und selten nach Ende des ersten Lebensjahrs. Es ereignet sich häufiger nachts. Die Inzidenz beträgt 0,04%. Jungen sind mit 65% häufiger betroffen als Mädchen. Es besteht eine familiäre Disposition.

Risikofaktoren

Folgende Faktoren gelten als Risikofaktoren: männliches Kind, niedriges Geburtsgewicht, Frühgeburtlichkeit, peri- und postnatale Komplikationen, stattgefundene ALTE (s. u.), Bauchlage, Überwärmung, niedriges Alter oder Nikotin- und Drogenabusus oder häufige Schwangerschaften der Mutter, familiäre SIDS-Fälle.

Klinik

- totes Kind mit oder ohne sichere Todeszeichen.

Vorgehen

Bei fehlenden sicheren Todeszeichen sollte mit der Reanimation begonnen, und das Kind unter Reanimation in die nächstgelegene Kinderklinik gebracht werden.

> SIDS gilt stets als „ungeklärte Todesursache". Eine Obduktion muss erfolgen.

Apparent Life Threatening Event (ALTE)

Die ALTE ist eine Ereignis mit Apnoe, Zyanose, Blässe und verändertem Muskeltonus.

Ätiologie

Krankheiten, die mit einer ALTE symptomatisch werden können, sind: Fremdkörperaspiration, Atemwegsinfektion, Gastroenteritiden, Dehydratation, Myokarditis, Epilepsie, Enzephalitis, Hypoglykämie, Medikamentenintoxikationen, Münchhausen-by-proxy-Syndrom.

Epidemiologie

Die Inzidenz von ALTE liegt bei etwa 0,6%. 60% der ALTE-Fälle ereignen sich in den ersten vier Lebensmonaten. Sie treten überwiegend tagsüber auf.

Klinik

- Blässe
- flache Atmung bis Apnoe
- Zyanose
- Reaktionslosigkeit
- Schlaffheit.

Diagnostik

- **notfallmedizinische Standarddiagnostik:** Bei Eintreffen des Rettungsdienstes ist die ALTE in aller Regel bereits vorüber, sodass man auf die Beobachtungen der Eltern angewiesen ist.

Therapie

- **notfallmedizinische Standardtherapie**
- **taktile Stimulation:** meist ausreichend
- **Atemunterstützung:** Sauerstoffgabe, ggf. Beatmung
- **Transport Kinderklinik:** Zur genaueren Diagnostik sollte das Kind stets in eine Kinderklinik gebracht werden.

Zusammenfassung

- Bei jeder Geburt muss eine Reanimationsbereitschaft hergestellt werden.
- Der Geburtsort sollte warm, hell und zugluftfrei sein, darüber hinaus sollten warme Tücher und Laken sowie ein Abnabelungsbesteck bereitgehalten werden.
- Klinisch werden die Neugeborenen vom ERC in vier Gruppen eingeteilt.
- Das Neugeborene soll lediglich bei Fruchtwasser, Mekonium oder Blut in den Atemwegen abgesaugt werden.
- Bei respiratorischer Insuffizienz wird initial mit einer Frequenz von 30/min mit einem 2–3 s langen Plateau beatmet.
- Das Kompressions-Ventilations-Verhältnis bei der Neugeborenenreanimation beträgt 3 : 1, die Frequenz 120/min.
- Pseudokrupp wird meist viral ausgelöst und verläuft in der Regel harmlos, er kann sich jedoch auch zum lebensbedrohlichen Krankheitsbild entwickeln.
- Die Epiglottitis wird meist bakteriell ausgelöst und stellt einen akut lebensbedrohlichen Zustand dar.
- Fieberkrämpfe entstehen durch Temperaturanstieg bei einem banalen Infekt und sind in der Regel harmlos.
- Kinder haben eine störanfällige Wasser-Elektrolyt-Homöostase und daher eine erhöhte Exsikkosegefahr.
- SIDS ist die häufigste Todesursache im Säuglingsalter. Risikofaktoren sollen, soweit möglich, vermieden werden.

Toxikologische Notfälle 1

Allgemeine Toxikologie

Giftaufnahme

Gifte werden über folgende Wege in den Körper aufgenommen:
- ingestiv über der Magen-Darm-Trakt
- inhalativ über die Atemwege
- transdermal über Haut und Schleimhäute
- intravenös durch Injektion.

Giftwirkung

- **Primärschädigung:** unmittelbare Beeinträchtigung von Zielorganen (z. B. Apnoe durch Rezeptorwirkung bei Opiatintoxikation)
- **Sekundärschädigung:** Organschädigung durch Beeinträchtigung anderer Systeme (z. B. Apnoe durch Zurückfallen der Zunge bei Benzodiazepinintoxikation).

Entgiftung

- **Dekontamination:** Reinigung, Frischluftzufuhr
- **induziertes Erbrechen:** nur beim bewusstseinsklaren Patienten innerhalb der ersten Stunde nach Aufnahme. Apomorphin i. v. oder Ipecacuanha-Sirup p. o. als Emetika. Kontraindikation: Säuren- und Laugenverätzungen
- **Magenspülung:** beim bewusstseinsgetrübten oder bewusstlosen Patienten, nach Intubation
- **Neutralisation:** Ziel ist die Umwandlung in nicht resorbierbare oder weniger toxische Substanzen. Hierzu zählen u. a. die Gabe von Entschäumern (Sab simplex®) oder die Verdünnung mit Flüssigkeiten p. o. Aktivkohle ist ein wichtiges Mittel zur Entgiftung, da sie sowohl neutralisierende als auch eliminierende Eigenschaften hat.
- **Elimination:** Ziel ist die beschleunigte Giftausscheidung. Hierzu zählen die Sauerstoff-Überdruckbeatmung bei CO-Intoxikation oder die forcierte Diurese bei Medikamentenintoxikationen. Man unterscheidet die **primäre** (induziertes Erbrechen, Magenspülung, Kohleapplikation) von der **sekundären** (forcierte Diurese, induzierte Diarrhö, Hyperventilation) Elimination.
- **Antidotgabe:** Ziel ist die Inaktivierung des Giftes.

Diagnostik

- **notfallmedizinische Standarddiagnostik:** insbesondere Medikamenten-, Drogen- oder Giftanamnese
- **Umgebung:** Spritzen, Verpackungen etc.
- **Asservierung** aller Stoffe zur evtl. toxikologischen Untersuchung.

Basistherapie

- **Eigenschutz beachten!**
- **notfallmedizinische Standardtherapie**
- **Lagerung:** nach Bewusstseinslage
- **Elimination:** je nach Giftstoff, häufig erst klinisch angewandt
- **Antidote:** je nach Giftstoff, nur in 5% indiziert
- **ggf. Antikonvulsivum:** 1–2 mg Clonazepam i. v. oder 5–10 mg Diazepam i. v.
- **ggf. Sedierung:** 2–5 mg Midazolam i. v.
- **Wärmeerhalt**
- **Intubation und Beatmung:** bei Ateminsuffizienz.

Giftnotruf

Deutschlandweit gibt es zehn Giftnotrufzentralen, drei hiervon zusätzlich speziell für pädiatrische Intoxikationen. Sie haben eigene Notrufnummern, die u. a. über die Rettungsleitstellen zu erfahren sind. Es besteht eine 24-h-Bereitschaft. Selten wird die Giftnotrufzentrale bereits vom Einsatzort aus kontaktiert. Vor Anruf sollten folgende Punkte eruiert werden: Giftmenge, Einnahmezeitpunkt, Alter und Gewicht des Patienten (v. a. bei Kindern). Folgende Informationen können gegeben werden:
- Antidottherapie
- nötiges Monitoring
- nötige Eliminationsverfahren
- geeignete Zielklinik.

Medikamentenintoxikation

Ätiologie

Medikamentenintoxikationen entstehen zum einen durch fehlerhafte Anwendung, zum anderen in suizidaler Absicht. Häufig kommt es zur Einnahme mehrerer Medikamente gleichzeitig.

Barbiturate

Substanz

Derivate der Barbitursäure (Pentobarbital, Phenobarbital, Thiopental).

Eigenschaften

Stimulation der $GABA_A$-Rezeptoren. Intoxikation meist in suizidaler Absicht.

Wirkung

Antikonvulsiv, hypnotisch.

Klinik

Zentral anticholinerges Syndrom, Müdigkeit, Vigilanzstörungen, Hypotonie, Hypothermie, Hypoxie, Hautblasen.

Therapie

Basistherapie. Symptomatisch: bei Ateminsuffizienz Intubation und Beatmung, bei Hypotonie 500–1500 ml Ringer-Lösung i. v., forcierte Diurese: 40–80 mg Furosemid i. v., CPR: Wiederbelebungszeit verlängert!

Benzodiazepine

Substanz

Bizyklische Verbindungen (Diazepam, Flunitrazepam, Oxazepam).

Eigenschaften

Stimulation der $GABA_A$-Rezeptoren nur, wenn GABA zur Verfügung steht (≠ Barbiturate).

Wirkung

Anxiolytisch, antikonvulsiv, sedativ, amnestisch, muskelrelaxierend.

Klinik

Zentral anticholinerges Syndrom, Müdigkeit, Vigilanzstörungen, Hypotonie, Zyanose, Hypoxie.

Therapie

Basistherapie. Symptomatisch: bei Hypotonie: 500–1500 ml Ringer-Lösung i. v., forcierte Diurese: 40–80 mg Furosemid i. v., Antidot 0,2–0,4 mg Flumazenil i. v., ggf. repetitiv bis zu 5 mg i. v., CPR: Wiederbelebungszeit verlängert!

Antidepressiva

Substanz

Trizyklische Antidepressiva, z. B. Amitriptylin, Monoaminoxidase(MAO)Inhibitoren, z. B. Moclobemid, selektive Serotonin-Reuptake-Inhibitoren (SSRI), z. B. Fluoxetin.

Eigenschaften

Trizyklische Antidepressiva: anticholinerge Wirkung; MAO-Inhibitoren: Inhibition des Katecholaminabbaus; SSRI: Hemmung der präsynaptischen Serotonin-Wiederaufnahme.

Wirkung

Stimmungsaufhellend, anxiolytisch.

Klinik

Zentral anticholinerges Syndrom; trizyklische Antidepressiva: heiße, rote, trockene Schleimhäute, Mydriasis, Tachykardie, Arrhythmie, Hypotonie, Erregungszustände, Krampfanfälle. MAO-Inhibitoren: Muskelspasmen, Tremor, Tachykardie, Mydriasis, Hyperthermie.

Therapie

Basistherapie. Symptomatisch: bei Hypotonie: 500–1500 ml Ringer-Lösung i. v., bei ventr. Arrhythmie: 5 mg/kg KG Amiodaron i. v. über 3 min, bei supraventr. Arrythmie 2,5–5 mg Metoprolol i. v., 50–100 g Aktivkohle p. o., Antidot bei trizyklischen Antidepressiva: 1–2 mg Physostigmin i. v.

Neuroleptika

Substanz

Phenothiazine (Promethazin), Butyrophenone (Haloperidol). Die neueren, sog. atypischen Neuroleptika verursachen weniger bis keine extrapyramidalen Störungen.

Eigenschaften

Zentral antidopaminerg.

Wirkung

Antipsychotisch.

Klinik

Müdigkeit, Vigilanzstörungen, Krampfanfälle, Dyskinesien, Hypothermie, (Torsade-de-pointes-)Tachykardie, Arrhythmie, Hypotonie, Ateminsuffizienz.

Therapie

Basistherapie. Symptomatisch: bei Hypotonie 500–1500 ml Ringer-Lösung i. v., bei Torsade-de-pointes Tachykardie 2 g Magnesium i. v., bei ventr. Arrhythmie 5 mg/kg KG Amiodaron i. v. über 3 min, bei supraventr. Arrhythmie 2,5–5 mg Metoprolol i. v., bei Extrapyramidalsymptomatik 3–5 mg Biperiden i. v.; ggf. Erbrechen induzieren, 50–100 g Aktivkohle p. o., Antidot bei zentral anticholinergem Syndrom: 1–2 mg Physostigmin i. v.

Methylxanthine

Substanz

Alkaloide: Theophyllin, Coffein und Theobromin.

Eigenschaften

Hemmung der Phosphodiesterase III, Adenosin-Rezeptor-Antagonist.

Wirkung

U. a. bronchodilatorisch, positiv inotrop und chronotrop, peripher vasodilatorisch.

Klinik

Tachykardie, Arrhythmie, Hypotonie, Verwirrtheit, Übelkeit, Erbrechen, Vigilanzstörungen, Krampfanfälle.

Therapie

Basistherapie. Symptomatisch: bei Hypotonie 500–1500 ml Ringer-Lösung i. v., bei ventr. Arrhythmie 5 mg/kg KG Amiodaron i. v. über 3 min, bei supraventr. Arrythmie 2,5–5 mg Metoprolol i. v., bei Ingestition 50–100 g Aktivkohle p. o.

Drogenintoxikation

Ätiologie

Als Drogen werden alle psychoaktiven Substanzen bezeichnet, die den Konsumenten in einen Rauschzustand versetzen. Sie haben ein Suchtpotential.

Pathophysiologie

Drogeninduzierte Wirkungen können sein:
- Sedation
- Hypnose
- Halluzination
- Stimulation
- Ateminsuffizienz
- Kreislaufinsuffizienz.

Darüber hinaus kann es zu gleichzeitigem Konsum unterschiedlicher Drogen kommen. Die Wirkungen kumulieren und können von den normalen, isolieren Substanzwirkungen abweichen.

Einteilung

Drogen werden auf mehrere Arten eingeteilt:
- **nach Stoffklasse:** Amphetamine, Cannabinoide etc.
- **nach Wirkung:** Sedation, Hypnose etc.
- **weitere:** pflanzliche/tierische, synthetische/halbsysnthetische Drogen etc.

Alkohol

Substanz

Ethylalkohol.

Eigenschaften

Agonistisch an mehreren Rezeptoren. Abbau durch Alkoholdehydrogenase, ca. 0,1‰/h. Hemmung der hepatischen Glukoneogenese (**cave:** Diabetiker).

Wirkung

Enthemmend, stimulatorisch, stimmungsmodulatorisch, peripher vasokonstriktorisch.

Einteilung

Man unterscheidet folgende Stadien:
- **1. Exzitation:** 1–2‰ BAK, Schmerzwahrnehmung ↓, Enthemmung, Koordinationsstörungen
- **2. Hypnose:** 2–2,5‰ BAK, Aggression, Muskelschlaffheit, Amnesie
- **3. Narkose:** 2,5–4‰ BAK, Bewusstlosigkeit, unkontrollierter Stuhl- und Harnabgang
- **4. Asphyxie:** > 4‰ BAK, Koma, Bradypnoe, Hypothermie.

Toxikologische Notfälle 2

Klinik

Foetor alcoholis, Euphorie, Vigilanzstörungen, bedingt Analgesie, Hypoglykämie.

Therapie

Basistherapie. Symptomatisch: bei Hypoglykämie 8 g Glukose i. v., 8 g in die Infusion, bei Hypotonie 500 – 1500 ml Ringer-Lösung i. v.

Heroin/Morphin/Methadon

Substanz

Morphin: Extrakt der Schlafmohnpflanze. Heroin: Diacetylmorphin aus Morphin hergestellt. Methadon: vollsynthetisches Opioid.

Eigenschaften

Agonistisch an Opioidrezeptoren, starkes Suchtpotential.

Wirkung

Euphorisierend, analgetisch, schlaffördernd.

Klinik

Initial Ateminsuffizienz, Bradypnoe, Miosis; später Bradykardie, Kreislaufdysregulationen, Hypothermie, Vigilanzstörungen.

Therapie

Basistherapie. Symptomatisch, ggf. Masken-Beutel-Beatmung bis zum Wiedereintritt der Spontanatmung; erwägen: Antidotgabe: 0,4 – 0,8 mg Naloxon titriert i. v. (Gefahr: lebensgefährliche Entzugssymptomatik), Volumen bei Hypotonie: 500 – 1500 ml Ringer-Lösung i. v.

Kokain

Substanz

Tropan-Alkaloid; Crack (Kokainhydrochlorid mit Natriumbikarbonat).

Eigenschaften

Freisetzung von Dopamin, Noradrenalin und Serotonin. Starkes Suchtpotential.

Wirkung

Stimulatorisch, euphorisierend, aktivitätssteigernd, halluzinogen.

Klinik

Mydriasis, Angst, Unruhe, Panik, Übelkeit, Erbrechen, Hyperthermie, Tachykardie, Arrhythmie, Hypertension, Krampfanfälle, Vigilanzstörungen.

Therapie

Basistherapie. Symptomatisch bei Hyperthermie oder Dehydratation: 500 – 1500 ml Ringer-Lösung i. v.; bei Tachyarrhythmie 2,5 – 5 mg Metoprolol i. v.; bei Hypertension 25 – 50 mg Urapidil i. v.

Amphetamine

Substanz

Stammverbindung der Amphetamine ist das vollsynthetische Alpha-Methylphenethylamin (Speed). Hiervon abstammende Substanzen sind: Ecstasy (z. B. 3,4-Methylendioxy-N-methylamphetamin, MDMA), Amphetamin, Methamphetamin, Propylhexedrin.

Eigenschaften

Freisetzung von Noradrenalin und Dopamin im ZNS.

Wirkung

Antriebssteigernd, appetitzügelnd.

Klinik

Euphorie, Unruhe, Erregungs-/Verwirrtheitszustand, Vigilanzstörungen, Krampfanfälle, Tremor, Mydriasis, Tachykardie, Hypertonie, Übelkeit, Erbrechen, Hyperthermie, Dehydratation.

Therapie

Basistherapie. Symptomatisch: bei Hyperthermie oder Dehydratation 500 – 1500 ml Ringer-Lösung i. v.; bei Tachyarrhythmie 2,5 – 5 mg Metoprolol i. v.; bei Hypertension 25 – 50 mg Urapidil i. v.

Nikotin

Substanz

Alkaloid der Tabakpflanze und anderer Nachtschattengewächse.

Eigenschaften

In niedriger Dosis Ganglienstimulation an Sympathikus und Parasympathikus (nikotinerge Acetylcholinrezeptoren) sowie Katecholaminfreisetzung. In hohen Dosen Sympathiko- und Parasympathikolyse. Tödliche Dosis beim Erwachsenen ca. 40 – 60 mg (Ingestion von fünf Zigaretten), beim Kind ca. 10 mg (Ingestion von einer Zigarette).

Wirkung

Antriebssteigernd, positiv inotrop und chronotrop, blutdrucksteigernd.

Klinik

Kopfschmerzen, Tremor, Vigilanzstörungen, Krampfanfall, Speichelfluss, Übelkeit, Erbrechen, Diarrhö, Tachy- oder Bradykardie, Hyper- oder Hypotonie.

Therapie

Basistherapie. Symptomatisch: bei Ingestion Erbrechen induzieren (Ipecacuanha-Sirup: Kinder 10 – 20 ml p. o., Erw. 30 ml p. o.), dann 50 – 100 g Aktivkohle p. o., bei inhalatorischer Aufnahme ggf. 0,625 – 1,25 mg Dehydrobenzperidol (DHB) i. v.; bei Bradykardie 0,5 – 1 mg Atropin i. v.; bei Hypotonie 500 – 1500 ml Ringer-Lösung i. v.

Cannabis

Substanz

Δ-9-Tetrahydrocannabinol (THC) oder Cannabinol (CBD) aus der Hanfpflanze. Verwendung meist als Marihuana oder Haschisch.

Eigenschaften

Agonisierung am endocannabinoiden System des ZNS.

Wirkung

THC: psychoaktiv, „bewusstseinserweiternd"; CBD: sedierend.

Klinik

Psychosen, Halluzinationen, Panikattacken, paranoide Erregungszustände, gestörte Körperwahrnehmung, Tachykardie, Hypertension, Mydriasis, Tremor, Hyperthermie.

Therapie

Basistherapie. Symptomatisch: bei paranoiden Erregungszuständen 5–10 mg Haloperidol i. v., bei Tachyarrhythmie 2,5–5 mg Metoprolol i. v.; bei Hypertension 25–50 mg Urapidil i. v.

Lösemittel

Substanz

Chlorierte Kohlenwasserstoffe. Meist p. i. geschnüffelt, akzidentiell auch p. o.

Eigenschaften

Wirkung ähnlich den Inhalationsnarkotika.

Wirkung

In niedrigen Dosen euphorisch, in hohen Dosen sedierend.

Klinik

Euphorie, Vigilanzstörungen, Tachykardie, Hypotonie.

Therapie

Basistherapie. Symptomatisch: bei Hypotonie 500–1500 ml Ringer-Lösung i. v., bei Ingestion 50–100 g Aktivkohle p. o.

Lysergsäurediaethylamid (LSD)

Substanz

LSD (Synonym: Acid) gehört zur Gruppe der serotoninartigen Ergoline.

Eigenschaften

LSD wirkt agonistisch am 5-HT_{2A}-Serotonin- und am D_2-Dopamin-Rezeptor. Es ist eines der stärksten Halluzinogene.

Wirkung

Es kommt zu intensiverem Erleben, verändertem Zeit- und Umweltempfinden und zu Halluzinationen.

Klinik

Halluzinationen, Panikattacken, paranoide Erregungszustände, gestörte Körperwahrnehmung, Tachykardie, Hypertension, Mydriasis, Tremor, Hyperthermie.

Therapie

Basistherapie. Symptomatisch: bei paranoiden Erregungszuständen 5–10 mg Haloperidol i. v., bei Tachyarrhythmie 2,5–5 mg Metoprolol i. v.; bei Hypertension 25–50 mg Urapidil i. v.

Toxikologische Notfälle 3

Halluzinogene Pilze

Substanz

Fliegenpilze, Kahlköpfe, Mutterkorn, Risspilze.

Eigenschaften

Fliegenpilze: Modulation am muskarinergen Acetylcholinrezeptor, Kahlköpfe: 5 HT_{2A}-Rezeptor-Agonist, Mutterkorn: hochkomplexer Wirkmechanismus.

Wirkung

Es kommt zu intensiverem Erleben, verändertem Zeit- und Umweltempfinden und zu Halluzinationen.

Klinik

Halluzinationen, Panikattacken, paranoide Erregungszustände, gestörte Körperwahrnehmung, Tachykardie, Hypertension, Mydriasis, Tremor, Hyperthermie.

Therapie

Basistherapie. Symptomatisch: bei paranoiden Erregungszuständen 5–10 mg Haloperidol i. v., bei Tachyarrhythmie 2,5–5 mg Metoprolol i. v.; bei Hypertension 25–50 mg Urapidil i. v., Antidote: Fliegenpilz: Physostigmin, Risspilz: Atropin.

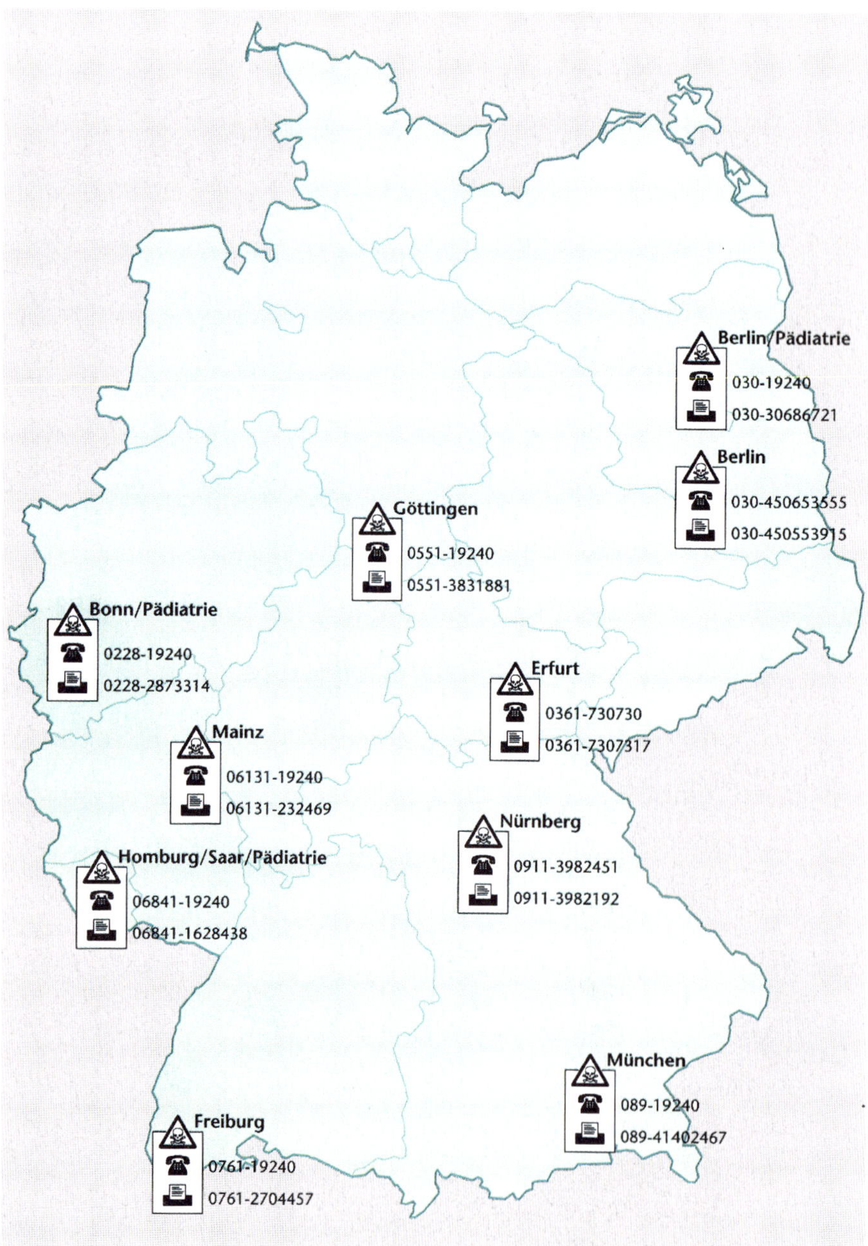

Abb. 1: Giftnotrufzentralen in Deutschland. Quelle [7]

Alkylphosphate/Carbamate

Substanz

Phosphorsäurediester (E 605) und Carbaminsäureester in Verwendung als Pestizide und Insektizide.

Eigenschaften

Antagonisierung der Acetylcholinesterase. Stimulation muskarinerger, parasympathischer Rezeptoren, Stimulation nikotinerger, parasympathischer und sympathischer Rezeptoren, Stimulation der nikotinergen, neuromuskulären Rezeptoren. Letale Dosis Erw.: 0,1 g.

Wirkung

Vagotonus ↑↑, Katecholaminfreisetzung ↑.

Klinik

Miosis, Muskelschwäche, Atemlähmung, Hypersekretion, Bradykardie, Hypotonie, Vigilanzstörungen, Krampfanfälle.

Therapie Alkylphosphate

Basistherapie. Symptomatisch: bei Hypotonie 500–1500 ml Ringer-Lösung i. v., bei Ingestion 50–100 g Aktivkohle p. o., Antidot: 5–100 mg Atropin i. v., ggf. 250–500 mg Toxogonin i. v. nach Rücksprache mit der Giftnotrufzentrale.

Therapie Carbamate

Basistherapie. Symptomatisch: bei Hypotonie 500–1500 ml Ringer-Lösung i. v., bei Ingestion 50–100 g Aktivkohle p. o., Antidot: 5–100 mg Atropin i. v., keine Toxogonin-Gabe.

Atropin

Substanz

Alkaloid aus Nachtschattengewächsen (Tollkirsche, Stechapfel).

Eigenschaften

Antagonisierung parasympathischer Rezeptoren.

Wirkung

U. a. positiv chronotrop, bronchodilatorisch.

Klinik

Zentral anticholinerges Syndrom, Halluzinationen, Vigilanzstörungen, Krampfanfälle, Mydriasis, Atemdepression, Tachykardie, Arrhythmie, Hyperthermie, trockene Schleimhäute.

Therapie

Basistherapie. Symptomatisch: bei Hyperthermie oder Dehydratation 500–1500 ml Ringer-Lösung i. v.; Antidot: 1–2 mg Physostigmin i. v.

Methanol

Substanz

Primärer, einwertiger Alkohol.

Eigenschaften

Oxidation durch Alkoholdehydrogenase zu Ameisensäure. Intoxikation durch Verwechselung oder Ethylalkoholersatz.

Wirkung

Entstehung einer metabolischen Azidose.

Klinik

Sehstörungen bis zur Erblindung, Übelkeit, Erbrechen, Kopfschmerzen, Atemdepression.

Therapie

Basistherapie. Sofortige Gabe von Ethanol (Bindung der Alkoholdehydrogenase); beim bewusstseinsklaren Patienten: 100 ml Ethylalkohol 50% p. o., beim bewusstlosen Patienten: Ethanol i. v.

Zyanide

Substanz

Salze und andere Verbindungen der Blausäure (Blausäure, Zyankali, Natriumzyanid).

Eigenschaften

Hemmung der Cytochrom-C-Oxydase in der Atmungskette. Letale Dosis: z. B. 50 mg Blausäure.

Wirkung

Hemmung der oxidativen Sauerstoffverwertung → „inneres Ersticken".

Klinik

Bittermandelgeruch, Übelkeit, Erbrechen, Sehstörungen, Kopfschmerzen, Vigilanzstörungen, Krampfanfälle, Hypotonie, Brady- oder Tachykardie, Arrhythmie.

Therapie

Basistherapie. Symptomatisch: bei Hypotonie 500–1500 ml Ringer-Lösung i. v., bei Tachyarrhythmie 2,5–5 mg Metoprolol i. v., bei Ingestion 50–100 g Aktivkohle p. o., Antidot: 200–250 mg 4-DMAP i. v., anschließend 10–100 ml Natriumthiosulfat i. v.

Zentral anticholinerges Syndrom (ZAS)

Ätiologie

Das zentral anticholinerge Syndrom basiert entweder auf einer cholinergen Hemmung oder einer anticholinergen Überaktivität.

Pathophysiologie

Ist der Neurotransmitter Acetylcholin nicht ausreichend vorhanden, kommt es zu einer Reihe neurologischer Symptome.

Auslösende Substanzen

- **Psychopharmaka:** Antidepressiva
- **Sedativa:** Benzodiazepine
- **Hypnotika:** Barbiturate
- **Belladonnaalkaloide:** Atropin, Scopolamin (besonders wenn medizinisch verabreicht).

Klinik

Sind die auslösenden Substanzen liquorgängig, kommt es zum zentralen anticholinergen Syndrom. Neben dem zentralen kann auch ein peripheres anticholinerges Syndrom vorkommen.

Zentrale Symptome

- Unruhe
- Erregungs- und Verwirrtheitszustand
- Vigilanzstörungen
- Krampfanfall
- Hyperthermie.

Periphere Symptome

- Tachykardie
- Mydriasis
- trockene Haut und Schleimhäute.

Diagnostik

- **notfallmedizinische Standarddiagnostik:** insbesondere Medikamenten-, Drogen- oder Giftanamnese.

Therapie

- **notfallmedizinische Standardtherapie**
- **Antidot:** 1–2 mg Physostigmin i. v.

Zusammenfassung

- Für Informationen bei toxikologischen Notfällen stehen Giftnotrufzentralen zur Verfügung.
- Medikamententoxikationen entstehen durch fehlerhafte Dosierung oder in suizidaler Absicht.
- Die kombinierte Aufnahme verschiedener Drogen und Medikamente führt zu komplexen Substanzwirkungen.
- Die Wiederbelebungsdauer kann bei Drogen- und Medikamentenintoxikationen verlängert sein.

Thermische Notfälle 1

Hypothermie

Definition

Von Hypothermie oder Unterkühlung spricht man ab einer Körperkerntemperatur von < 35 °C.

Ätiologie

Hypothermie kann durch folgende Zustände auftreten:

- **Wassernotfälle:** Ertrinkungsunfall, langer Aufenthalt im Wasser, Einbruch auf dem Eis
- **in kalter Umgebung:** desorientierte oder verletzte Personen im Freien, falsche oder nasse Bekleidung, Lawinenopfer
- **weitere Ursachen:** alkoholisierte Personen, Schockpatienten, intoxikierte Patienten etc.

Besonders gefährdet sind Kinder, alte Menschen und Obdachlose.

Pathophysiologie

Bei der Hypothermie werden zunächst eine Vielzahl an Stoffwechselprozessen zur Energie- und Wärmegewinnung aktiviert. Durch Muskelzittern wird versucht, Wärme zu produzieren. Es kommt zu einem Anstieg des Sauerstoffverbrauchs, des Glykogenverbrauchs und der Ketonkörperbildung mit den Folgen Hypoxie, Azidose und Hypoglykämie. Dauert die Hypothermiephase länger an, werden alle Stoffwechsel- und Körperfunktionen so weit reduziert, dass es letztendlich zum Herz-Kreislauf-Stillstand kommt.
Gerade bei Hypothermiepatienten werden Vita-minima-Fälle (Scheintod) beschrieben, bei denen Stoffwechsel und Kreislauf in der Hypothermiephase so weit reduziert waren, dass keine Atmung und kein Puls festzustellen waren.

Einteilung und Klinik

Abwehrstadium

- Körperkerntemperatur 35–34 °C
- gesteigerter Sympathikotonus
- gesteigerter Stoffwechsel
- periphere Vasokonstriktion
- Tachykardie
- Hypertonus
- Tachypnoe
- Muskelzittern.

Erschöpfungsstadium

- Körperkerntemperatur 33–31 °C
- reduzierter Sympathikotonus
- reduzierter Stoffwechsel
- periphere Vasokonstriktion
- Bradyarrhythmie
- Hypotonus
- Bradypnoe
- Muskelstarre
- Vigilanzstörungen.

Lähmungsstadium (Paralyse)

- Körperkerntemperatur 30–27 °C
- Bewusstlosigkeit
- Ausfall der Schutzreflexe
- Ausfall des Schmerzreizes
- schwerste Bradyarrhythmie
- schwerste Bradypnoe
- Gefahr: Kammerflimmern!

Scheintod

- Körperkerntemperatur < 27 °C
- Asystolie
- Apnoe
- schlaffer Muskeltonus
- weite, lichtstarre Pupillen.

Diagnostik

- **notfallmedizinische Standarddiagnostik:** Auffindesituation und/oder Anamnese weisen schnell auf eine Hypothermie hin. Die Pulsoxymetrie ist meist nicht möglich.
- **Temperaturmessung:** präklinisch mittels Infrarotthermometer am Trommelfell
- **EKG:** evtl. sog. J-Welle am Beginn der ST-Strecke.

Therapie

- **Eigenschutz:** z. B. beim ins Eis eingebrochenen Patienten
- **notfallmedizinische Standardtherapie**
- **Rettung:** unter größtmöglicher Immobilisation
- **Lagerung:** Horizontallagerung, Wärmeerhalt, ggf. Entfernung nasser Kleidung
- **Analgesie:** 7,5–15 mg Piritramid i. v. (vorsichtig titrieren, **cave:** Kreislaufwirkung!)
- **Sedierung:** 2–5 mg Midazolam i. v.
- **Volumen:** warme (ca. 40 °C) Ringer-Lösung langsam i. v.
- **Intubation und Beatmung:** bei Ateminsuffizienz
- **CPR.**

Bergungstod

Als „Bergungstod" werden Komplikationen während der Rettung bezeichnet:

- **Kammerflimmern:** Das hypotherme Herz hat eine geringe Flimmerschwelle. Kommt es durch Bewegung bei der Rettung zur schnellen Mischung des kälteren Blutes der Peripherie (Schalenblut) mit dem wärmeren Blut des zentralen Kreislaufs, kann dieser Reiz Kammerflimmern induzieren.
- **Nachkühlung „After Drop":** Auch nach der Rettung muss mit einem weiteren Abfall der Körperkerntemperatur um bis zu 3 °C gerechnet werden.
- **Wiedererwärmungskollaps:** Durch aktive Wiedererwärmung der Extremitäten kommt es zur peripheren Vasodilatation, die mit Hypotonie bis hin zum Kreislaufversagen einhergehen kann.

Wiedererwärmung

Passive Wiedererwärmung

- **Wärmeerhalt:** Decken, Silberfolie etc.

Aktive Wiedererwärmung

- **innere Erwärmung:** warme Infusionen, falls möglich warme Getränke, warme Umgebung. Klinisch sind u. a. die extrakorporale Erwärmung und die Beatmung mit warmer Luft möglich.
- **äußere Erwärmung:** warme Umschläge, Wasserbäder, Wärmflaschen.

Reanimation

Da das Herz erst ab einer bestimmten Temperatur suffizient schlagen kann und Medikamente und die Defibrillation ebenfalls erst ab einer gewissen Temperatur optimal wirken, werden Reanimationsmaßnahmen bis zur Wiedererwärmung des Patienten durchgeführt.

> „Nobody is dead until he is warm and dead!"

Durch die reduzierte Stoffwechsellage liegt eine größere Hypoxietoleranz vor. Kälte ist gerade für das neurologische Outcome protektiv. Immer wieder werden Fälle beschrieben, bei denen Menschen nach 30 min Aufenthalt unter kaltem Wasser ohne neurologisches Defizit erfolgreich reanimiert wurden.

> Hypothermie ist für das neurologische Outcome protektiv.

Erfrierungen

Ätiologie

Erfrierungen entstehen durch schwere lokale Unterkühlung. Betroffen sind meist schlecht geschützte Körperregionen und die Akren.

Pathophysiologie

Durch die Kälte kommt es zum Sludge-Phänomen (Erythrozytenaggregation) und zu Endothelschäden. Die Folgen sind Mikrozirkulationsstörungen und Ödeme. Bis zum Grad 2 sind die Schäden reversibel.

Einteilung und Klinik

Grad 1
- blasse Haut
- Ödembildung
- Hyperämie nach Wiedererwärmung
- brennender Schmerz.

Grad 2
- Blasenbildung (Frostbeulen)
- Ödembildung
- Schmerzen.

Grad 3
- Haut blassblau
- kein Gefühl nach Wiedererwärmung
- Hautnekrose.

Grad 4
- schwerste Vereisung mit Nekrose des gesamten Wundgebiets.

Diagnostik

- **notfallmedizinische Standarddiagnostik:** Auffindesituation und/oder Anamnese weisen schnell auf eine Erfrierung hin. Die Pulsoxymetrie ist meist nicht möglich.
- **Temperaturmessung:** präklinisch mittels Infrarotthermometer am Trommelfell.

Therapie

- **notfallmedizinische Standardtherapie**
- **Lagerung:** betroffene Körperareale gut polstern!
- **Analgesie:** 7,5 – 15 mg Piritramid i. v. (vorsichtig titrieren; **cave:** Kreislaufwirkung!)
- **Sedierung:** 2 – 5 mg Midazolam i. v.
- **Antikoagulation:** 60 IE/kg KG (max. 5000 IE) Heparin i. v.
- **Intubation und Beatmung:** bei Ateminsuffizienz
- **Kontraindikation:** keine Wiedererwärmung durch heißes Wasser oder Reibung.

Hyperthermie

Durch exogene Wärmezufuhr oder endogene Wärmebildung kommt es zur Hyperthermie. Hyperthermienotfälle durch exogene Wärmezufuhr ereignen sich eher saisonal in den Sommermonaten durch hohe Temperaturen und Sonneneinstrahlung, Notfälle mit endogener Wärmebildung sind Fieberkrämpfe, Intoxikationen und die maligne Hyperthermie.

Sonnenstich (Insolation)

Ätiologie

Der Sonnenstich entsteht durch die Wärmebelastung des ZNS bei langer und direkter Sonneneinstrahlung.

Pathophysiologie

Es kommt zur meningealen Reizung und Permeabilitätsstörungen der Blut-Hirn-Schranke mit Hirnödembildung. Die Körperkerntemperatur bleibt konstant.

Klinik

- zeitliche Verzögerung zur Exposition
- heißer, roter Kopf
- Schwindel, Übelkeit, Erbrechen
- Verwirrtheit
- Vigilanzstörungen
- evtl. Meningismus
- evtl. Krampfanfälle
- Normothermie.

Diagnostik

- **notfallmedizinische Standarddiagnostik**
- **neurologische Untersuchung**
- **Temperaturmessung.**

Therapie

- **notfallmedizinische Standardtherapie**
- **Lagerung:** nach Bewusstseinslage
- **Kühlung:** feuchte Tücher, Kleidung öffnen, kühle Umgebung
- **Volumen:** 500 – 1500 ml Ringer-Lösung i. v.
- **Antikonvulsiva:** 1 – 2 mg Clonazepam, oder 5 – 10 mg Diazepam i. v.

Hitzekrampf

Ätiologie

Starkes Schwitzen in heißer Umgebung führt zum Volumenverlust und zu einem enormen Elektrolytverlust.

Pathophysiologie

Vordergründig entsteht durch hypotone Dehydratation ein Elektrolytmangel. Es liegen ein gesteigerter Sympathikotonus und ein verstärkter zellulärer Na^+-Einstrom vor. Die Folgen sind ungefährliche Myoklonien.

Klinik

- Myoklonien, Normothermie.

Diagnostik

- **notfallmedizinische Standarddiagnostik**
- **neurologische Untersuchung**
- **Temperaturmessung.**

Therapie

- **notfallmedizinische Standardtherapie**
- **Lagerung:** nach Bewusstseinslage
- **Volumen:** falls möglich orale, isotone Rehydratation und/oder 500 – 1500 ml Ringer-Lösung i. v.

Hitzeerschöpfung

Ätiologie

Durch starkes Schwitzen in heißer Umgebung resultiert ein Volumenverlust. Die Hitzeerschöpfung ist die Vorstufe zum Hitzschlag.

Pathophysiologie

Die Hitzeerschöpfung entsteht durch hypotone oder hypertone Dehydratation in Kombination mit Hyperthermie. Diuretische Dauertherapie, Erbrechen oder Diarrhö forcieren die Hitzeerschöpfung. Man unterscheidet eine Salzmangel-Hitzeerschöpfung (hypotone Dehydratation) von einer Wassermangel-Hitzeerschöpfung (hypertone Dehydratation).

Klinik

- Erschöpfung
- Hyperthermie bis 40 °C
- Vigilanzstörungen
- Kopfschmerzen
- Tachykardie, Hypotonie
- Myoklonien
- Durstgefühl bei der hypertonen Dehydratation.

Diagnostik

- **notfallmedizinische Standarddiagnostik**
- **neurologische Untersuchung**
- **Temperaturmessung.**

Therapie

- **notfallmedizinische Standardtherapie**
- **Lagerung:** nach Bewusstseinslage
- **Kühlung:** feuchte Tücher, Kleidung öffnen, kühle Umgebung
- **Volumen:** falls möglich orale isotone Rehydratation und/oder 500 – 1500 ml Ringer-Lösung i. v.

Hitzschlag

Ätiologie

Ein Hitzschlag entsteht bei exogener Wärmezufuhr in Kombination mit endogener Wärmebildung, z. B. beim Aufenthalt in warmer Umgebung mit unverhältnismäßig warmer Bekleidung.

Thermische Notfälle 2

Pathophysiologie

Es kommt zum Ungleichgewicht zwischen Wärmeaufnahme und Wärmeabgabe des Körpers. Die Folge ist eine Dysfunktion der körpereigenen Temperaturregulationsmechanismen. Es besteht die Gefahr eines Hirnödems.

Klinik

- trockene, warme Haut
- Vigilanzstörungen
- Hyperthermie > 40 °C
- Übelkeit, Erbrechen
- Erschöpfung
- Hyperthermie
- Tachykardie
- Hypotonie
- Krampfanfälle.

Diagnostik

- **notfallmedizinische Standarddiagnostik**
- **neurologische Untersuchung**
- **Temperaturmessung.**

Therapie

- **notfallmedizinische Standardtherapie**
- **Lagerung:** nach Bewusstseinslage
- **Kühlung:** feuchte Tücher, Kleidung öffnen, kühle Umgebung
- **Volumen:** falls möglich orale isotone Rehydratation und/oder 500 – 1500 ml Ringer-Lösung i. v.
- **Antikonvulsiva:** 1 – 2 mg Clonazepam, oder 5 – 10 mg Diazepam i. v.

Verbrennungen

Ätiologie

Beim Verbrennungstrauma kommt es durch lokale thermische Wirkung zur Gewebsschädigung. Die thermische Wirkung kann ausgehen von:

- Flüssigkeiten (≙ Verbrühung)
- Feuer
- Gegenständen
- Strahlung
- Strom- oder Blitzunfällen
- Paraverbrennungen: Riesen-Bärenklau, Herkulesstaude.

Pathophysiologie

Trotz lokaler thermischer Wirkung können Schäden am gesamten Organismus entstehen:

Lokale Gewebsschädigung

- **primär:** Durch direkte Hitzeeinwirkung kommt es zur lokalen Gewebsschädigung.
- **sekundär:** Von der Gewebsschädigung ausgehend kommt es zur Wärmeausbreitung im Gewebe, dem sog. „Nachbrennen". Zusätzlich werden gewebsschädigende Mediatoren freigesetzt.

Verbrennungskrankheit

Unter dem Begriff Verbrennungskrankheit werden alle systemischen Reaktionen nach lokaler Verbrennung zusammengefasst.

- **kapilläres System:** Endothelschäden mit Extravasation und Ödembildung.
- **disseminierte intravasale Gerinnung (DIC):** Durch die Verbrennung kommt es u. a. zur Freisetzung von Histamin und Serotonin und einer Aktivierung der Gerinnungskaskade. Die Folge sind Mikrothromben.
- **Organe:** Versagen einzelner Organe bis hin zum MODS. Versagen des respiratorischen Systems, myokardiale Dysfunktionen mit Arrhythmien und kardiogenem Schock, Leberversagen mit u. a. Bilirubin > 2 mg/dl, Versagen des Gastrointestinaltraktes, Nierenversagen u. a. mit Harnstoff- und Kreatininanstieg über die doppelte Norm.

Hypovolämischer Schock

Volumenverlust über die Wunde und durch die Endothelschäden auch ins Interstitium.

Sepsis

Durch den thermischen Reiz entstehen lokale Entzündungsreaktionen, die die immunologische Kaskade aktivieren. Die Immunreaktion beginnt systemisch zu werden. Gesunde Haut und Organe sind betroffen. Die Folge der Ausbreitung ist eine immunologische Inkompetenz, die zu einem schnelleren und leichteren Eindringen von Erregern führt.

Inhalationstrauma

Siehe unten.

Verbrennungsgrade

Grad 1

- wegdrückbare Hautrötung
- Ödembildung
- Schmerzen
- Abheilung ohne Narbenbildung.

Grad 2a (oberflächliche dermale Verbrennung)

- Blasenbildung: Schädigung der Epidermis
- wegdrückbare Hautrötung
- feuchter Wundgrund

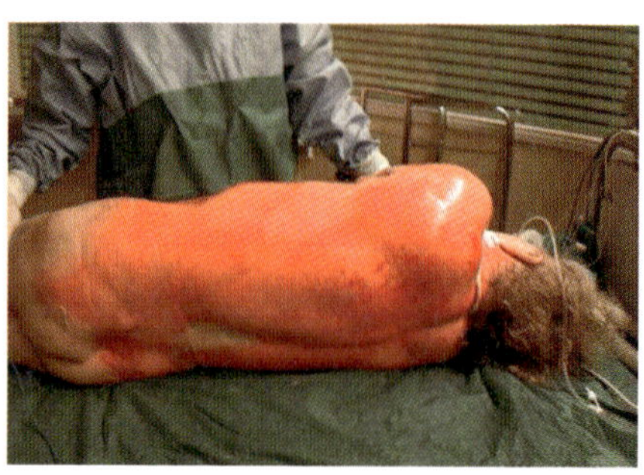

Abb. 1: Verbrennung Grad 2b. [19]

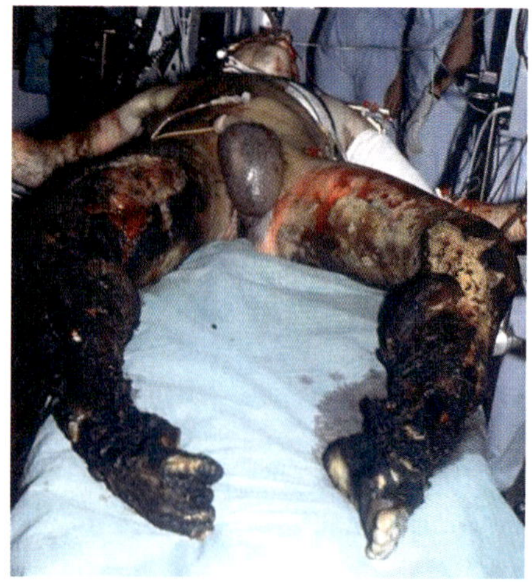

Abb. 2: Verbrennung Grad 4. [19]

- Schmerzen
- Abheilung ohne Narbenbildung.

Grad 2b (tiefe dermale Verbrennung)

- Blasenbildung: Schädigung von Oberhaut und Lederhaut (Abb. 1)
- nicht wegdrückbare Hautrötung
- trockener Wundgrund
- geringe Schmerzen: je geringer die Schmerzen, desto größer die Schädigung
- Abheilung mit Narbenbildung
- Spontanheilung möglich.

Grad 3

- Nekrosen, Schädigung bis in die Subkutis
- Schorfbildung durch koaguliertes Kollagen
- kein Schmerzempfinden, Schmerzrezeptoren zerstört
- Narbenbildung
- keine Rekapillarisierung.

Grad 4

- Verkohlung bis zu Muskulatur und Knochen (Abb. 2).

Verbrennungsausmaß

Das Verbrennungsausmaß ist abhängig von Temperaturhöhe, betroffener Fläche, Tiefe sowie der Einwirkdauer und wird in % angegeben.
Bei Erwachsenen gilt die Neunerregel nach Wallace (Abb. 3), bei Kindern ist diese entsprechend der anderen Proportionierung und dem in Relation erheblich größeren Kopf,

modifiziert. Vereinfacht gilt: Eine Handfläche des Patienten entspricht ungefähr 1 % KOF.

Prognose

Die Prognose des Patienten kann mittels Fischer-Index (Verbrennungsindex, VIP) ermittelt werden:

VIP = Alter + Prozent der verbrannten KOF (ab Blasenbildung)

- **≤ 80%:** sehr gute Prognose
- **80–120:** Lebensgefahr
- **≥ 120:** infauste Prognose.

Einstufung der Brandverletzungen des Erwachsenen

Leichte Brandverletzung

- Verbrennung 1. Grades ≤ 20% KOF
- Verbrennung 2. Grades ≤ 10% KOF
- Verbrennung 3. Grades ≤ 2% KOF.

Mittelschwere Brandverletzung

- Verbrennung 1. Grades ≥ 20% KOF
- Verbrennung 2. Grades 10–20% KOF
- Verbrennung 3. Grades ≤ 10% KOF
- alle Verbrennungen an Händen, Füßen und Genital.

Schwere Brandverletzung

- Verbrennung 2. und 3. Grades ≥ 20% KOF
- Verletzungen durch Verätzungs-, Strom- und Blitzunfall.

Schwerste Brandverletzung

- schwere Brandverletzung in Kombination mit Poly- oder Inhalationstrauma.

Klinik

Lokale Symptomatik

- siehe Verbrennungsgrade.

Allgemeine Symptomatik

- Tachykardie, Hypotension als Zeichen eines Volumenmangelschocks
- Dyspnoe bei zusätzlichem Inhalationstrauma.

Diagnostik

- **notfallmedizinische Standarddiagnostik:** Hier stehen die ausgiebige Inspektion des vollständig entkleideten Patienten und der Unfallhergang im Vordergrund. **cave:** Wärmeerhalt! Meist sind auch schwerstbrandverletzte Patienten ansprechbar. Ist dies nicht der Fall, muss unbedingt nach sekundären Ursachen gesucht werden.
- **Bodycheck:** damit sekundäre Verletzungen wie SHT oder Abdominalblutungen nicht übersehen werden.

Therapie

- **Eigenschutz beachten:** Gerade bei Wohnhausbränden kann sich die Therapie wegen des Eigenschutzes der Retter verzögern, da der Patient u. U. erst von der Feuerwehr aus dem Gefahrenbereich gerettet werden muss.
- **notfallmedizinische Standardtherapie:** mind. zwei großlumige Zugänge
- **Intubation und Beatmung:** großzügige Indikationsstellung (Schwellungsneigung)
- **Kühlung:** 15–20 °C kalte Flüssigkeit, nur über 10–15 min effektiv. Hierdurch wird Nachbrennen verhindert (**cave**: Hypothermie!).
- **Wundversorgung:** steriles Abdecken der Wundfläche, ggf. Blutstillung. Zur Verfügung stehen Brandverbandtücher, Metalline-Tücher oder das sog. Burn-pac®-System
- **Volumentherapie:** siehe unten
- **Analgesie:** 7,5–15 mg Piritramid i. v., alternativ 0,5–1 mg/kg KG Ketamin i. v.
- **Sedierung:** 2–5 mg Midazolam i. v.
- **Intubation und Beatmung:** großzügige Indikationsstellung (Schwellungsneigung)
- **Kontraindikation:** Kolloide (nicht bei Begleitverletzungen), Kortison.

> Vitalbedrohliche Begleitverletzungen gehen vor! Treat first, what kills first!

Volumen

Die zu infundierende Volumenmenge orientiert sich nach folgender Gleichung am Verbrennungsausmaß:

> 4 ml × [kg KG] × Prozent der tief verbrannten KOF in 24 Stunden (Die Hälfte hiervon soll in den ersten acht Stunden infundiert werden.)

Schwerbrandverletztenzentrum

Folgende Verbrennungsmuster stellen eine Indikation für die Verlegung in ein Schwerbrandverletztenzentrum dar:

- Patienten mit mehr als 20% verbrannter KOF, Grad 2
- Patienten mit mehr als 10% verbrannter KOF, Grad 3
- Patienten mit Beteiligung von Gesicht/Hals, Händen, Füßen, Anogenitalregion, Achselhöhlen, Bereichen über großen Gelenken oder sonstiger komplizierter Lokalisation

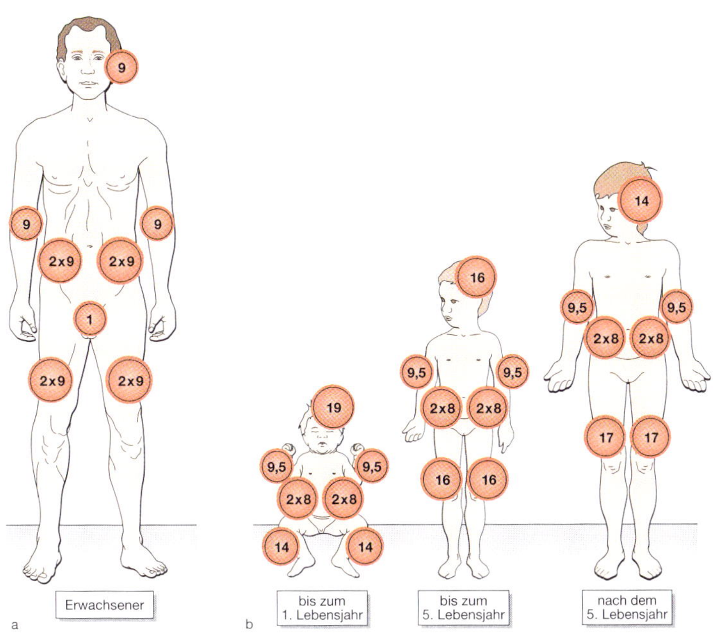

Abb. 3: Neunerregel. [14]

Thermische Notfälle 3

- Patienten mit mechanischen Begleitverletzungen
- Patienten mit Inhalationstrauma
- Patienten unter 8 und über 80 Jahre
- alle Patienten mit elektrischen Verletzungen.

Deutschlandweit stehen an 28 Standorten 137 Erwachsenenbetten und 63 Kinderbetten für Schwerbrandverletzte zur Verfügung. Die Kliniken halten sog. Burn-Teams mit Verbrennungschirurgen (Schlüsselrolle), Anästhesisten, spezieller Krankenpflege, Physiotherapie, Ergotherapie und Psychotherapie vor.
Die Vermittlung von Betten für Schwerbrandverletzte wird bundesweit von der „Zentralen Anlaufstelle (ZA) für die Vermittlung von Krankenhausbetten für Schwerbrandverletzte“ bei der Feuerwehr Hamburg koordiniert.

> Notrufnummern ZA-Schwerbrandverletzte: 040/4 28 51-39 98 oder -39 99

Ist der Patient stabil und ein Verbrennungsbett in der Region verfügbar, empfiehlt es sich, den Patienten direkt von der Einsatzstelle in das Schwerbrandverletztenzentrum zu transportieren. Hier muss frühzeitig ein Hubschraubertransport erwogen werden.
Ist der Patient instabil oder kein Verbrennungsbett in der Region verfügbar, sollte initial ein Transport in eine Klinik mit chirurgischer und intensivmedizinischer Versorgung erfolgen, in der der Patient stabilisiert werden kann. Nach Stabilisierung sollte die Verlegung in ein Schwerbrandverletztenzentrum erfolgen.

Inhalationstrauma

Ätiologie

Zum Inhalationstrauma kommt es durch Hitzeeinwirkung auf die oberen Atemwege. Im Tierversuch wurden bei Feuerexposition Temperaturen zwischen 350 und 550 °C im Larynx gemessen, bei 350 °C heißer Luft Temperaturen zwischen 160 und 190 °C. Eine weitere Ursache ist die Inhalation toxischer Substanzen, die bei einem Brand freigesetzt werden (CO, Zyanide) (Abb. 2).

Pathophysiologie

Durch die thermische Wirkung kommt es zu Endothelschäden mit Extravasation und Ödembildung. Hierdurch ist die Ventilation gestört. Durch die Inhalation toxischer Stoffe besteht die Gefahr des „toxischen Lungenödems“. Es kommt zur Schädigung von Membranen, Alveolen und Endothel. Plasma kann in den Alveolarraum extravasatieren, wodurch die Diffusion gestört ist. Bei Verbrennungspatienten mit Inhalationstrauma (Abb. 1) ist die Prognose erheblich schlechter. Ein toxisches Lungenödem kann bis zu 5 h verzögert eintreten.

Klinik

- Hustenreiz
- Dyspnoe
- in- und/oder exspiratorischer Stridor
- Hypoxie
- Zyanose
- Bronchospasmus
- Glottisödem
- Kopfschmerzen
- Schwindel
- rosiges Hautkolorit bei CO-Intoxikation
- frühe Atemstörung meist toxisch bedingt
- späte Atemstörung meist thermisch bedingt.

Diagnostik

- **notfallmedizinische Standarddiagnostik:** Herausfinden des Unfallmechanismus, Inspektion: Verbrennungen, Rußanhaftungen im Gesicht.

> Bei der üblicherweise verfügbaren Pulsoxymetrie kann nicht zwischen Oxyhämoglobin (HbO_2) und Dyshämoglobin (CO-Hb, Met-Hb) unterschieden werden, weshalb auch bei CO-Intoxikation eine gute Sauerstoffsättigung angezeigt wird. Mittlerweile sind CO-Hb-Detektoren erhältlich, die jedoch noch nicht flächendeckend verfügbar sind.

Therapie

- **notfallmedizinische Standardtherapie**
- **Intubation und Beatmung:** großzügige Indikationsstellung, Beatmung mit 100 % O_2 und 5–10 mbar PEEP

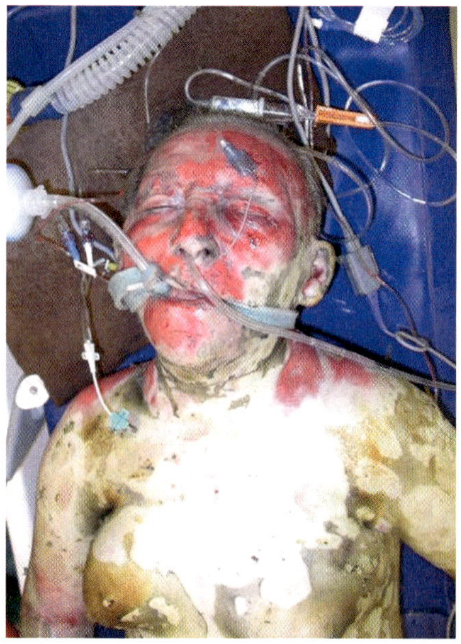

Abb. 1: Intubierte Patientin mit Verbrennungen im Kopf- und Oberkörperbereich und Inhalationstrauma. [19]

- **Kortikoide:** 2–5 Hübe Dexamethason Aerosol p. i. alle 5–10 min. Nach aktueller Studienlage wirken sich i. v. Kortikoide negativ auf das Outcome aus.
- **β_2-Sympathomimetika:** 2–4 Hübe Fenoterol p. i., max. 12 Hübe/d, ggf. 200–400 mg Theophyllin i. v.

Strom- und Blitzunfälle

Ätiologie

Ursachen von Strom- und Blitzunfällen sind: Kontakt mit dem Niederspannungssystem (< 1000 V), Kontakt mit dem Hochspannungssystem (> 1000 V) oder ein Blitzschlag.
Die Wahrscheinlichkeit, einen Stromunfall zu erleiden, beträgt etwa 1 : 1500, die Wahrscheinlichkeit, vom Blitz getroffen zu werden, etwa 1 : 10 000 000.

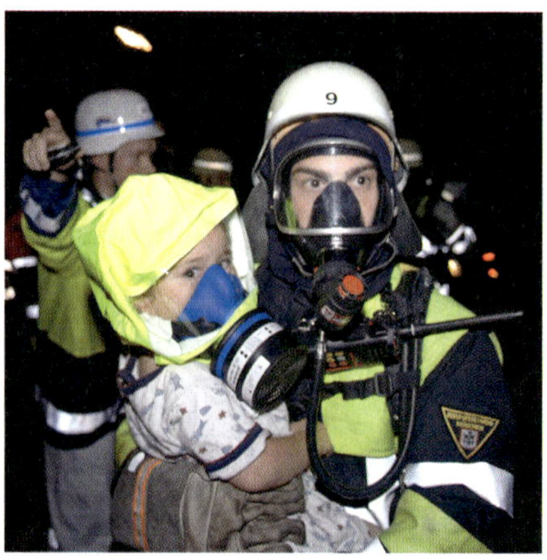

Abb. 2: Rettung eines Kindes mit Brandfluchthaube bei Wohnhausbrand. [1]

Stromeigenschaften

- Haushaltsstrom: 230 V, 50-Hz-Wechselstrom
- Schienenverkehr: 15 000 V, 14-Hz-Wechselstrom
- Blitz: > 100 000 000 V
- Die Gefahr des Haushaltsstroms liegt in der Wechselstromfrequenz von 50 Hz. Hier werden die Herzmuskelzellen in ihrer Refraktärzeit getroffen, die Folge kann Kammerflimmern sein.
- Hat eine Hochspannungsquelle Bodenkontakt, bildet sich ein sog. Spannungstrichter, bei dem der Boden in einem Radius um dessen Zentrum ebenfalls unter Strom steht. Im Spannungstrichter herrscht eine sog. Schrittspannung. Je größer der Schrittabstand eines Menschen ist, desto größer ist die bestehende Spannung. Daher müssen in einem Spannungstrichter kleine Schritte gemacht werden.
- Sicherheitsabstand bei Hochspannung: 10 m, bei Niederspannung 1 m.

Pathophysiologie

Man unterscheidet:
- **primäre Schäden:** Arrhythmien, Kammerflimmern, Verbrennungen
- **sekundäre Schäden:** Sturz, Frakturen, SHT etc.

Folgende Systeme können betroffen sein:
- **Herz:** Erregungsbildungs- und Leitungsstörungen, myokardiale Perfusionsstörungen, Verbrennungsnekrosen
- **Haut:** punktförmige bis großflächige Verbrennung, alle Grade
- **Muskeln:** tetanische Kontraktionen
- **Skelett:** kontraktionsbedingte Frakturen
- **ZNS:** Krampfanfälle
- **PNS:** Parästhesien, Lähmungen
- **Organe:** Verbrennungsnekrosen, Organversagen.

Klinik

- Kammerflimmern oder Asystolie
- Arrhythmien
- Hypo- oder Hypertension
- respiratorische Insuffizienz
- Vigilanzstörungen
- Verbrennungen
- Begleitverletzungen.

Diagnostik

- **notfallmedizinische Standarddiagnostik:** Hier sind v. a. der Unfallhergang und die Einsatzstelle aufschlussreich.

Therapie

- **Eigenschutz:** initiale Beurteilung der Lage in 10 m Abstand zum Patienten. Stromquelle abschalten (lassen).
- **notfallmedizinische Standardtherapie**
- **Lagerung:** nach Bewusstseinslage
- **Intubation und Beatmung:** bei respiratorischer Insuffizienz
- **Behandlung von Verbrennungen:** Entkleidung, Kühlung
- **Analgesie:** 7,5–15 mg Piritramid i. v., alternativ 0,05–0,1 mg Fentanyl i. v.
- **Sedierung:** 2–5 mg Midazolam i. v.
- **Antiarrhythmika:** z. B. 5 mg/kg KG Amiodaron i. v. über 3 min bei ventr. Tachyarrhythmie
- **Volumen:** 500–1500 ml Ringer-Lösung i. v., bei Verbrennung: Volumenregime (s. S. 116).

Zusammenfassung

- Von Hypothermie spricht man ab einer Körperkerntemperatur < 35 °C
- Es gibt vier Hypothermiestadien: Abwehrstadium, Erschöpfungsstadium, Lähmungsstadium und Scheintod.
- Erfrierungen treten durch schwere lokale Unterkühlung auf.
- Man unterscheidet vier Erfrierungsgrade.
- Exogene Wärmezufuhr oder endogene Wärmebildung führen zur Hyperthermie.
- Beim Sonnenstich und Hitzekrampf ist der Patient normotherm.
- Bei der Hitzeerschöpfung und dem Hitzschlag liegt eine Hyperthermie vor.
- Verbrennungen werden je nach Tiefe in vier Grade unterteilt.
- Das Verbrennungsausmaß wird nach der Neunerregel nach Wallace bestimmt.
- Für Brandverletzte existiert ein Volumenschema.
- Betten für Schwerbandverletzte werden bundesweit zentral verteilt.
- Bei Inhalationstraumen kommt es zu thermischen und toxischen Schäden der Atemwege.
- Bei Strom- und Blitzunfällen hat der Eigenschutz höchste Priorität.
- Wechselstrom ist gefährlicher als Gleichstrom.

Ertrinkungs- und Tauchunfälle

Ertrinkungsunfälle

Ätiologie

Als Ertrinken wird die Hypoxie infolge Untertauchens in einer Flüssigkeit bezeichnet.

Ertrinkungsformen und Pathophysiologie

Einteilung nach Outcome

- **Ertrinken:** Tod innerhalb der ersten 24 Stunden
- **Beinaheertrinken:** Ertrinken, das mindestens 24 Stunden überlebt wird.

Einteilung nach der Todesart

- **primäres Ertrinken:** Tod durch unmittelbare Folgen des Ertrinkens (Asystolie, Hypoxie etc.)
- **sekundäres Ertrinken:** Tod durch Spätfolgen des Ertrinkens (Lungenödem, Pneumonie etc.).

Einteilung nach Atemwegsbeteiligung

- **trockenes Ertrinken:** Ertrinken ohne Flüssigkeitsaspiration. In ca. 10% der Fälle dringt durch einen reflektorischen Laryngospasmus keine Flüssigkeit in die unteren Atemwege ein.
- **nasses Ertrinken:** Aspiration von Flüssigkeit.

Einteilung nach Wasserart

- **Salzwasser:** In die Alveolen dringt hypertones Salzwasser ein. Durch Extravasation von Flüssigkeit in den Alveolarraum kommt es zum alveolären Lungenödem mit Hypoxie.
- **Süßwasser:** In die Alveolen dringt hypotones Süßwasser ein. Es kommt zur Intravasation der hypotonen Flüssigkeit mit Surfactantzerstörung, interstitiellem Lungenödem, Hypervolämie, Hämodilution und Hämolyse als Folge.

Präklinisch wird nicht zwischen Salz- und Süßwasser unterschieden, beim Salzwasserertrinken ist die Prognose jedoch günstiger.

Klinik

- blasse, nasse Haut
- Hypoxie
- Zyanose
- Dyspnoe bis Apnoe
- Hypothermie
- Vigilanzstörungen
- evtl. Bradykardie
- evtl. Arrhythmie
- evtl. Schaumpilzbildung: Der Schaumpilz ist eine Mischung aus Wasser, Luft und Bronchialsekret, der durch Atembewegungen entsteht. Er ist also eine vitale Reaktion.

Diagnostik

- **notfallmedizinische Standarddiagnostik**
- **Temperaturmessung.**

Therapie

- **ggf. Alarmierung von Wasserrettung** (▮ Abb. 1)
- **Rettung des Patienten:** unter Beachtung des Eigenschutzes
- **notfallmedizinische Standardtherapie**
- **Lagerung:** nach Bewusstseinslage; Entfernung nasser Kleidung
- **Wärmeerhalt**
- **HWS-Immobilisation:** z. B. bei Kopfsprung in flaches Gewässer
- **Intubation und Beatmung:** bei respiratorischer Insuffizienz Beatmung mit 5–10 mbar PEEP
- **Magensonde:** zum Ableiten von verschlucktem Wasser
- **Kortikosteroide:** 1000 mg Prednisolon i. v.
- **ggf. Diurese:** 40–80 mg Furosemid i. v.

> Bei Wassernotfällen an größeren Gewässern stets an die rechtzeitige Alarmierung von Wasserrettung denken.

Tauchunfälle

Tauchunfälle können sich in allen Phasen eines Tauchgangs ereignen:

- **Unfälle in der Kompressionsphase:** z. B. Trommelfellruptur
- **Unfälle in der Isopressionsphase:** z. B. Tiefenrausch (Stickstoffpartialdruck ↑), Sauerstofftoxizität (Sauerstoffpartialdruck ↑), Kohlendioxidintoxikation (u. a. durch Sparatmung und Minderventilation)
- **Unfälle in der Dekompressionsphase:** Dekompressionskrankheit und Barotrauma.

Schnorchelunfälle

Ätiologie

Durch Vergrößerung des funktionellen Totraums komm es zum erhöhten Kohlendioxidgehalt in der Atemluft.

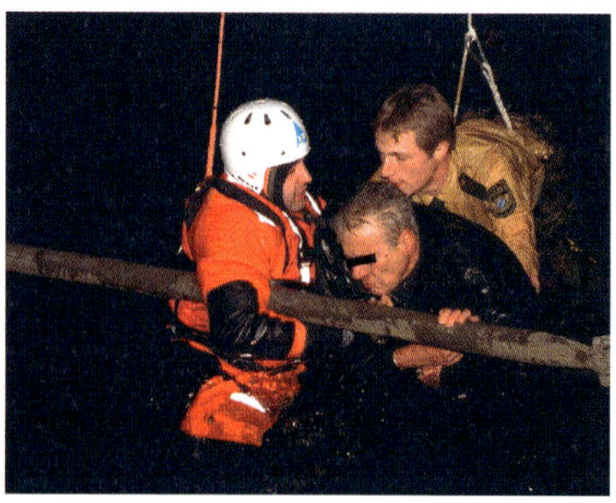

Pathophysiologie

Der alveoläre Druck entspricht dem Luftdruck an der Wasseroberfläche. Durch Abtauchen kommt es zu einem großen intra- und extrapulmonalen Druckgradienten. Die Folge ist ein alveoläres Lungenödem. Hinzu kommt eine ineffektive Pendelatmung durch den vergrößerten Totraum. Es entsteht eine Sauerstoffunterversorgung.

Klinik

- blasse, nasse Haut
- Hypoxie
- Zyanose
- Dyspnoe bis Apnoe
- Hypothermie
- Vigilanzstörungen
- evtl. Bradykardie
- evtl. Arrhythmie.

Diagnostik

- **notfallmedizinische Standarddiagnostik**
- **Temperaturmessung.**

Therapie

Die Therapie entspricht der der Ertrinkungsunfälle.

Barotrauma

Ätiologie

Verletzungen durch Druckdifferenz in luftgefüllten Körperhöhlen. Betroffen sind: Lunge, Mittelohr und Nasennebenhöhlen. Beim Auftauchen aus 10 m Tiefe an die Wasseroberfläche verdoppelt sich bereits das Luftvolumen in den Lungen!

Pathophysiologie

Fehlt durch schnelles Auftauchen, z. B. bei Panik, die Möglichkeit des Druckausgleichs, dehnt sich die Luft in der Lunge bei nachlassendem Umgebungsdruck mit hohem Überdruck rasch aus. Es kommt zu Parenchymverletzungen. Die Gefahren sind ein (Spannungs-)Pneumothorax und ein Mediastinalemphysem.

▮ Abb. 1: Rettung eines Patienten aus der Isar. Bis zum Eintreffen der Wasserrettung wurde der Patient durch einen Polizisten gesichert. [1]

Klinik

- Dyspnoe
- Zyanose
- blutiges Sputum
- Schmerzen
- Hypotension
- Tachykardie
- Vigilanzstörungen
- Krampfanfälle.

Diagnostik

- **notfallmedizinische Standarddiagnostik**
- **Temperaturmessung**
- **Asservierung Tauchcomputer.**

Therapie

Allgemeine Therapie

- **ggf. Alarmierung von Wasserrettung** (▮ Abb. 2)
- **Rettung des Patienten:** unter Beachtung des Eigenschutzes Rettung aus Wasser
- **notfallmedizinische Standardtherapie**
- **Lagerung:** nach Bewusstseinslage; Entfernung nasser Kleidung
- **Wärmeerhalt**
- **Intubation und Beatmung:** bei respiratorischer Insuffizienz Beatmung mit 5–10 mbar PEEP.

Symptomatische Therapie

- **Thoraxdrainage:** bei (Spannungs-) Pneumothorax
- **Intubation und Beatmung:** bei resp. Insuffizienz
- **Analgesie:** 7,5–15 mg Piritramid i. v., alternativ 0,05–0,1 mg Fentanyl i. v.
- **Sedierung:** 2–5 mg Midazolam i. v.
- **Volumen:** 500–1500 ml Ringer-Lösung i. v.
- **Antikonvulsiva:** 1–2 mg Clonazepam, oder 5–10 mg Diazepam.

Dekompressionskrankheit (Caissonkrankheit)

Ätiologie

Zu rasches Auftauchen bzw. Nicht-Einhaltung der Dekompressionspausen.

Pathophysiologie

Unter hohem Umgebungsdruck (in 20 m Wassertiefe entspricht der Druck dem dreifachen Oberflächendruck) kommt es durch zu schnellen Abfall des Umgebungsdrucks zum Ausperlen der inerten Gase im Körpergewebe (Stickstoff), vgl. CO_2 in Sprudelflasche. Die Folge ist eine intravasale und interstitielle Gasblasenbildung.

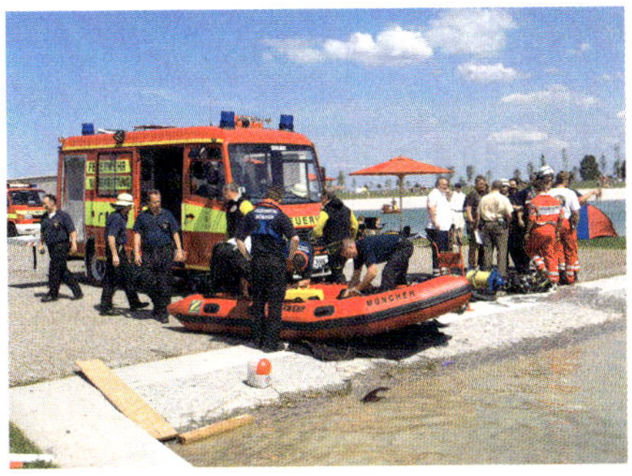

▮ Abb. 2: Vorbereitung der Rettungstaucher bei einem Wassernotfall. [1]

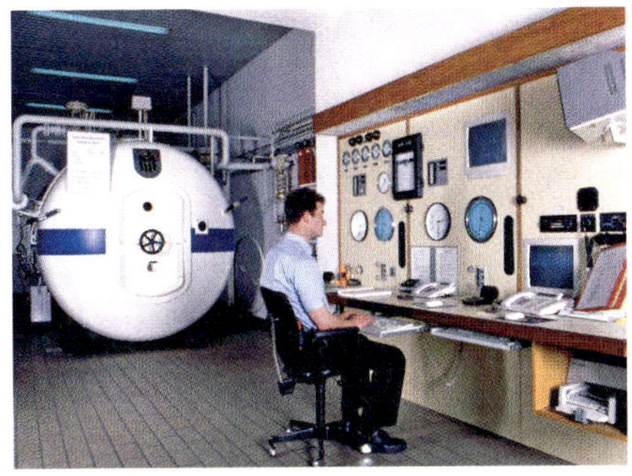

▮ Abb. 3: Druckkammer der Berufsfeuerwehr München. [1]

Klinik

Leichte Dekompressionskrankheit

Gasblasenbildung im Unterhautfettgewebe.

- starker Juckreiz, „Taucherflöhe"
- Parästhesien
- Gelenkschmerzen
- Reizhusten
- Dyspnoe.

Schwere Dekompressionskrankheit

Das Gas steigt auf, es kommt v. a. im ZNS zur Gasembolie.

- Schwindel
- Hör- und Sprachstörungen
- Vigilanzstörungen
- Krampfanfälle
- komplette oder inkomplette Querschnittslähmung
- unwillkürlicher Urin- und Stuhlabgang.

Diagnostik

- **notfallmedizinische Standarddiagnostik**
- **Temperaturmessung**
- **Asservierung Tauchcomputer.**

Therapie

- **ggf. Alarmierung von Rettungstauchern und RTH:** Mit dem RTH ist ein schneller Transport in die nächste Druckkammer möglich.
- **Rettung des Patienten:** unter Beachtung des Eigenschutzes Rettung aus Wasser
- **notfallmedizinische Standardtherapie**
- **Lagerung:** nach Bewusstseinslage; Entfernung nasser Kleidung
- **Wärmeerhalt**
- **Intubation und Beatmung:** bei respiratorischer Insuffizienz Beatmung mit 5–10 mbar PEEP
- **Analgesie:** 7,5–15 mg Piritramid i. v., alternativ 0,05–0,1 mg Fentanyl i. v.
- **Sedierung:** 2–5 mg Midazolam i. v.
- **Volumen:** 500–1500 ml Ringer-Lösung i. v.
- **Antikonvulsivum:** 1–2 mg Clonazepam, oder 5–10 mg Diazepam.
- **Druckkammer:** Der Patient muss zur Rekompression zügig in eine Druckkammer transportiert werden, in die medizinisches Personal mit eingeschleust werden kann (▮ Abb. 3).

Zusammenfassung

- ✖ Es gibt verschiedene Einteilungskriterien des Ertrinkens. Man unterscheidet: Ertrinken und Beinaheertrinken; primäres und sekundäres Ertrinken; trockenes und nasses Ertrinken sowie Salz- und Süßwasserertrinken.
- ✖ Bei Wassernotfällen muss immer mit Begleitverletzungen, z. B. HWS-Verletzung bei Kopfsprung in flaches Wasser, gerechnet werden.
- ✖ Bei Wassernotfällen ist stets mit Hypothermie zu rechnen.
- ✖ Bei Wassernotfällen an größeren Gewässern stets an die rechtzeitige Alarmierung der Wasserrettung denken.
- ✖ Tauchunfälle können sich in allen Phasen des Tauchgangs ereignen.
- ✖ Die kausale Therapie der Dekompressionskrankheit ist die Rekompression in einer Druckkammer.

Ophthalmologische Notfälle

Glaukomanfall

Ätiologie

Das Glaukom (Synonym: grüner Star) ist die häufigste Erkrankung des Sehnervs. Es entsteht durch Erhöhung des Augeninnendrucks.

Pathophysiologie

Im Ziliarkörper des Auges wird Kammerwasser produziert und an die hintere Augenkammer abgegeben. Durch die Pupille gelangt es in die vordere Augenkammer und fließt durch das Trabekelwerk im Schlemm-Kanal ab. Der normale Augeninnendruck liegt zwischen 10 und 21 mmHg. Im Anfall kommt es zur Druckerhöhung auf bis zu 60 mmHg, wodurch der Sehnerv geschädigt wird.

Klinik

- hartes, pralles Auge als Leitsymptom
- starke Schmerzen
- rotes Auge
- Sehstörungen
- ggf. weite Pupille
- Übelkeit
- Erbrechen
- Kopfschmerz
- Hypertonie
- Tachykardie.

Diagnostik

- **notfallmedizinische Standarddiagnostik:** Anamnestisch ist evtl. ein Glaukomleiden bekannt. Darüber hinaus sind Inspektion, Palpation und Blutdruckmessung wichtig.

Therapie

- **Abdeckung beider Augen:** mit Kompressen oder Schutzklappe
- **Analgesie:** 7,5–15 mg Piritramid i. v., alternativ 0,05–0,1 mg Fentanyl i. v.
- **Antiemetikum:** 62–186 mg Dimenhydrinat i. v.
- **Kontraindikation:** Atropin und Metoclopramid sind beim Glaukomanfall kontraindiziert, da sie zu einer weiteren Mydriasis und somit zu weiterer Abflussbehinderung führen.

Fremdkörper

Ätiologie

Fremdkörper wie Fliegen, Staub oder Sand gelangen meist mit geringer Geschwindigkeit auf die Binde- und Hornhaut. Diese bleibt in der Regel intakt.

Pathophysiologie

Da zwischen Lid und Binde-/Hornhaut lediglich ein 30–40 µm dicker Tränenfilm vorhanden ist, wird beim Lidschlag ein Fremdkörpergefühl wahrgenommen.

Klinik

- Fremdkörpergefühl
- Lidschwellung
- Photophobie
- Tränenfluss
- ggf. Schmerzen
- ggf. Brennen.

Diagnostik

- **notfallmedizinische Standarddiagnostik:** im Besonderen Inspektion, wobei die wenigsten Fremdkörper makroskopisch erkannt werden (▮ Abb. 1).

Therapie

- **Spülung:** Es kann einmalig versucht werden, den Fremdkörper mit Flüssigkeit aus dem Auge zu spülen. Wichtig: Spülung von innen nach außen, mit dem Tränenfluss.
- **Abdeckung:** Abdeckung beider Augen mit Kompressen oder Schutzklappe.

> Bei allen ophthalmologischen Notfällen sollte der Patient von einem Augenarzt konsiliarisch mit betreut werden.
> Bei der Abdeckung sollten immer beide Augen abgedeckt werden, da nur so effektiv die parallel ablaufenden Augenbewegungen vermieden werden können.

Lidverletzungen

Ätiologie

Die Lider können durch stumpfes Trauma (Tennisball auf Auge) oder durch scharfe Gewalt (Glassplitter-, Bissverletzungen) verletzt werden (▮ Abb. 2).

Pathophysiologie

Vor dem Auftreffen des Traumas auf das Auge kommt es reflektorisch zum Lidschluss, sodass das Lid das Auge vor der direkten Traumawirkung schützt. Eine Komplikation der Lidverletzung ist die Mitbeteiligung des Tränenkanals.

Klinik

- Lidödem
- Tränenfluss
- Schmerzen
- sichtbare Verletzungen
- subkutanes Emphysem.

Diagnostik

- **notfallmedizinische Standarddiagnostik:** Hier ist im Besonderen der Unfallmechanismus wichtig.

Therapie

- **Abdeckung:** Abdeckung beider Augen mit Kompressen oder Schutzklappe
- **Analgesie:** 7,5–15 mg Piritramid i. v., alternativ 0,05–0,1 mg Fentanyl i. v.

Perforierende Verletzungen

Ätiologie

Perforierende Augenverletzungen entstehen durch Fremdkörper, die mit hoher Geschwindigkeit auf das Auge auftreffen und dieses perforieren. Vor allem Steine, Glas-, Metall- und Holzsplitter führen zu diesen Verletzungen.

Pathophysiologie

Die Eindringtiefe ist abhängig von der Art des Fremdkörpers und dessen Geschwindigkeit. Das Verletzungsausmaß hängt von der Eindringtiefe ab. Von der Kornea bis zum Nervus opticus können alle Strukturen betroffen sein.

Klinik

- Fremdkörpergefühl
- Lidschwellung
- Photophobie
- Visusverlust
- Tränenfluss
- Schmerzen
- (intraokulare) Blutung
- sichtbare Verletzung (▮ Abb. 3).

Diagnostik

- **notfallmedizinische Standarddiagnostik:** Hier sind im Besonderen der Unfallmechanismus und die Inspektion wichtig.

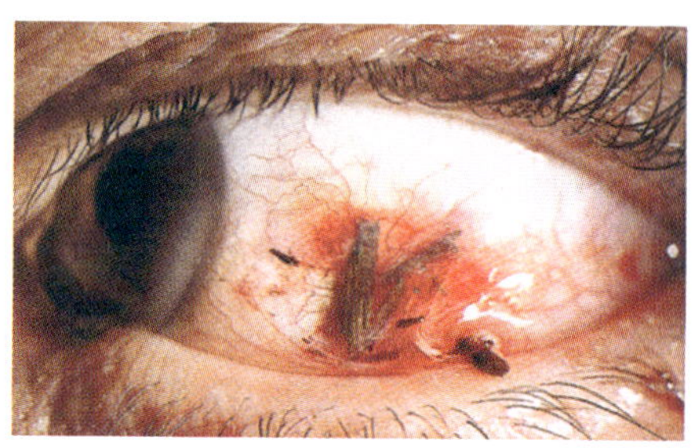

▮ Abb. 1: Fremdkörper in Auge. [20]

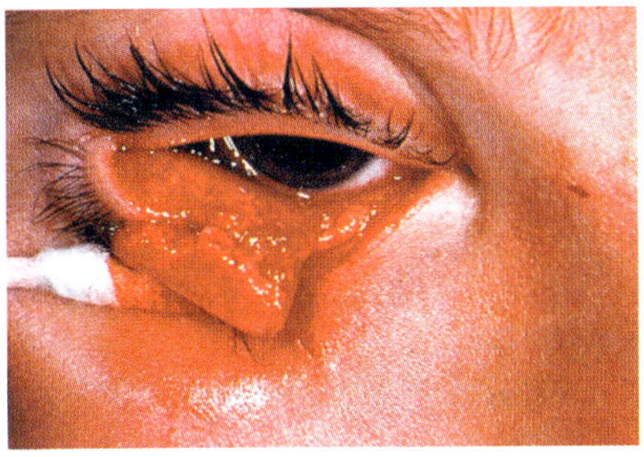

Abb. 2: Lidverletzung des Auges. [20]

Therapie

- **Abdeckung:** Abdeckung beider Augen mit Kompressen oder Schutzklappe
- **Analgesie:** 7,5–15 mg Piritramid i. v., alternativ 0,05–0,1 mg Fentanyl i. v.

Sehverlust

Ätiologie

Der plötzliche Sehverlust entsteht u. a. durch Neuritis nervi optici, Glaskörperblutung, Gefäßverschluss, Netzhautablösung, Trauma oder neurologische Ursachen. Bei stumpfen Traumen kann es zusätzlich zu Orbitafrakturen (Blow-out-Fraktur) und Retrobulbärhämatomen kommen.

Pathophysiologie

Je nach zugrunde liegender Erkrankung.

Klinik

- Visusverlust: Gesichtsfeldausfälle bis zur völligen Blindheit
- ggf. sichtbare Verletzungen.

Diagnostik

- **notfallmedizinische Standarddiagnostik:** Hier ist im Besonderen die Anamnese wegen evtl. vorhandener Vorerkrankungen wichtig.

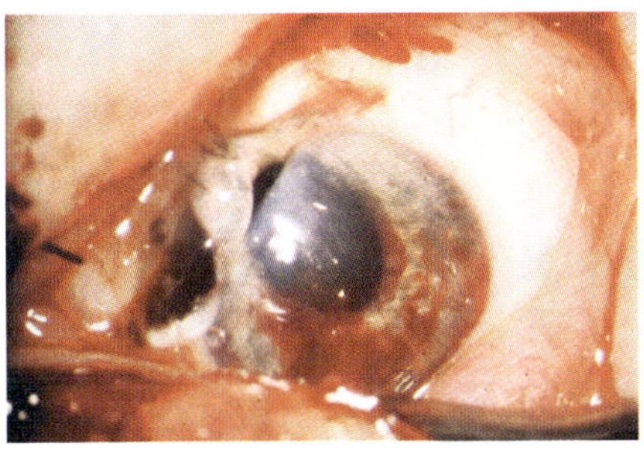

Abb. 3: Perforation des Auges. [7]

Therapie

- **Vorgehen nach Grunderkrankung.**

Verätzungen des Auges

Ätiologie

Augenverätzungen entstehen durch Kontakt mit Säuren oder Laugen.

> Laugenverätzungen sind schwerwiegender als Säureverätzungen, da Laugen das Auge binnen einer Minute perforieren können.

Pathophysiologie

Sowohl bei der Säure- als auch bei der Laugenverätzung kommt es zur Denaturierung von Proteinen. Bei der Säureverätzung (Salzsäure, Schwefelsäure, Essigsäure etc.) entsteht eine **Koagulationsnekrose,** bei der Proteine gerinnen. Bei der Laugenverätzung (Natronlauge, Kalilauge, Ammoniak etc.) entsteht eine **Kolliquationsnekrose,** bei der Gewebe verflüssigt wird. Darüber hinaus können Verätzungen auch durch feste Stoffe wie z. B. Kalkstaub auf Baustellen vorkommen.

Klinik

- Rötung
- Hornhauterosion
- Hornhauttrübung
- Nekrosebildung
- Schmerzen.

Diagnostik

- **notfallmedizinische Standarddiagnostik:** Hier ist im Besonderen der Unfallmechanismus wichtig.
- **Stoffidentifikation:** Informationsgewinnung über den ätzenden Stoff.

Therapie

- **Spülung:** schnelles, ausgiebiges Spülen mit Flüssigkeit. Die Spülflüssigkeit muss zur Vermeidung der Verätzung weiterer Areale über den kürzesten Weg vom Auge weg fließen (Abb. 4).
- **Ektropieren:** Spülung der ektropierten Lider
- **Analgesie:** 7,5–15 mg Piritramid i. v., alternativ 0,05–0,1 mg Fentanyl i. v.

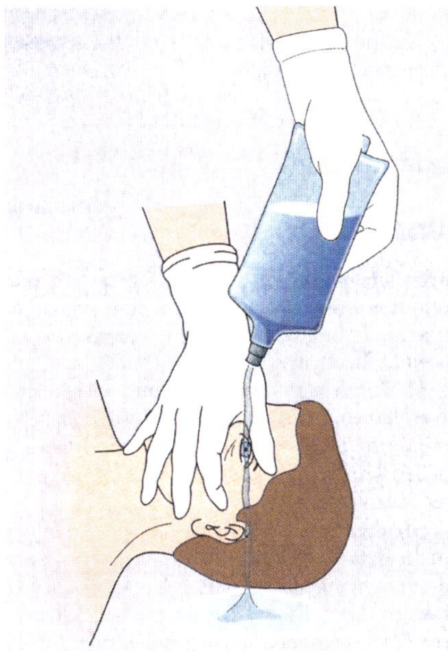

Abb. 4: Spülung des Auges nach Verätzung. [5]

Zusammenfassung

- Der akute Glaukomanfall geht mit Augeninnendrucksteigerungen auf das Dreifache der Norm einher. Der Sehnerv ist akut gefährdet.
- Bei einem Fremdkörper im Auge muss an eine zusätzliche Perforation durch den Fremdkörper gedacht werden.
- Bei Lidverletzungen können Begleitverletzungen wie Tränengangsbeteiligung, Orbitafrakturen und Retrobulbärhämatome entstehen.
- Augenperforationen sind stark vom Fremdkörper und von dessen Geschwindigkeit abhängig.
- Laugenverätzungen sind gefährlicher als Säureverätzungen.
- Beim Spülen muss die Flüssigkeit zur Vermeidung der Verätzung weiterer Areale über den kürzesten Weg vom Auge weg fließen.

HNO-Notfälle

Atemnot der oberen Atemwege

Ätiologie

Durch Schleimhautschwellung, Tumoren, Fremdkörper oder Gewalteinwirkung auf den Halsbereich kommt es zur Obstruktion der oberen Atemwege.

Pathophysiologie

Die Verlegung der oberen Atemwege führt zu einer Ventilationsstörung, die mit Hypoxie bis hin zum Tod einhergeht.

Klinik

Dyspnoe, inspiratorischer Stridor, paradoxe Atmung.

Diagnostik

- **notfallmedizinische Standarddiagnostik**
- **Auskultation.**

Therapie

Allgemeine Therapie

- **notfallmedizinische Standardtherapie**
- **Airway-Management** (s. S. 28).

Symptomatische Therapie

- **Analgesie:** 7,5–15 mg Piritramid i. v., alternativ 0,05–0,1 mg Fentanyl i. v.
- **Sedierung:** 2–5 mg Midazolam i. v.
- **Fremdkörperentfernung** (s. S. 20)
- **weitere Medikamente:** Antiphlogistika, Kortikoide etc.

Blutungen

Ätiologie

Blutungen im HNO-Bereich können aus Mund, Nase und Ohren stammen.

Pathophysiologie

Mund
Blutungen aus dem Mund stammen von Verletzungen (Zungenbiss), Tumoren (Hypopharynxkarzinom) oder Operationen (postoperativ nach Tonsillektomie). Gefahr: Blutaspiration. Sie können harmlos (Zungenbiss) bis lebensbedrohlich (Nachblutung nach Tonsillektomie) sein.

Nase (Epistaxis)
Epistaxis tritt zum einen traumatisch, hier meist durch Verletzung des Locus Kiesselbachii, zum anderen durch Hypertension oder Gerinnungsstörungen auf. Gefahr: Blutaspiration! Beim atraumatischen Nasenbluten sollte eine Blutdruckmessung erfolgen, da die Ursache oftmals eine hypertensive Krise sein kann.

Ohren
Blutungen aus dem Ohr kommen durch akzidentielle Trommelfellperforation beim Reinigen mit Wattestäbchen oder nach Trommelfellperforation bei Grippeotitis vor. Darüber hinaus weist Blut aus dem Ohr bei einem SHT-Geschehen auf eine Schädelbasisfraktur hin. Eine Liquorbeimengung ist Zeichen eines offenen SHT.

> Bei Blutungen aus Mund und Nase besteht die Gefahr der Blutaspiration.

Klinik

Die Klinik ist abhängig von der Blutungsquelle.

Diagnostik

- **notfallmedizinische Standarddiagnostik.**

Therapie

Mund

- **notfallmedizinische Standardtherapie**
- **Lagerung:** nach Bewusstseinslage
- **Blutabfluss:** Mund öffnen, Blut ausfließen lassen
- **Volumen:** 500–1500 ml Ringer-Lösung i. v., ggf. 500–1500 ml HAES 6% i. v.

Nase

- **notfallmedizinische Standardtherapie**
- **Lagerung:** nach Bewusstseinslage
- **Kompression:** Kompression der Nasenflügel
- **Blutabfluss:** Mund öffnen, Blut ausfließen lassen
- **Nackenkühlung:** Folge: Vasokonstriktion
- **Antihypertensiva:** 25–50 mg Urapidil i. v., titrierte Gabe von Boli à 5–10 mg bei Hypertonus
- **Tamponade:** mit Adrenalin 1 : 10 000 getränkte Mulltamponade
- **Volumen:** 500–1000 ml Ringer-Lösung i. v.

Ohren

- **notfallmedizinische Standardtherapie**
- **Lagerung:** nach Bewusstseinslage
- **Wundverband:** steriles Abdecken des Ohrs
- **Volumen:** 500 ml Ringer-Lösung i. v.

Hörsturz

Ätiologie

Durch Mikrozirkulationsstörungen und Vasospasmen im Kochleabereich kommt es zu einer Hörminderung. Weitere Ursachen können Virusinfektionen und Stress sein. Es kommt zur Innenohrschwerhörigkeit bis hin zur Ertaubung. Der Hörsturz tritt aus völliger Gesundheit heraus auf.

Pathophysiologie

Die äußeren und inneren Haarzellen des Innenohrs sind in ihrer Funktion eingeschränkt, sodass die Umsetzung des Schalls zum Nervenimpuls nicht mehr optimal stattfinden kann.

Klinik

Schwerhörigkeit, Ohrgeräusche: Brummen, Rauschen, Pfeifen; evtl. Schwindel, evtl. Nystagmus.

Diagnostik

- **notfallmedizinische Standarddiagnostik.**

Therapie

- **notfallmedizinische Standardtherapie**
- **Kolloide:** rheologische Therapie, z. B. mit 500 ml HAES 6% i. v., bis zur Klinikeinweisung.

Schwindel

Ätiologie

Schwindel kann die Folge verschiedener Erkrankungen sein. Erkrankungen aus dem Fachgebiet HNO machen notfallmedizinisch einen geringen Teil aus. Die häufigsten Hauptdiagnosen sind die transitorische ischämische Attacke (TIA) und Herzrhythmusstörungen. Unter anderem gehen Morbus Menière, Neuritis vestibularis, Vestibularisparoxysmie, bilaterale Vestibulopathie, Akustikusneurinom und Hypertonie mit Schwindel einher.

Pathophysiologie

Die Pathophysiologie richtet sich nach der zugrunde liegende Erkrankung. Beim Morbus Menière wird ein Hydrops der Endolymphe angenommen, bei dem es zum Endolympheinstrom in die Perilymphe kommt, was zu einem Drehschwindel führt. Bei der Neuritis vestibularis entsteht der Schwindel durch Demyelinisierung und somit Dysfunktion des Nervs.

Klinik

Schwindel, Übelkeit, Erbrechen.

Diagnostik

- **notfallmedizinische Standarddiagnostik**
- **Abklärung der Differentialdiagnosen:** TIA, Herzrhythmusstörungen. Präklinisch wird man primär zumeist von diesen beiden Hauptdiagnosen ausgehen und den Patienten in eine neurologische (Stroke Unit) oder internistische Abteilung transportieren.

Therapie

- **notfallmedizinische Standardtherapie**
- **Lagerung:** nach Bewusstseinslage
- **Abschirmung:** dunkle Umgebung, Augen schließen
- **Antiemetika:** 62–186 mg Dimenhydrinat i. v.
- **Sedierung:** 2–5 mg Midazolam i. v.

Knalltrauma

Ätiologie

Das Knalltrauma entsteht durch ein kurzes (< 1,5 s), sehr lautes Schallereignis (> 140 dB), z. B. bei Detonation.

Pathophysiologie

Es kommt zu einer reversiblen Überlastung der Haarzellen des Innenohrs. Dauert das Schallereignis länger als zwei Sekunden, kann eine Trommelfellruptur als Komplikation hinzukommen. Mit einer Ertaubung ist nicht zu rechnen.

Klinik

Stechender Ohrschmerz, Hörminderung.

Diagnostik

- **notfallmedizinische Standarddiagnostik.**

Therapie

- **notfallmedizinische Standardtherapie**
- **Wundverband:** steriles Abdecken des Ohrs bei V. a. Trommelfellruptur.

Urologische Notfälle

Akutes Skrotum

Das akute Skrotum ist eines der wichtigsten urologischen Krankheitsbilder.

Ätiologie

Ursachen des akuten Skrotums können u. a. sein:
Hodentorsion, Orchitis, Epididymitis, Hydro-/Hämatozele, inkarzerierte Hernie, Tumoren.

Pathophysiologie

Bei allen Prozessen und insbesondere bei der Hodentorsion, die mit einer Hodenschwellung einhergehen, besteht die Gefahr der irreversiblen Spermiogeneseschädigung und der Hodenatrophie. Daher sind eine frühzeitige Diagnostik und die schnelle kausale Therapie entscheidend.

Klinik

Die Klinik hängt von der zugrunde liegenden Erkrankung ab. Allen gemeinsam ist die Hodenschwellung (▌Abb. 1).

- **Hodentorsion:** Hodenhochstand, positives Prehn-Zeichen (Schmerzreduktion bei Anheben des Hodens), starke Schmerzen
- **Orchitis/Epididymitis:** ausgeprägte Schwellung, Rötung, Überwärmung und Schmerzempfindlichkeit des Skrotums, ggf. Fieber
- **Hydro-/Hämatozele:** prall elastischer Skrotaltumor, mäßiger Schmerz
- **inkarzerierte Hernie:** schmerzhafte, tastbare Skrotalhernie
- **Tumoren:** schmerzlose, langsam zunehmende Schwellung.

Diagnostik

- **notfallmedizinische Standarddiagnostik.**

Therapie

- **notfallmedizinische Standardtherapie**
- **Lagerung:** ggf. Hodenhochlagerung
- **Analgesie:** 7,5–15 mg Piritramid i. v., besser 1–2,5 g Metamizol i. v. (antiphlogistisch, z. B. bei Orchitis).

Harnverhalt

Ätiologie

Die Ursachen eines Harnverhalts können mechanischen oder funktionellen Ursprungs sein.

- **mechanische Obstruktion:** Prostataadenom, -karzinom, Prostatitis, Phimose, Urethratumor, -verletzungen oder -fremdkörper
- **funktionelle Obstruktion:** neurologische Ursachen (Poliomyelitis, Rückenmarkstrauma), psychogene Ursachen oder durch Medikamente induziert.

Pathophysiologie

Durch Obstruktion kommt es zu einem zunehmenden Blasendruck. Übersteigt dieser Blasendruck den Verschlussdruck des M. sphincter vesicae internus, folgt eine Überlaufinkontinenz. Chronischer Harnverhalt tritt bei einer Balkenblase auf, es kommt zum Harnstau in die Nieren und rezidivierenden Infektionen. Ein Harnverhalt kann zu einer Herz-Kreislauf-Dekompensation führen.

Klinik

Harndrang, Schmerzen, Überlaufinkontinenz, Tachykardie, Hypotension.

Diagnostik

- **notfallmedizinische Standarddiagnostik.**

Therapie

- **notfallmedizinische Standardtherapie**
- **Blasenkatheterisierung:** schnellstmöglich, im Ausnahmefall präklinisch
- **Analgesie:** 7,5–15 mg Piritramid i. v., alternativ 0,05–0,1 mg Fentanyl i. v.

Anurie

Als Anurie bezeichnet man eine Ausscheidung von 0–100 ml Harn in 24 h.

Ätiologie

Die Ursachen einer Anurie können nach ihrer Lokalisation eingeteilt werden:
- **prärenal:** Schock, Nierengefäßverschluss, -abriss, Elektrolytverschiebungen, Infektionen
- **renal:** Pyelonephritis, Glomerulonephritis, Intoxikation, Nephrokalzinose, akutes Nierenversagen
- **postrenal:** Ureterverschluss, -stenose, -kompression, Hydronephrose, Pyonephrose.

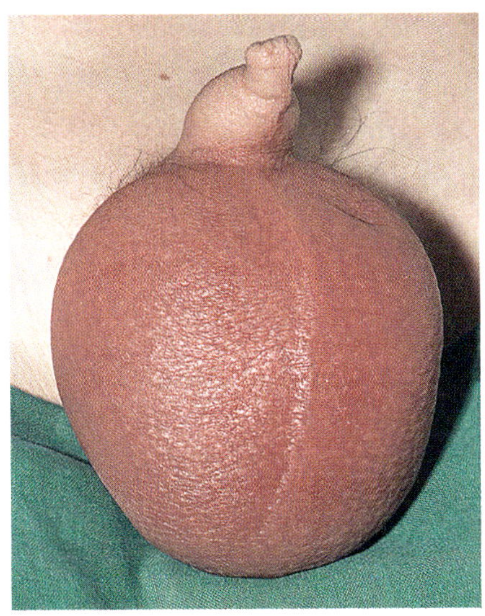

▌Abb. 1: Akutes Skrotum beim Kleinkind. [14]

Sonstige Notfälle 2

Pathophysiologie

Je nach Ursache sistiert die Harnproduktion.

Klinik

Plötzliches oder allmähliches Nachlassen der Harnausscheidung, Harnausscheidung 0–100 ml/24 h, im Verlauf Urämiezeichen, evtl. leere Blase.

Diagnostik

- **notfallmedizinische Standarddiagnostik.**

Therapie

- **notfallmedizinische Standardtherapie**
- **präklinische Therapie:** symptomatisch, z. B. Schocktherapie
- **klinische Therapie:** Dopamin (Nierendosis), Diurese, Hämofiltration.

Urolithiasis

Ätiologie

Harnsteine aus Kalziumkarbonat, Kalziumphosphat oder Kalziumoxalat können folgende Strukturen partiell oder total verlegen: Nierenkelch, Nierenbecken, Ureter, Harnblase, Urethra.

Pathophysiologie

Durch Übersättigung des Urins mit steinbildenden Substanzen entstehen Harnsteine, die entlang den Harnwegen nach distal befördert werden. Ab einer gewissen Steingröße ist das Lumen der zu passierenden Struktur zu eng, sodass der Stein an Ort und Stelle verbleibt.

Klinik

Koliken: wehenartiger Schmerz durch krampfartige Kontraktion der glatten Muskulatur; Übelkeit, Erbrechen, Tachykardie.

Diagnostik

- **notfallmedizinische Standarddiagnostik.**

Therapie

- **notfallmedizinische Standardtherapie.**
- **Analgesie:** 7,5–15 mg Piritramid i. v., besser 1–2,5 g Metamizol i. v.
- **Spasmolytika:** Metamizol hat einen spasmolytischen Effekt; evtl. zusätzlich 20–40 mg Butylscopolamin i. v.

Hämaturie

Als Hämaturie wird die pathologische Erythrozytenausscheidung bezeichnet.

Ätiologie

- **schmerzlose Hämaturie:** Tumoren, Läsion, submuköse Prostatavenen
- **schmerzhafte Hämaturie:** Infektion, Urolithiasis, Beckenfraktur, Ureter-/Urethraruptur.

Einteilung

- **Makrohämaturie:** Blut mit bloßem Auge erkennbar
- **Mikrohämaturie:** Blut mikroskopisch oder in klinischer Chemie nachweisbar.

Pathophysiologie

Durch Kontakt zwischen Gefäßsystem und Lumen der ableitenden Harnwege kommt es zur Blutbeimengung in den Harn.

Klinik

Mikro-/Makrohämaturie, ggf. Schmerzen.

Diagnostik

- **notfallmedizinische Standarddiagnostik.**

Therapie

- **notfallmedizinische Standardtherapie**
- **Therapie nach zugrunde liegender Erkrankung.**

ABC-Notfälle

Schäden durch atomare Stoffe und das akute Strahlensyndrom

Ätiologie

Schäden durch atomare Stoffe entstehen bei Reaktorunfällen, bei Transportunfällen oder beim Umgang mit radioaktiven Stoffen. Man unterscheidet die Kontamination (Bestrahlung von außen) von der Inkorporation (Bestrahlung von innen, durch Aufnahme radioaktiver Stoffe). Wahrscheinlicher als der Reaktorunfall ist die Kontamination in medizinischen bzw. in Laborbereichen.

Das akute Strahlensyndrom ist die Folge einer Ganzkörperbestrahlung. Das Krankheitsbild ist vielfältig. Je nach Einwirkdosis unterscheidet man die hämatologische, gastrointestionale und zentralnervöse Form. Betroffen sind v. a. Gewebe mit hoher Zellteilungsfrequenz: Haut, Schleimhäute, hämatopoet. System.

Strahlungsarten

- **α-Strahlen:** Heliumkerne. Reichweite von einigen Zentimetern, geringes Durchdringvermögen
- **β-Strahlen:** Elektronen. Reichweite von einigen Metern
- **γ-Strahlen:** Photonen. Reichweite mehrere Meter.

Strahlendosis

- **Äquivalenzdosis:** Sie beschreibt die angenommene biologische Wirkung ionisierender Strahlung. 1 Sievert (Sv) = 1 J/kg
- **Schwellendosis:** 0,5–1 Sv: Frühschäden, 3–6 Sv: Lebensgefahr.

Pathophysiologie

Der Grad der Strahlung ist von den Faktoren Strahlungsart, Strahlendosis, Einwirkdauer und Einwirkort abhängig. Bei Eindringen der Strahlung in den Körper wird die Strahlungsenergie an die umliegenden Moleküle im Gewebe abgegeben. Es kommt zum Aufbruch von Atomhüllen, Radikalbildung etc. Die Schäden können somatisch, genetisch oder teratogen sein. Eine Folge von Strahlenexposition kann die Strahlenverbrennung sein, die häufig zeitlich stark verzögert auftritt.

Klinik

Hautrötungen, Übelkeit, Erbrechen, Schock.

Diagnostik

- **notfallmedizinische Standarddiagnostik.**

Therapie

Allgemeine Therapie

- **notfallmedizinische Standardtherapie**
- **Selbstschutz:** Nachalarmierung Feuerwehr, Schutzkleidung, -brille, Handschuhe, Mundschutz
- **Unterbrechung der Strahlung**
- **Dekontamination.**

Symptomatische Therapie

- **Analgetikum:** 7,5–15 mg Piritramid i. v., alternativ 0,05–0,1 mg Fentanyl i. v.
- **Antiemetikum:** 62–186 mg Dimenhydrinat i. v.

> Bei radioaktiver Strahlung gilt das quadratische Abstandsgesetz. Die Strahlungsintensität fällt bei Abstandsverdopplung auf ein Viertel des Ausgangswertes. Daher ist Abstandhalten die beste Schutzmaßnahme.

Schäden durch biologische Stoffe

Ätiologie

Schäden durch biologische Stoffe entstehen durch biologische Krankheitserreger. Sie können u. a. zu Seuchen führen, aber auch als biologische Kampfstoffe eingesetzt werden.

Definition der Ausbreitung

- **Epidemie:** zeitlich und räumlich auf Population begrenzt
- **Endemie:** dauerhaftes Auftreten in einer Population
- **Pandemie:** länder- und kontinentübergreifende Infektion.

Heutige Bedrohung

- **Masern, Polio etc.:** in den Entwicklungsländern
- **Grippe:** Asiatische Grippe (1957): 1 Mio. Tote; Hongkong-Grippe (1968): 700 000 Tote
- **Milzbrand:** Bacillus anthracis. Auftauchen terroristisch kontaminierter Briefsendungen in den USA (2001).

Pathophysiologie

Je nach Wirkung der freigesetzten Toxine.

Diagnostik

- **notfallmedizinische Standarddiagnostik.**

Therapie

- **notfallmedizinische Standardtherapie**
- **Selbstschutz:** Nachalarmierung Feuerwehr, Schutzkleidung, -brille, Handschuhe, Mundschutz
- **Isolation**
- **symptomatische Therapie**
- **klinische Therapie:** ggf. Antibiose.

Schäden durch chemische Stoffe

Ätiologie

Schäden durch chemische Stoffe treten dort auf, wo diese transportiert, gelagert oder verarbeitet werden. Darüber hinaus werden sie in Kriegen als Kampfstoffe eingesetzt.

Pathophysiologie

Chemische Stoffe greifen an verschiedenen Systemen an:
Haut/Schleimhäute, Atemwege, Blut, Nervensystem.

Klinik

Äußere Schäden

Schmerzen, Rötung, Verätzung

Innere Schäden

Würgen, Erbrechen, Schleimhautschäden, Dyspnoe.

Diagnostik

- **notfallmedizinische Standarddiagnostik:** Hier sind vor allem der Unfallmechanismus und die Inspektion des Patienten wichtig.

Therapie

Allgemeine Therapie

- **notfallmedizinische Standardtherapie**
- **Selbstschutz:** Nachalarmierung Feuerwehr, Schutzkleidung, -brille, Handschuhe, Mundschutz
- **Dekontamination:** ausgiebiges Spülen, die Spülflüssigkeit muss auf dem kürzesten Weg über den Körper abfließen (Abb. 1).
- **Neutralisation:** bei Ingestion: Soweit möglich Wasser trinken lassen, Aktivkohle verabreichen.

Symptomatische Therapie

- **Analgesie:** 7,5 – 15 mg Piritramid i. v., alternativ 0,05 – 0,1 mg Fentanyl i. v.
- **Bronchodilatation:** bei Bronchokonstriktion kurzwirksame β_2-Sympathomimetika (dreimal wirksamer als Theophyllin): 2 – 4 Hübe Fenoterol alle 10 min, ggf. Methylxanthine: 200 – 400 mg Theophyllin langsam i. v.
- **Volumen:** bei Volumenverlust 500 – 1500 ml Ringer-Lösung i. v.
- **Kontraindikation:** Erbrechen lassen bei Ingestion von Säuren/Laugen.

> Beim Spülen muss die Spülflüssigkeit zur Vermeidung weiterer Gewebsschädigung auf dem kürzesten Weg über den Körper abfließen.

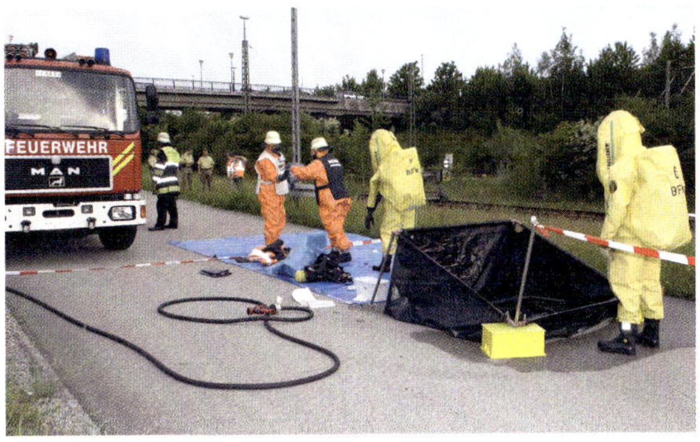

Abb. 1: Dekontamination der Einsatzkräfte nach Chemikalienunfall. [1]

Zusammenfassung

- Die Gefahren von Blutungen im Mund-Nasen-Bereich sind die Blutaspiration sowie das Verbluten bei Tonsillektomienachblutungen.
- Die Indikation zur Intubation bei Blutungen im Mund-Nasen-Bereich sollte streng gestellt werden.
- Als Anurie wird eine Harnproduktion von 0 – 100 ml/24 h bezeichnet, die Blase ist zumeist leer.
- Beim akuten Skrotum besteht die Gefahr der irreversiblen Spermiogeneseschädigung, sodass eine schnelle Diagnostik und Therapie wichtig ist.
- Verlegt bei der Urolithiasis ein Stein das Lumen der ableitenden Harnwege, kommt es zu kolikartigen Schmerzen.
- Bei der Hämaturie werden Mikro- und Makrohämaturie unterschieden.
- α-, β- und γ-Strahlen haben eine unterschiedliche Eindringtiefe im Gewebe.
- Strahlenschäden treten als Früh- oder Spätschäden auf.
- Biologische Erreger können zu Epidemien, Endemien oder Pandemien führen und werden auch zu Kriegszwecken eingesetzt.

Fallbeispiele

D Fallbeispiele

Fall 1: Traumatologischer Fall

Szenario 1

Sie werden um 13:25 Uhr als erster Notarzt mit Ihrem NEF alarmiert. Dem Alarmfax ist zu entnehmen: Verkehrsunfall auf der Autobahn, zwei beteiligte Fahrzeuge, weitere Kräfte auf Anfahrt: Polizei, zwei RTWs.

Frage 1: Woran müssen Sie bei Ankunft an der Einsatzstelle denken?
Frage 2: Sie treffen an der Einsatzstelle ein und sehen die Lage nach dem Unfall (▮ Abb. 1). Was fällt Ihnen auf?
Frage 3: Wie gehen Sie zunächst vor?
Frage 4: Sie stellen fest, dass lediglich die beiden LKWs beteiligt sind, der Fahrer des vorderen läuft desorientiert um seinen LKW herum, das Führerhaus des zweiten ist stark zerstört. Wie lautet Ihre Rückmeldung an die Rettungsleitstelle?
Frage 5: Was können Sie in der Zeit bis zum Eintreffen der weiteren Kräfte durchführen?

Im weiteren Verlauf treffen die nachgeforderten Kräfte ein. Die erste Rückmeldung der Feuerwehr lautet: „Eine leblose Person, eingeklemmt, Unfallmerkblatt nicht zugänglich." Mittlerweile ist bekannt, dass es sich um eine Säure handelt. Nach Anamnese und Diagnostik stellt sich bei dem zweiten LKW-Fahrer ein isoliertes HWS-Trauma dar, das Sie neben der notfallmedizinischen Standardtherapie mit einem Stiffneck versorgen. Sie transportieren den Patienten nach Rücksprache mit dem an der Einsatzstelle verbleibenden Hubschraubernotarzt in die Klinik.
Der RTH-Arzt übernimmt die Versorgung und den Transport des eingeklemmten LKW-Fahrers.

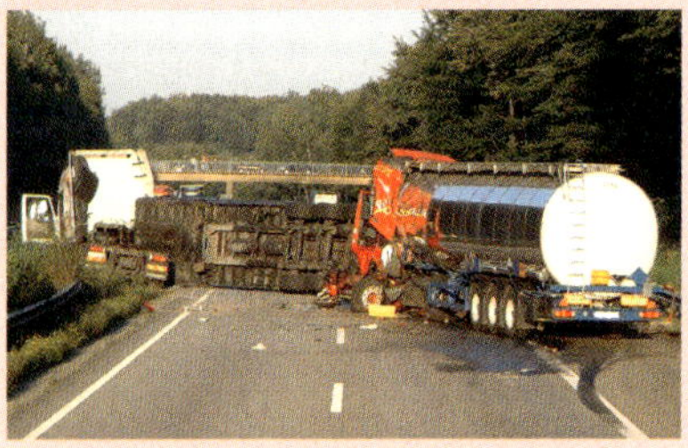

▮ Abb. 1: LKW-Unfall. [21]

Szenario 2

Sie werden um 8:41 Uhr als Notarzt mit Ihrem NAW alarmiert: Verkehrsunfall, zwei Fahrzeuge, weitere Kräfte auf Anfahrt: zwei RTWs, Feuerwehr, Polizei. Sie treffen an der Einsatzstelle ein, Ihnen bietet sich folgende Lage: Kollision zweier PKWs. Bei der Sichtung zeigt sich: insgesamt drei Patienten, zwei sitzen von Ersthelfern betreut offensichtlich leicht verletzt am Straßenrand, eine weitere Person ist als Fahrer eines Fahrzeugs zwischen Sitz und Lenkrad eingeklemmt (▮ Abb. 2), die Airbags wurden ausgelöst.

Frage 6: Wie gehen Sie zunächst vor?
Frage 7: Wie behandeln Sie Ihren Patienten initial?
Frage 8: Mittlerweile sind Feuerwehr und die beiden weiteren RTWs eingetroffen. Ihnen wird mitgeteilt, dass eine patientenorientierte Rettung etwa 12 min dauern wird, eine Crashrettung etwa 3 min. Wofür entscheiden Sie sich?
Frage 9: Nach etwa 5 min stellen Sie eine Zustandsverschlechterung fest, der Puls beträgt 130/min, der Blutdruck 100/60 mmHg, der SpO_2 liegt bei 94%. Was veranlassen Sie nun, mit welchen Arbeitshypothesen?
Frage 10: Der Patient wird nun binnen 2 min von der Feuerwehr aus dem Fahrzeug befreit. Er ist somnolent. Der Puls beträgt 140/min, der Blutdruck 100/60 mmHg, SpO_2 93%. Was sind Ihre nächsten Maßnahmen?
Frage 11: Welches Versorgungskonzept wird ab jetzt gewählt?

14 Minuten später übergeben Sie den Patienten dem Schockraumteam mit folgenden Vitalparametern: Puls 140/min, Blutdruck 90/60 mmHg, $pSaO_2$ 95%. Im CT stellen sich eine Rippenserienfraktur mit entlastetem Pneumothorax rechts sowie eine Leberruptur dar, woraufhin der Patient unverzüglich laparotomiert wird.

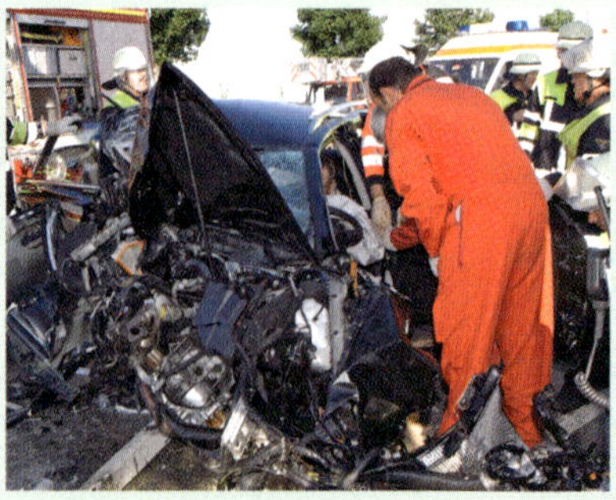

▮ Abb. 2: Eingeklemmter Patient. [1]

Szenario 3

Sie werden um 16:29 Uhr als Hubschraubernotarzt mit Ihrem RTH alarmiert. Dem Alarmfax ist zu entnehmen: Verkehrsunfall, Lage unklar. Weitere Kräfte auf Anfahrt: zwei RTWs, Polizei.
An der Einsatzstelle bietet sich Ihnen folgende Lage (▮ Abb. 3): Ein Geländewagen ist auf einen PKW aufgefahren. Die Fahrer des Geländewagen und des PKW sind orientiert, leisten der auf der Rückbank des PKW sitzenden Insassin Erste Hilfe. Die hinteren Seiten- und Kopfairbags des PKW haben ausgelöst.

Frage 12: Wie gehen Sie zunächst vor?
Frage 13: Wie ist Ihr weiteres Vorgehen?
Frage 14: Die beiden Fahrer können durch die mittlerweile eingetroffenen RTWs betreut und vorsorglich in eine chirurgische Abteilung abtransportiert werden. Nach Analgesie normalisiert sich die HF, die Patientin ist nicht mehr kaltschweißig. Wie lautet Ihre Diagnose bei der Patientin?
Frage 15: Welches Versorgungskonzept wird bei Ihr gewählt?

Nach der Versorgung der Patientin und Voranmeldung in einer chirurgischen Klinik, transportieren sie die Patientin. Während des Transportes ist sie dauerhaft kreislaufstabil und neurologisch unauffällig.

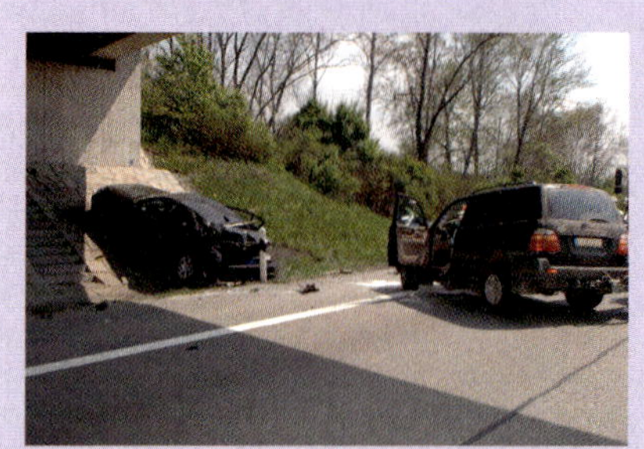

▮ Abb. 3: VU Geländewagen gegen PKW. [1]

Szenario 1

Antwort 1: Eigenschutz, Absicherung der Einsatzstelle, Gefahren der Einsatzstelle, Sichtung der Patienten, Lagemeldung an Rettungsleitstelle, ggf. Nachforderung von Kräften (z. B. Feuerwehr).
Antwort 2: An einem der beteiligten LKW sind eine nicht näher identifizierbare Warntafel sowie zwei Gefahrzettel angebracht. Einer ist in der oberen Hälfte weiß, in der unteren schwarz, der zweite ist blau. Aus dem LKW scheint Flüssigkeit auszutreten.
Antwort 3: Erkundung der Einsatzstelle mit ausreichendem Sicherheitsabstand. Versuch, im Rahmen des Sicherheitsabstandes eine ungefähre Patientenzahl abzuschätzen.
Antwort 4: „Auffahrunfall zweier LKWs, hiervon ein Gefahrguttanklastzug, dessen Fahrer eingeklemmt ist, auslaufende Flüssigkeit, Durchgabe der Gefahrgutdeklarierung, soweit beurteilbar, ist ein Patient leicht bis mittelschwer verletzt, ein Patient wahrscheinlich polytraumatisiert. Nachforderung: RTH, Feuerwehr."
Antwort 5: Herbeirufen und Versorgen des herumlaufenden LKW-Fahrers, Evakuierung der Unfallstelle, Vorbereitung auf weitere Patientenübernahmen außerhalb des Gefahrenbereichs.

Szenario 2

Antwort 6: Sichtung und Befragung (z. B. Wie viele Insassen im PKW?) aller Patienten. Bei den Patienten am Straßenrand ist das ABCDE-Schema unauffällig. Versorgung des eingeklemmten Patienten zusammen mit einem RA, der zweite RA betreut die anderen beiden Patienten.
Antwort 7: ABCDE-Schema:

- **A.** Der Patient, 37 Jahre, atmet spontan und ist ansprechbar. → Stiffneck
- **B.** Atemfrequenz 18/min, SpO_2 92%, Schmerzen und Instabilität in der rechten Thoraxhälfte, abgeschwächtes Atemgeräusch rechts → Analgosedierung mit Ketamin und Midazolam, Anlage einer Thoraxdrainage, Sauerstoffgabe
- **C.** Puls: 100/min, Blutdruck: 110/70 mmHg, keine Blutungen sichtbar → zwei großlumige Zugänge, Volumensubstitution
- **D.** Die Pupillen sind bds. isokor, lichtreagibel, GCS 13, keine Seiten- und Querschnittszeichen
- **E.** Bodycheck, soweit beurteilbar: Kopf o. p. B., Rippenserienfraktur rechts, obere Extremitäten o. p. B., Abdomen nicht beurteilbar, untere Extremitäten: Femurfraktur links → Wärmeerhalt.

Antwort 8: Patientenorientierte Rettung.
Antwort 9: Crashrettung bei V. a. innere Blutung.
Antwort 10: ABCDE-Schema:

- **A.** Atemwege des Patienten sind frei.
- **B.** Der Patient ist respiratorisch insuffizient → Narkoseeinleitung: Fentanyl, Etomidat, Succinylcholin und Pancuronium; Intubation und Beatmung; Narkoseaufrechterhaltung: Fentanyl, Midazolam. Nach Intubation liegt der SpO_2 bei 95%, rechts ist nun ebenfalls ein Atemgeräusch zu hören.
- **C.** Puls 140, Blutdruck 100/60 mmHg → Substitution von Kristalloiden und Kolloiden im Verhältnis 3 : 1, ggf. permissive Hypotension: $RR_{syst.}$ ca. 90 mmHg
- **D.** Pupillen bds. isokor, lichtreagibel
- **E.** Bodycheck, soweit beurteilbar: Kopf o. p. B., Rippenserienfraktur rechts, obere Extremitäten o. p. B., Abdomen hart, Extremitäten: geschlossene Femurfraktur li.

Schockraumvoranmeldung: Polytrauma, 37 Jahre, männlich, intubiert und beatmet, V. a. intraabdominelle Blutung, Pneumothorax re. mit Thoraxdrainage entlastet, geschlossene Femurfraktur li., Ankunft in 15 min

Antwort 11: Load and go.

Szenario 3

Antwort 12: Sichtung der Patienten. Der PKW- und der Geländewagenfahrer sind offensichtlich unverletzt, die Patientin auf der Rückbank ist leicht bis mittelschwer verletzt.
Antwort 13: ABCDE-Schema:
Patientin auf Rückbank:

- **A.** Die Patientin, 24 Jahre, atmet spontan, ist kaltschweißig und ansprechbar → Anlage eines Stiffneck
- **B.** Atemfrequenz 20/min, Atemgeräusche bds. gleich → Sauerstoffgabe
- **C.** Puls: 135, Blutdruck: 150/80 mmHg, 3 cm Rissquetschwunde am Kopf rechts frontal → zwei periphervenöse Zugänge, Volumensubstitution, Wundverband
- **D.** Die Pupillen sind bds. isokor, lichtreagibel, GCS 15, es wird eine initiale Bewusstlosigkeit beschrieben.
- **E.** Bodycheck: geschlossene distale Radiusfraktur rechts → Schienung der Fraktur. Parallel hierzu: Analgesie mit Piritramid, ggf. Analgosedierung mit Ketamin und Midazolam.

PKW und Geländewagenfahrer: ABCDE-Schema unauffällig.
Antwort 14: SHT 1, distale Radiusfraktur.
Antwort 15: Stay and play.

Fall 2: Internistischer Fall

Szenario 1

Sie sind der diensthabende Arzt eines innerklinischen Notfallteams. Um 10:13 Uhr wird in der Inneren Notaufnahme Herzalarm ausgelöst.
Bei Ihrer Ankunft dort bietet sich folgende Lage:
Ein männlicher Patient liegt in Rückenlage auf dem Boden des Wartebereichs. Der Internist und eine Krankenschwester führen mit einem Masken-Beutel-System die Basisreanimation durch, ein EKG ist bereits angeschlossen. Die Krankenschwester berichtet, dass sich der 35-jährige Patient mit seit 2 h anhaltender Dyspnoe, Thoraxschmerzen und Husten vorstellte und einige Minuten später kollabiert sei. Nach Feststellen von Apnoe und Asystolie wurde unverzüglich mit der Basisreanimation begonnen.

Frage 1: Welche Diagnostik muss von Ihnen durchgeführt werden?
Frage 2: Welchen Herzrhythmus sehen Sie im EKG (▮ Abb. 1)?
Frage 3: Was ist die initial kausale Therapie?
Frage 4: Welche Maßnahme wird während der ersten fünf bis zehn CPR-Zyklen durchgeführt?
Frage 5: Welche Maßnahme erfolgt jeweils nach fünf CPR-Zyklen?
Frage 6: Der Patient flimmert nach der zweiten Defibrillation immer noch. Welche Maßnahmen folgen?
Frage 7: Wann erfolgt die Atemwegssicherung?
Frage 8: Wann erfolgt die erste Amiodarongabe?
Frage 9: An welche kausalen Diagnosen muss während der Reanimation gedacht werden?

Die Anamnese und Klinik des Patienten lässt auf eine Lungenembolie im Stadium 4 schließen. Nach thrombolytischer Therapie und Defibrillation zeigt sich bei der Rhythmuskontrolle zunächst eine Sinusbradykardie. Unter Katecholamingabe stabilisiert sich der Zustand. Sie leiten eine Narkose ein und verlegen den Patienten intubiert und beatmet auf die Intensivstation.

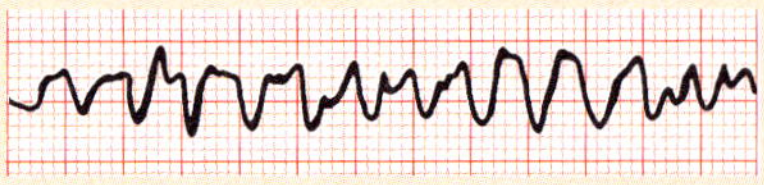

▮ Abb. 1: EKG-Ableitung. [13]

Szenario 2

Sie werden im Notarztdienst gegen 23:45 Uhr mit der Einsatzmeldung „kollabierte Person" mit Ihrem NEF alarmiert.
Bei Ihrem Eintreffen erheben Sie folgende Anamnese: 62 Jahre alter, männlicher Patient, wach, orientiert. Seit ca. 20 min starke Oberbauchschmerzen links, Übelkeit, Erbrechen, Kaltschweißigkeit, der Patient sei mehrmals kollabiert.

Frage 10: Welche sind Ihre wichtigsten Differentialdiagnosen?
Frage 11: Sie leiten ein 12-Kanal EKG (▮ Abb. 2) ab, was sehen Sie?
Frage 12: Welche Medikamente applizieren Sie dem Patienten?
Frage 13: Welche therapeutische Maßnahme muss bei diesem Krankheitsbild frühzeitig organisiert werden?
Frage 14: Sie bekommen aus einer 12 km entfernten Klinik die Zusage zur sofortigen PCI. Entscheiden Sie sich für eine medikamentöse thrombolytische Therapie?

60 min nach Symptombeginn wird mit der PCI begonnen, während der Intervention ist bereits ein Rückgang der ST-Strecken-Hebung erkennbar.

Szenario 3

Nach einem turbulenten Morgen pausieren Sie zu Mittag zusammen mit der Besatzung Ihres NAW auf dem Parkplatz einer amerikanischen Fastfood-Kette. Als Sie gerade in Ihren Burger beißen wollen, klopft ein Jugendlicher an die Scheibe des Fahrzeugs und teilt Ihnen mit, dass im Restaurant eine Person kollabiert sei.
Bei Ankunft bietet sich Ihnen folgendes Bild: Ein ca. 35-jähriger Mann liegt am Boden, Gäste schildern, dass er während des Essens plötzlich vom Stuhl gefallen sei.

Frage 15: Nach welchem Schema gehen Sie zunächst diagnostisch vor?
Frage 16: Der Patient ist nicht ansprechbar, reagiert nicht auf Schmerzreiz. Die Atemwege sind schlecht einsehbar, Sie können keine Atmung feststellen, der Puls ist 50/min. Welche Maßnahme leiten Sie unverzüglich ein?
Frage 17: Sie können den Patienten auch nach Einlage eines Oropharyngealtubus nicht suffizient beatmen, die mittlerweile angeschlossene Pulsoxymetrie zeigt einen SpO_2 von 75% an. Was ist die wahrscheinliche Diagnose?
Frage 18: Wie gehen Sie weiter vor?

Unter Laryngoskopie sehen Sie ein großes Stück Brötchen vor der Epiglottis. Mit der Magill-Zange können Sie dieses bergen. Im Folgenden lässt sich der Patient gut beatmen, die SpO_2 steigt auf 95%, der Puls steigt wieder auf 80/min an. Nach einiger Zeit beginnt der Patient wach zu werden und eigenständig zu atmen. Sie transportieren ihn prophylaktisch in die nächstgelegene geeignete Klinik.

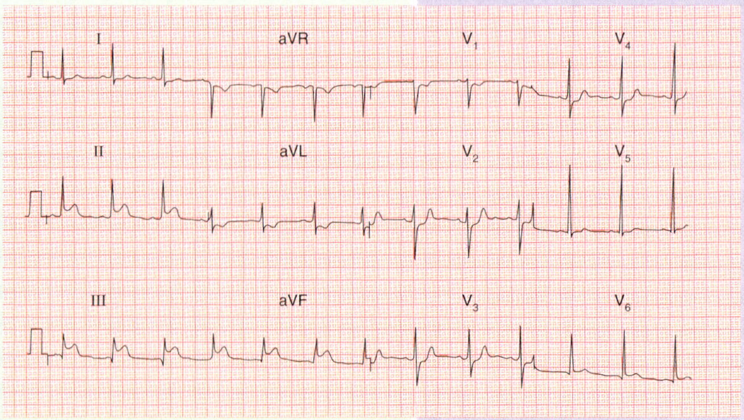

▮ Abb. 2: EKG-Ableitung. [13]

Szenario 1

Antwort 1: Rhythmusanalyse.
Antwort 2: Kammerflimmern.
Antwort 3: Defibrillation und fünf Zyklen CPR.
Antwort 4: Etablierung eines i. v. Zugangs bzw. eines alternativen Zugangs.
Antwort 5: Rhythmuskontrolle.
Antwort 6: Adrenalin (1 mg auf 10 ml verdünnt i. v./i. o. oder 3 mg auf 10 ml verdünnt endobronchial, alle 3–5 min) oder Vasopressingabe (40 IE einmalig i. v.), fünf Zyklen CPR.
Antwort 7: Nach Etablierung eines Zugangs.
Antwort 8: Nach der dritten erfolglosen Defibrillation als 300-mg-Bolus i. v., im weiteren Verlauf noch einmal nach erfolgloser Defibrillation, als Bolus von 150 mg.
Antwort 9: HITS:
6-mal H: Hypoxie, Hypovolämie, Hyper-/Hypokaliämie, Hypoglykämie, Hypothermie, Herzbeuteltamponade
2-mal I: Infarkt (ACS), Intoxikation
2-mal T: Thrombembolie (Lunge), Trauma
2-mal S: Spannungspneumothorax, Säure-Basen-Störung.

Szenario 2

Antwort 10: Akutes Koronarsyndrom, Lungenembolie, Magenperforation, Ileus, Pankreatitis.
Antwort 11: Akuter STEMI an der Hinterwand.
Antwort 12: Medikamentengabe gemäß ACS-Algorithmus:
Obligat sind:

- **Analgosedierung:** Morphin (oder Fentanyl) i. v. (nach Wirkung titrieren, bis Pat. schmerzfrei ist)
- **Nitrate:** zwei Hübe Nitrospray s. l. (wenn $RR_{Syst.} \geq 100$ mmHg, ggf. repetitiv)
- **Thrombozytenaggregationshemmer:** 500 mg Acetylsalicylsäure i. v. (p. o. möglich)
- **Gerinnungshemmung:** 60 IE/kg KG (max. 5000 IE) Heparin i. v. (obligat bei Lysetherapie)
- **β-Blocker:** 5–10 mg Metoprolol i. v. (langsam titrieren, Gabe bei Tachykardie, Hypertonie und fehlenden Zeichen linksventrikulärer Dekompensation)
- **Diuretika:** 40–80 mg Furosemid i. v. (obligat bei Zeichen linksventrikulärer Dekompensation).

Fakultativ sind:

- **Analgosedierung:** Midazolam i. v. (nach Wirkung)
- **Thrombozytenaggregationshemmer:** Gabe von 300 mg Clopidogrel p. o. erwägen
- **Antiemetikum:** 10 mg Metoclopramid i. v.
- **Antiarrhythmika:** Nicht prophylaktisch! 150–300 mg Amiodaron langsam als Bolus i. v., 0,5 mg Atropin i. v. (bei kreislaufrelevanter Bradykardie)
- **Katecholamine:** Akrinor®, Dobutamin, Suprarenin® i. v. nach Wirkung
- **Lysetherapie:** Tenecteplase gewichtsadaptiert (s. u.).

Antwort 13: Perkutane koronare Intervention (PCI).
Antwort 14: Nein. Bisher sind seit Symptombeginn ca. 40 min vergangen. Bei einem zügigen Transport ist die PCI < 90 min möglich.

Szenario 3

Antwort 15: BAP-Schema.
Antwort 16: Beutel-Masken-Beatmung.
Antwort 17: Fremdkörperaspiration.
Antwort 18: Laryngoskopie mit Magill-Zange unter Absaugbereitschaft.

Fall 3: Pädiatrischer Fall

Szenario 1

Sie werden mit Ihrem NEF um 03:23 Uhr mit dem Einsatzstichwort „Kind mit Atemstillstand“ alarmiert.

Frage 1: Mit welchen Krankheitsbildern müssen Sie rechnen?
Frage 2: An der Einsatzstelle angekommen, läuft Ihnen schreiend die Mutter mit einem etwa 4-jährigen Mädchen auf dem Arm entgegen. Sie übernehmen das Kind und verbringen es in den gleichzeitig eingetroffenen RTW (▮ Abb. 1). Bei der Untersuchung stellen Sie Folgendes fest: somnolentes Kind, Dyspnoe mit inspiratorischem Stidor, Tachykardie, fiebriges Hautkolorit. Wie lautet Ihre Diagnose?
Frage 3: Wie ist die Epiglottitis bezüglich der von ihr ausgehenden Lebensgefahr zu werten?
Frage 4: Sie erhalten folgende diagnostischen Parameter: Puls 150/min, SpO_2 85%, Atemfrequenz 25/min. Welche Maßnahme ist kontraindiziert?
Frage 5: Wie therapieren Sie die Ateminsuffizienz?
Frage 6: Was muss für evtl. Zustandsverschlechterungen vorbereitet werden?

Unter Sauerstoffinhalation erhöht sich der SpO_2 auf 90%, der Zustand verbessert sich. Nach 20 min Fahrt können Sie das vorangemeldete Kind den Pädiatern in der Klinik übergeben.

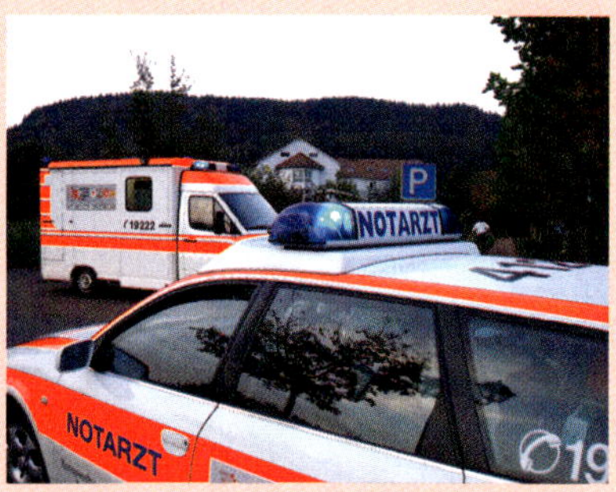

▮ Abb. 1: Ankunft RTW und NEF an der Einsatzstelle. [22]

Szenario 2

Sie werden um 12:15 Uhr mit Ihrem RTH alarmiert. Die Meldung lautet: Atemnot nach Wespenstich beim Kind, Einsatzort: abgelegenes Waldgebiet, Einweiser macht sich auf einem Waldweg bemerkbar, RTW ebenfalls auf Anfahrt. Nach mehrmaligem Überfliegen des Waldgebietes entdecken Sie einen Einweiser auf einem Weg am Waldrand. Der Pilot setzt Sie und den Rettungsassistenten am Waldrand ab (▮ Abb. 2). Sie begeben sich zu dem Kind.
Sie finden einen 14-jährigen Jungen mit folgenden Symptomen vor: Dyspnoe, Urtikaria, leichter Bronchospasmus, Tachykardie und Hypotension.

Frage 7: In welchem Stadium der Anaphylaxie befindet sich das Kind?
Frage 8: Welche Medikamente verabreichen Sie?
Frage 9: Für welche Transportart entscheiden Sie sich (▮ Abb. 3)?
Frage 10: Darf ein Elternteil mit in die Zielklinik (▮ Abb. 4) fliegen?

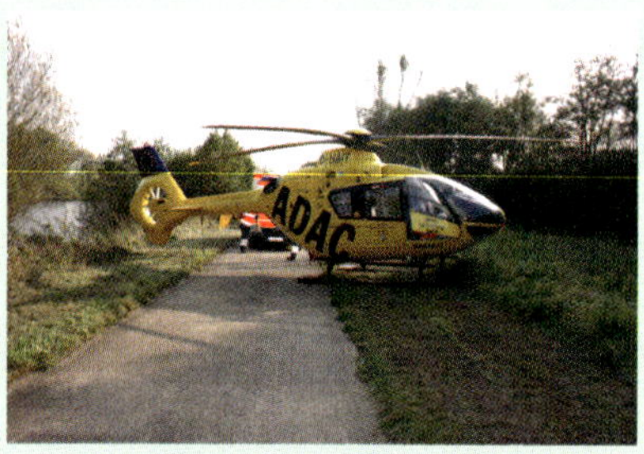

▮ Abb. 2: Landung an der Einsatzstelle. [2]

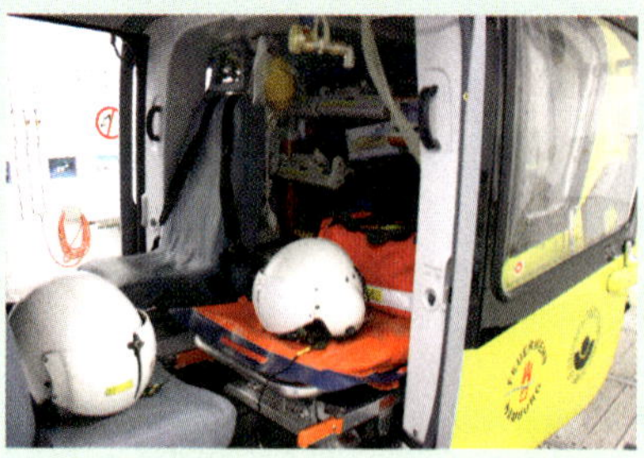

▮ Abb. 3: Kabine des RTH. [2]

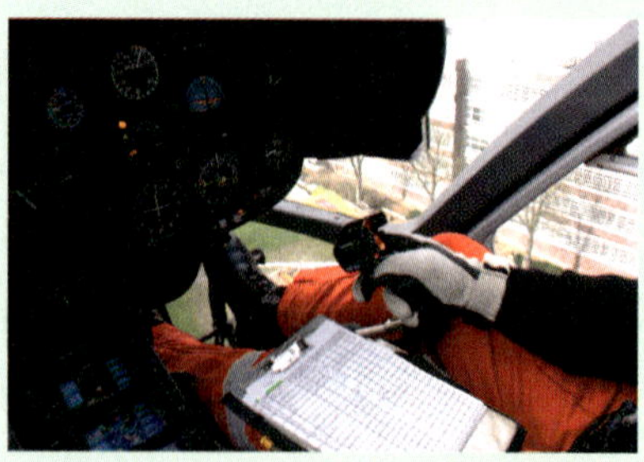

▮ Abb. 4: Anflug auf den Landeplatz der Zielklinik. [2]

Szenario 3

Sie werden um 19:49 Uhr als NEF zu folgendem Notruf alarmiert: Kind mit starker Atemnot.
Bei Ankunft an der Einsatzstelle öffnet Ihnen die 77 Jahre alte Mutter für ihren 53-jährigen Sohn mit den Worten „Kommen Sie schnell, mein Sohn bekommt so schlecht Luft“ die Tür. In der Wohnung finden Sie den Patienten aufrecht sitzend, mit Dyspnoe, Tachypnoe, Zyanose, gestauten Halsvenen und schaumigem Auswurf vor. Auskultatorisch hören Sie feuchte Rasselgeräusche beidseits.

Frage 11: Wie lautet Ihre Diagnose?
Frage 12: Welche beiden Arten des Lungenödems gibt es?
Frage 13: Ist eine Besserung im Sitzen charakteristisch für ein kardiales Lungenödem?
Frage 14: Unter 100% Sauerstoff stellt sich ein SpO_2 von 93% ein. Muss der Patient intubiert und mit einem PEEP von 5–10 cmH_2O beatmet werden?
Frage 15: Welche Medikamente bekommt der Patient von Ihnen?
Frage 16: Was haben Sie bezüglich „Kindernotfällen” gelernt?

Szenario 1

Antwort 1: Fremdkörperaspiration, Epiglottitis, Fieberkrampf, SIDS, ALTE.
Antwort 2: Epiglottitis.
Antwort 3: Die Epiglottitis stellt ein akut lebensgefährliches Krankheitsbild dar.
Antwort 4: Racheninspektion.
Antwort 5: Vorhalten einer O_2-Maske, ggf. assistierte Beutel-Masken-Beatmung.
Antwort 6: Intubations- und Reanimationsbereitschaft.

Szenario 2

Antwort 7: Stadium II.
Antwort 8:
- H_1-Blocker: 2–4 mg Clemastin i. v.
- H_2-Blocker: 200–400 mg Cimetidin i. v.
- Bronchodilatatoren: 2–4 Hübe Fenoterol p. i. ggf. wiederholen oder 5 mg Suprarenin® über einen Vernebler
- Kortikosteroide: 250 mg Methylprednisolon i. v.
- Volumen: 500–2000 ml Ringer-Lösung i. v.

Antwort 9: Wegen des unwegsamen Geländes und des zeitlichen Vorteils sollte das Kind geflogen werden.
Antwort 10: Ein Elternteil wird zur Beruhigung gerne mitgenommen.

Szenario 3

Antwort 11: Alveoläres Lungenödem.
Antwort 12: Kardiales und nicht-kardiales Lungenödem.
Antwort 13: Ja. Orthopnoe ist ein Charakteristikum.
Antwort 14: Nein, erst ab einem SpO_2 < 90% unter 15 l/min 100% O_2-Inhalation bzw. nach Bewusstseinslage.
Antwort 15:
- Vorlastsenkung: zwei Hübe Nitroglycerin s. l. (**cave:** Hypotension!); 40–80 mg Furosemid i. v.
- Bronchodilatation: bei exspir. Stridor 2–4 Hübe Fenoterol und/oder 200–400 mg Theophyllin i. v.
- ggf. Sedierung: 5–10 mg Diazepam langsam i. v.
- ggf. Inotropiesteigerung: Katecholamine 2–10 µg/kg KG/min Dobutamin i. v.

Antwort 16: Die Definition „Kind" liegt im Auge des Betrachters, daher sollte zu jedem Kindernotfall neben dem Kindernotfallkoffer auch der Erwachsenennotfallkoffer mitgenommen werden.

E Anhang

Quellenverzeichnis

[1] Branddirektion Berufsfeuerwehr München, Bildstelle.
[2] Tobias Helfen, München.
[3] Chirurgische Klinik und Poliklinik – Innenstadt, Klinikum der Universität München.
[4] Klinik für Anästhesiologie und Intensivmedizin, Krankenhaus Dresden-Friedrichstadt.
[5] Klöss, T.: Anästhesie. Intensivmedizin, Notfallmedizin, Schmerztherapie. Urban & Fischer, 1. Auflage 2004.
[6] Renz-Polster H, Krautzig S. Braun J.: Basislehrbuch Innere Medizin. Elsevier, 3. Auflage 2004.
[7] Kühn, D, Luxem, J, Runggaldier K.: Rettungsdienst heute. Elsevier Urban & Fischer, 4. Auflage 2007.
[8] Klinik und Poliklinik für Anästhesiologie und Schmerztherapie, Inselspital Bern.
[9] GS Elektromedizinische Geräte G. Stemple GmbH, Kaufering.
[10] Rettungszweckverband Saar, Bexbach.
[11] ASB Kriseninterventionsteam KIT, Regionalverband München (www.kit-muenchen.info).
[12] INM – Institut für Notfallmedizin und Medizinmanagement, Klinikum der Universität München.
[13] Hampton J. R.: EKG auf einen Blick. Elsevier Urban & Fischer, 9. Auflage 2004.
[14] Berchtold R.: Chirurgie. Elsevier Urban & Fischer, 6. Auflage 2008.
[15] Institut für Rechtsmedizin der Universität München.
[16] Brohi K., www.trauma.org.
[17] Goerke K, Valet A.: Kurzlehrbuch Gynäkologie und Geburtshilfe. Elsevier Urban & Fischer, 6. Auflage 2006, Abbildungs-CD.
[18] Bühling K. J., Friedmann, W.: Intensivkurs Gynäkologie und Geburtshilfe. Urban & Fischer, 2003.
[19] Klinik für Plastische, Rekonstruktive, Hand- und Verbrennungschirurgie, Städtisches Klinikum München-Bogenhausen.
[20] Webb, L. A.: Augennotfälle. Elsevier Urban & Fischer, 2005.
[21] Feuerwehr Wildeshausen/Martin Siemer.
[22] Harald Weber, DRK Lehrrettungswache Merzig.

F Register

Register

A

B

C

D

E

Register

T

U

V

W

Z